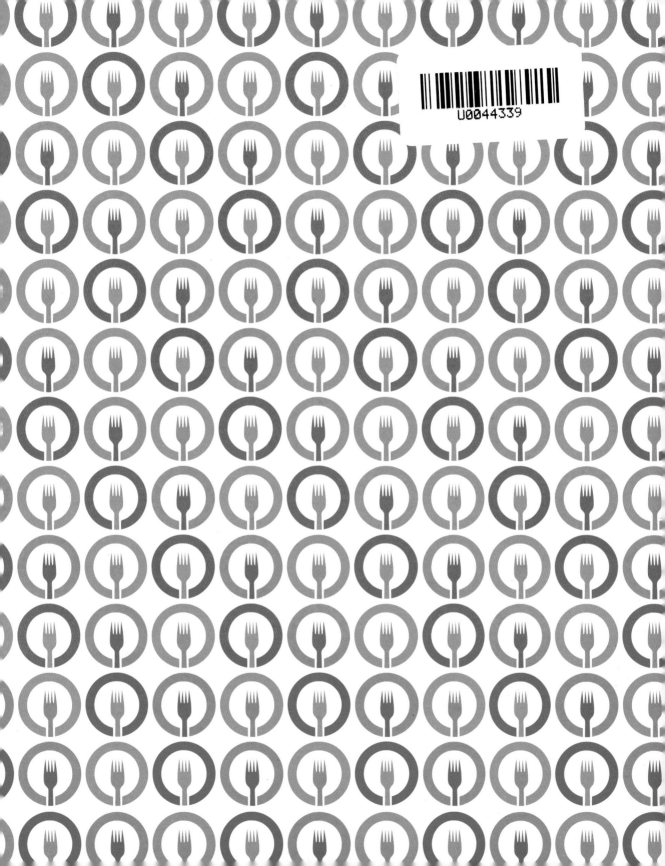

U0044339

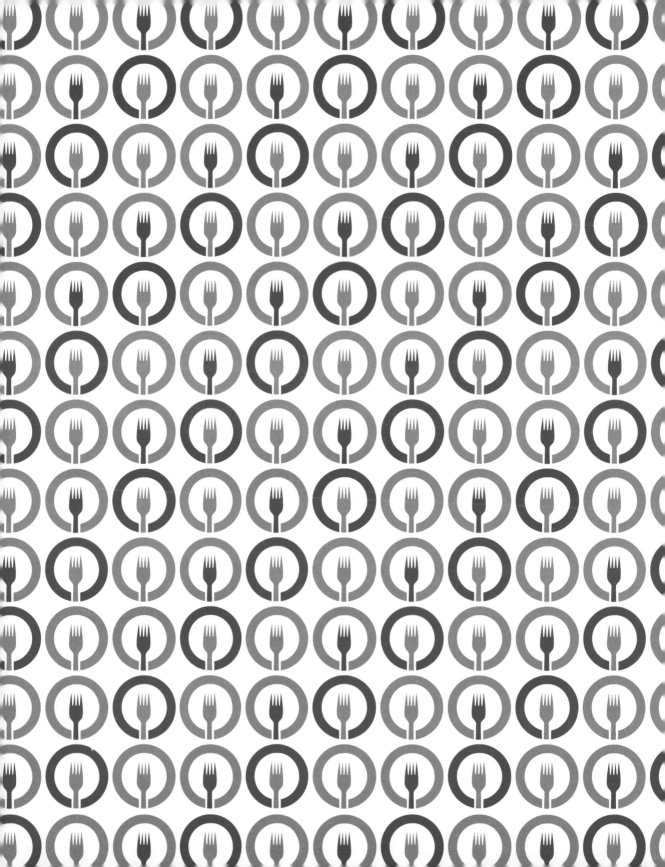

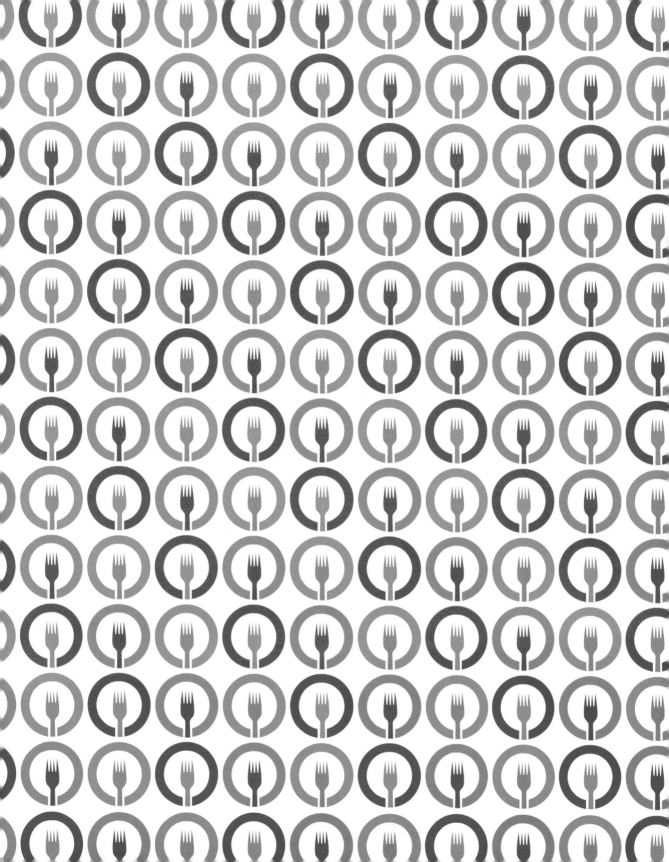

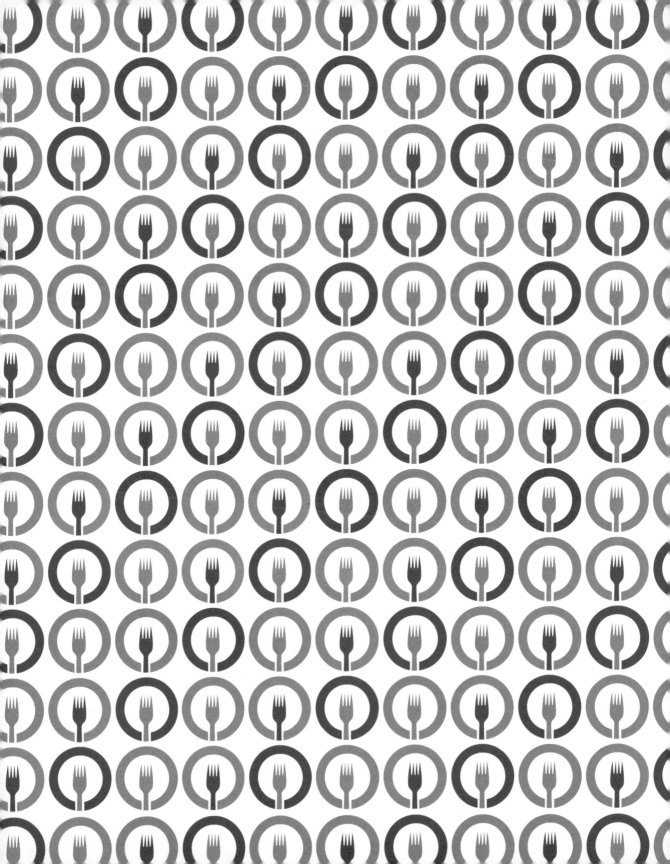

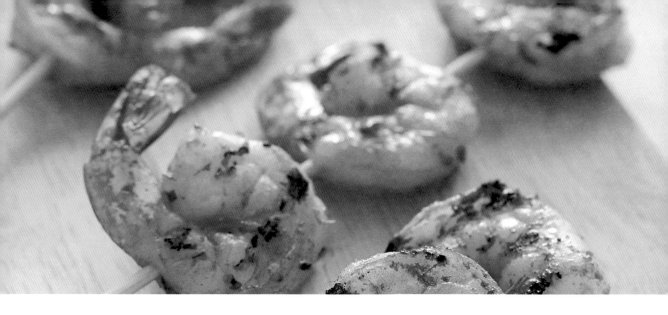

THE WHOLE30®

30 天全食療法——
史上最強終極健康飲食計畫

全球超過 50 萬人親身見證，徹底根治
高血壓、高膽固醇、糖尿病、氣喘、過敏、頭痛、
發炎、不孕、肥胖、憂鬱症……等 32 種病症，超越生酮飲食！

梅莉莎・哈特維（Melissa Hartwig）、達拉斯・哈特維（Dallas Hartwig）　合著
理查・布萊德福特（Richard Bradford）　主廚指導
亞歷山卓・格拉布魯斯基（Alexandra Grablewaki）　攝影

獻給

艾堤柯斯・史東

你就是我的全世界

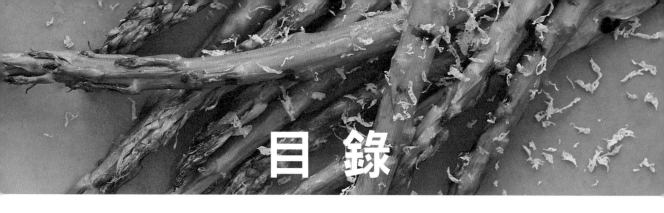

目　錄

前言　　　　　　　　　　　　　　　　　　v

第一章
歡迎加入 **30 天全食計劃**　　　　　001
30 天全食計劃到底是什麼？　　　　002
好食物的標準　　　　　　　　　　004
讓身體變得不健康的食物　　　　　009
30 天全食計劃規則　　　　　　　　013
30 天全食計劃新手指南　　　　　　017
30 天全食計劃時程　　　　　　　　032
30 天全食計劃重新攝取　　　　　　042

第二章
關於 **30 天全食計劃的一切**　　　053
有問必答　　　　　　　　　　　　054
一般常見問題　　　　　　　　　　056
我可以吃什麼？　　　　　　　　　060
我可以喝什麼？　　　　　　　　　070
我可以服用營養品嗎？　　　　　　074
30 天全食計劃餐盤　　　　　　　　078
食材採購　　　　　　　　　　　　084
外出用餐　　　　　　　　　　　　089
旅行　　　　　　　　　　　　　　093
甜點、調配與體重控制　　　　　　095
服用藥物　　　　　　　　　　　　100
懷孕及哺乳　　　　　　　　　　　109
兒童　　　　　　　　　　　　　　117
奶蛋素與全素　　　　　　　　　　120

解決 30 天全食計劃的難題　　　　124
30 天全食計劃恢復期常見問題　　132

第三章
30 天全食計劃基本要點　　　　139
必備品　　　　　　　　　　　　　140
建議食材　　　　　　　　　　　　144
基礎烹調方法　　　　　　　　　　146

第四章
30 天全食計劃食譜　　　　　　187
採購清單　　　　　　　　　　　　192
輕鬆做健康美食　　　　　　　　　194
旅行指南　　　　　　　　　　　　195
一週菜單　　　　　　　　　　　　196
蛋　　　　　　　　　　　　　　　200
紅肉　　　　　　　　　　　　　　212
家禽　　　　　　　　　　　　　　224
海鮮　　　　　　　　　　　　　　236
豬肉　　　　　　　　　　　　　　248
配菜　　　　　　　　　　　　　　260
淋醬、沾醬及醬汁　　　　　　　　302
一鍋料理　　　　　　　　　　　　332
精緻大餐　　　　　　　　　　　　354
飲品　　　　　　　　　　　　　　390

第五章
尾聲　　　　　　　　　　　　　395

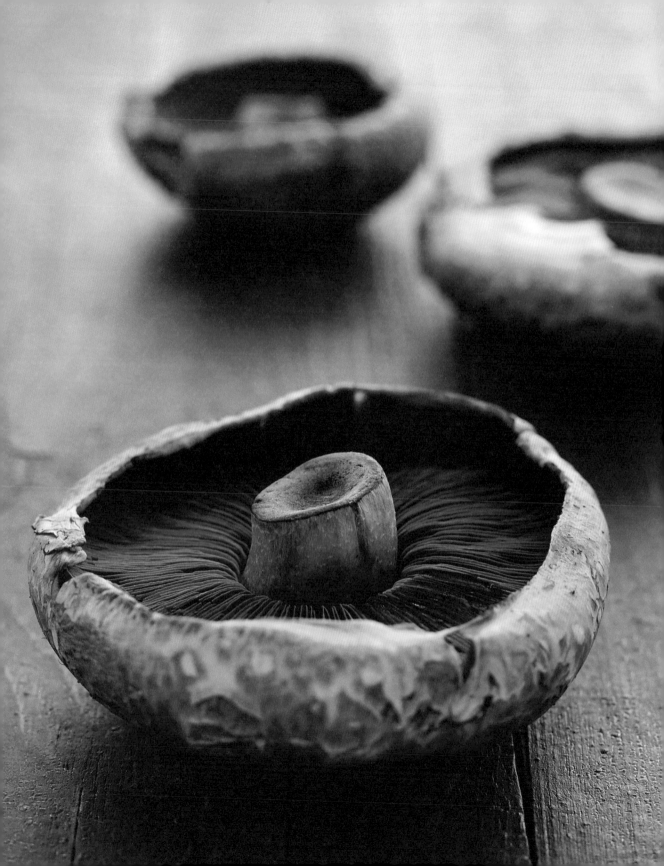

前 言

在整個「30 天全食計劃」中,最常被引用的是這一段話:「這並不難,別跟我唉唉叫說這很難!戒毒才難,抗癌更難,但要你喝無糖無奶的黑咖啡,一、點、都、不、難!」

我們從 2009 年 4 月提出這套計劃後,已經有很多人說,就是因為這句話,終於激勵他們開始這個計劃,改變自己的生活。如果嚴厲點對你才有動力(正是這項計劃的特質),那你一定要仔細聽好這句話。讓人彷彿當頭棒喝一般,挺身接受這項計劃,擺脫藉口,把生活變成自己想要的樣子。

這並不難,更難的事你都做過了。一定可以的,反正才一個月。

我們不會更動這段話,因為那代表了30 天全食計劃的起點,也鼓舞了很多人。但現在我們想分享另一種看法。

我們知道這很難。

也許不像生小孩時身體的痛苦,或摯親去世時的悲痛,但是,改變自己對食物的觀點,很困難。

人與食物之間,其實有很深厚的情感。食物是我們的慰藉、獎勵、摯友和恩惠,每個人都有從小培養出的飲食習慣和傳統。很難想像生活中少了某些熱愛的食物該怎麼(快樂地)活下去,而我們卻要求你整個月都不能碰這些食物。

如果沒有蛋糕、巧克力、葡萄酒和麵包,該怎麼慶生、紓壓、犒賞工作了一天的辛勞、與家人聯絡感情和享受生活呢?光用想的就讓人嚇得不寒而慄,真是太可怕了。

更別說連起司都不能碰呢。

如果 30 天全食計劃只是一種飲食方式、一種短期捷徑,或 30 天的意志力考驗,那就簡單多了。只要維持個 30 天,安慰自己一個月瘦了幾公斤後,就能重新擁抱原本喜歡的食物和習慣,這樣一來,暫時性戒斷就簡單的多。

但是,這項計劃並不是一種飲食方式或捷徑,更不是減肥計劃。這套計劃的目的是翻轉你的人生。你對食物、身體、生活和未來人生的看法都會徹底地改變,是一生中極少碰到的巨變。

這種巨大的改變,總是令人難以招架。

這一切我們都很了解,所以才寫下這本書。我們知道 30 天全食計劃不容易,希望能盡量在接下來的 30 天內,支持你成功地翻轉人生。

這一切，就從食物開始。

睡眠、精力、情緒、注意力、身體機能、行動力、自信、自我效能與生活品質，要改善這一切的身心狀態，取決於你餐桌上的食物。30 天全食計劃能降低你對垃圾食物的渴望、糾正內分泌失調、維護消化系統、排除身體病況、增強免疫系統。

這套計劃會比你預期的還要有效，我們很清楚，因為我們已經見證了成千上萬的成功案例。執行這套計劃，能改變的不僅只是你的飲食習慣，任何身體上的病痛問題，都能夠過飲食來改善。

未來 30 天，你的身體將被激起一波又一波的健康連鎖反應，你會變得更有定力、更自由、更穩定，也更有信心。身體健康的改善，將會成為你人生的堅實後盾。

實踐這套計劃，你將會感到身體越來越健康，然後你會更相信它，更想要繼續執行下去。這和依賴高熱量垃圾食物來療癒自己恰恰相反，你以為吃進高熱量食物心情會變好，事實上那只會讓你感到更疲倦。我們精心設計的這套計劃，能夠幫助你開創全新的健康習慣，讓你可以更快速、更有毅力地積極邁進，追求健康輕盈的體態。

這套計劃非常有效，但也真的很不容易，我們想要分享給你的，不只是簡單的幾句條列式要點或是幾道菜的食譜，而是一套完整的計劃與實踐方案。我們採用這項計劃已經超過五年，透過工作小組與社區服務，幫助過成千上萬的參與者，這是非常豐碩的經驗累積。

我們明白該怎麼做才能成功，在這本書中，我們毫不藏私，一切公諸於世。因為我們最希望你也能體會到其他參與者所經歷的驚人效果。

30 天全食計劃的第一章，將詳細地介紹這個計劃，以及規則和建議。讓你做好準備，事先了解計劃中典型的每一天，並教導你重新開始計劃的範例規劃。

第二章，關於這項計劃的一切，是有史以來最詳盡的問答集。

真心不騙。

我們使出了渾身解數，盡可能地解答所有（希望是）來自網站、討論區、社群媒體和電子郵件的問題，並請教團隊及各方專家的建議。我們將談到飲食及營養品的選擇、份量（但不是你想像中的那樣）、採購教學、旅行飲食指南、壓力及體重控管、特殊族群的飲食調整、解決難題與首次問世的 30 天全食計劃恢復期完整指南。

第二章內容已經這麼豐富，但好戲還在後頭。

第三章是執行計劃的基本要點，改造你的廚房，並教你接下來 30 天將運用到的烹調技巧。這一章是不可或缺的，因為料理是這套計劃中最重要的部份。

我們想傳達的理念，是不需要用華麗的食材製作複雜的料理。只要了解如何烹調美

味的基本菜色，在本書詳盡地解說之下，就連原本只會煮開水的人，都能變成廚藝大師。其實，整整 30 天的計劃，都可以用這一章的方法料理，不必看食譜，運用健康新鮮的基本食材和正確的手法，就能做出美味多變化的餐點。

然而，最後你一定還是想在廚房裡大顯身手，就讓我們進入第四章。

第四章裡充滿吸引人的美味食譜，請看接下來的 30 天能吃到多少美食！美國料理學院科班出身的主廚理查·布萊德福特（Richard Bradford）研發出 10 大類，從超簡單到進階的超過 100 道食譜。他沒有使用少見的特殊食材，也不需要高級的烹調用具；我們將列出一張詳盡的清單，闡述從 187 頁開始的食譜所需要的食材。

最棒的是，這本書連最簡單的食譜都風味十足，達到食譜的鐵三角守則：食材簡單、製作容易、味道出色。別被短短的食材清單或簡單的香料騙了，第四章的美味食譜肯定會讓你驚為天人。

別擔心，當然我們也提供了設計好的菜單，就在 196 頁。雖然看起來可能跟你想像的不太一樣，但之後再解釋。

在你準備開始執行這項計劃的這一刻，請不要擔心，我們會一步步地陪你走過。所以在開始前，我們特別為了你，改寫了「這並不難」的名言：

這會很難，不必追求完美。沒有裁判打分數，承認這個計劃很難、備受折磨且需要幫助，不會被處罰。請對自己有信心，因為真正的改變需要時間。對自己仁慈點，再渺小的勝利也值得慶祝，因為一連串的小勝利，集合起來將改變你的人生。最後，這並不是 30 天的計劃，而是每天的任務，每一餐和每一口食物都息息相關。在必要的時刻吞下這一口食物，為了全世界最重要也最值得的自己。

歡迎加入 30 天全食計劃
祝　身體健康

梅莉莎·哈特維
達拉斯·哈特維

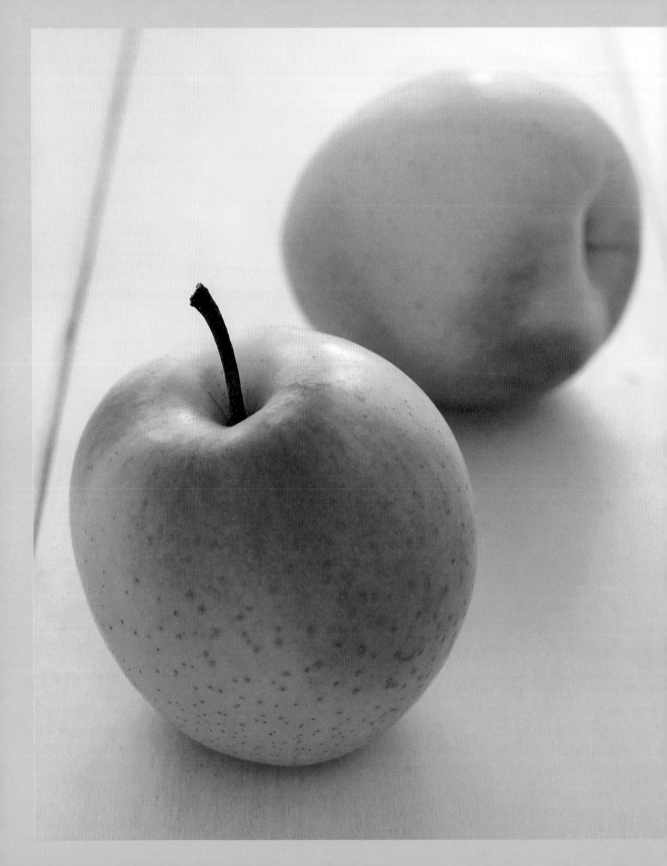

第一章

歡迎加入 30 天全食計劃

「30 天全食計劃不只徹頭徹尾改變了我的生活，也讓我拿回身體健康的自主權。生理上當然有變化，例如體重顯著地下降、體力精神增加、皮膚整體的狀況也令人滿意。更重要的是，以前我總有不明地嚴重焦慮和慌張感，還有空曠恐怖症；而這些症狀全部都消失了。我現在的心理狀態實在很棒，平靜又快樂。當然難免還是有心情不好的時候，但我能更妥善地面對。我絕對不可能再吃下以前的那些垃圾食物，現在我享受下廚的樂趣，發掘到自己隱藏的一面：喜悅、樂觀、精力充沛又充滿創造力的全新自我。」

——多明尼克‧Z（Dominik Z.）紐約，皇后區

30 天全食計劃到底是什麼？

30 天全食計劃，就像是為你的健康、習慣、與食物的關係按下「重設」鍵。

我們假設的前提很簡單：某些食物組合可能在不知不覺中，造成身體構造、健康和生活品質不良的副作用。你的精神狀態是否常起伏不定？雖然沒有過度使用或受傷，你的身體也不明地疼痛嗎？不管多努力都瘦不下來？藥物也解決不了你的某些健康問題（皮膚狀況、消化系統毛病、換季過敏或慢性疲勞）嗎？即使這些症狀可能都和飲食有關，就算是吃的是「健康」食物。

那麼，該怎麼知道這些食物有沒有影響你呢？請從飲食中徹底地去除。整整 30 天戒斷所有不健康、干擾賀爾蒙、妨礙腸道運作、易發炎的食物，讓身體從這些食物造成的各種毛病中療癒復原。「重設」新陳代謝、長期性發炎以及過去食物選擇累積而成的副作用，徹底地了解飲食對日常生活及長久健康的影響。

這 30 天的計劃，戒斷了依科學研究結果及我們過去的經驗，會產生不健康的渴望及習慣、妨礙新陳代謝、干擾消化機能並造成免疫系統負擔的食物。30 天後，謹慎並漸進地將這些食物加入飲食中，注意你的渴望、心情、精神、睡眠、消化、身體組成、體能表現、疼痛以及病症有什麼變化。了解後就可以進而打造出適合自己的完美飲食，均衡且持久的營養計劃，以全新的健康習慣為基礎讓人容光煥發、活得更精采。

為什麼我們非要實踐 30 天全食計劃呢？

因為這會改變我們的人生。

我們一而再、再而三地強調這個事實

正常的定義

讓身體變得不健康的食物，自己吃了應該知道吧？不一定。比如你對家門外的某顆樹過敏，每天早上起床時眼睛有點癢、流點鼻水、又有點頭痛。但日復一日接觸同樣的過敏原，這些感覺就變成「常態」了。你不再特別注意頭痛流鼻水或眼睛癢，因為每天都這樣。當你到一個沒有這種樹的地方渡假時，發現隔天早上起床神清氣爽，眼神明亮頭也不痛。你覺得超棒，回家後就會知道這些樹對身體有多糟糕的影響。這就是我們要請你做的事：戒斷所有常見的過敏原，就能真正地了解少了它們的生活有多美好。

——這項計劃將改變你的人生。改變你對食物的想法、你的味覺、你的習慣和渴望；也可能改變你對食物及自己身體的情感，進一步改變下半輩子的飲食習慣。我們很了解，因為這是我們的親身經歷，還有數十萬的見證者，這 30 天永遠地改變了我們（與他們）的人生。

實踐這套計劃的生理效益十分顯著，96% 的參與者減輕了體重，改變身體組成，不必再斤斤計較熱量。持久的充沛精力、睡眠品質變好、增進專注力和清醒度、恢復健康的消化機能、運動表現提升以及更陽光的心情，也是常見的回饋。（很多 30 天全食計劃的完成者，都說他們在計劃中及計劃後覺得「不明地快樂」。）

這套計劃可帶來更強大的心理效益。參與者表示經過這段計劃，有效地改掉了長期的不良飲食習慣，發展出更健康的身體意象，顯著地減少或戒斷對某些食物的渴望，特別是糖類及澱粉類。許多參與者都用「飲食自由」這四個字來形容這段旅程。

最後，幾千名參與者指出，經由計劃改善或治癒了多種與生活習慣相關的疾病。

高血壓、高膽固醇、第一型糖尿病、第二型糖尿病、氣喘、過敏、鼻竇感染、蕁麻疹、皮膚疾病、子宮內膜異位症、多囊性卵巢症候群、不孕症、偏頭痛、憂鬱症、躁鬱症、胃灼熱、胃食道逆流疾病、關節炎、關節疼痛、注意力不足過動症、甲狀腺失調、萊姆病、纖維肌痛、慢性疲勞、紅斑性狼瘡、腸漏症、克隆氏症、腸躁症、乳糜瀉、憩室炎、潰瘍性結腸炎、多發性硬化

我沒有生病，可以參加這個計劃嗎？

當然可以，30 天全食計劃適合所有人。很多醫生和我們分享讓病患嘗試這項計劃後明顯的效果，膽固醇、高血壓、慢性疼痛等病情好轉，甚至能抑制糖尿病；但這個計劃的好處不只如此。若你想提振精神、改善睡眠品質、持續減重；若你試過很各種節食計劃都半途而廢；若你控制不了對食物無止境的渴望，都該來參加這個計劃。

好食物的標準

「我已經遵循 30 天全食計劃的生活方式 1 年多，我的生活徹底改變。在 15 個月內，我從 136 公斤瘦到 81 公斤，衣服尺碼從 22 號變成 10 號。我不再被食物控制，不再渴望糖，可以完全忽視任何身體不需要的食物。你們激勵我相信自己，著手改變生活，陪女兒玩的時候不再氣喘吁吁。為了身體健康，我現在 1 週慢跑 5 天，今年春天完成了人生第一場半馬。這項計劃的好處實在說不盡，讓我的生活變得太美好！」

——凱蒂‧K（Katie K.）愛荷華州，達文波特市

這項計劃的成功與否，取決於 30 天這段期間，必須百分之百戒斷我們所列出的「不健康食物（與飲料）」這些食物不符合某些（或全部）我們提出的四項優良食物標準（請見下一頁左上方文字方塊）。在介紹這些食物之前，先來談談 30 天全食計劃鎖定的健康目標。

目標：與食物（不健康）的關係

30 天全食計劃特別針對各種長期累積、與食物之間不健康的情感，幫助你戒掉渴望和壞習慣。排除讓人停不了口、容易攝取過量的缺乏營養、高熱量和無飽足感食物。這些讓人失控的食物包括餅乾、脆餅、脆片、巧克力、冰淇淋及其他在緊張、寂寞、焦慮或不開心時無法抗拒的療癒食物。

漸漸地，過量攝取這些食物和大腦的獎勵、愉悅、情緒、習慣等思緒連結在一起，造成渴望、過量攝取、罪惡感的惡性循環。（再次）渴望也會造成心理的壓力，心理壓力影響生理，更加劇攝取糖的慾望。

這項計劃正是為了鎮定渴望（特別是糖和空澱粉）精心設計，找出觸發渴望的食物，教你以其他的食物作為慰藉的方法，讓你能控制食物，而不被食物所控制。

目標：遲緩的新陳代謝

遲緩的新陳代謝也是 30 天全食計劃規則和飲食建議針對的目標，讓身體能平衡地分泌健康的激素，有效地調節血糖，打造「易燃脂」體質（將飲食中的脂肪和體脂轉換為能量）。長期以來毫不克制地暴食，讓

好食物的標準

我們應該吃的食物要符合這些標準：

- 引發健康的心理反應
- 調節內分泌
- 打造健康的腸道
- 維持免疫系統平衡及減少發炎情形

身體依賴糖份作為能量，無法燃燒儲存於體內的脂肪，必須藉由一直吃東西以維持體力、專注力及愉悅的心情。也會干擾人體調控血糖的能力，胰島素和瘦體素等關鍵荷爾蒙分泌失調，防礙這些激素傳達至大腦。這些改變造成精神低落、嚴重的饑餓感及渴望、體重上升，也會引發肥胖或糖尿病等慢性疾病。

　　這項計劃的飲食可維持血糖值的穩定，教導身體燃燒脂肪作為能量，調節內分泌並增進激素與大腦間的傳遞。因此，計劃期間你將感覺到精神變好，餐間的饑餓感減低，體重下降，血壓、好膽固醇、飯前血糖等生物標記值也有進步。

目標：不良的消化系統

　　這套計劃最重要的目標是重塑腸道——特別是大量吸收及分解食物的小腸。有些食物會造成「腸漏症」——小腸無法妥善地吸收食物的營養素。就算吃下了健康食物也不能滋養身體，消化不完全的食物、細菌和其他毒素，從腸道漏出流到血液循環系統。進而引發免疫反應，不只是消化系統，也造成全身慢性發炎。

　　這項計劃排除了可能造成或引發腸漏的食物，讓你的消化及免疫系統好好地休養。對於改善一連串消化相關疾病（胃灼熱、胃食道逆流、便秘、腹瀉、放屁、脹氣和胃痛）及減少或消除多種慢性全身發炎也有幫助。

目標：過度反應的免疫系統

　　最後，這套計劃是一種抗炎飲食，為了安撫過度反應的免疫系統，減少或消除疼痛，及其他你可能從來不知道是飲食而引起的症狀而設計。發炎效應從腸道開始，隨著

向嗜糖魔下戰帖

「嗜糖魔」指的是大腦對糖、垃圾食物、精緻澱粉的瘋狂渴望。牠攝取越多養份，就會變得越茁壯，打倒牠唯一的方式，就是餓死牠。所以，計劃期間不准吃糖——不是少吃一點，而是完全不准。接下來的規則會進一步解釋，現在你只要知道好好遵守這項計劃的規定，你腦中的嗜糖魔就來日無多了。

血液循環蔓延，全身上下都可能出現各種症狀，甚至是腦部。

這種發炎症狀通常被稱為「無癥兆發炎」，但如果仔細觀察，一定不是無癥兆的。以下是個綜合（但並不完全詳盡的）清單，列出和發炎效應有關或因發炎而形成的病症。如果這些症狀曾發生在你身上，很可能你的身體就有「無癥兆發炎」。

慢性發炎效應是什麼？

人體免疫系統的頭號任務是阻擋外來侵襲，例如打擊感冒或治癒絆倒時扭傷的腳踝組織。這種免疫活動激烈而短暫——免疫系統發現威脅，馬上挺身反擊，任務完成後，再回復休息狀態。休息時，免疫系統扮演著修護及維持體內器官運作的重要角色。慢性發炎效應是長期全身性免疫系統活動的調升，可視為身體一直有個小毛病。當某些因素（例如吃下的食物）造成系統長期運作的負擔，執行修復肌腱或防止動脈斑塊等其他任務時，效果就沒那麼好了。慢性發炎效應是無數與生活習慣有關的慢性病起源，例如過敏、氣喘、小兒溼疹、自體免疫性疾病、高膽固醇、心臟病、中風、糖尿病及肥胖。

與無癥兆發炎有關的病症

胃食道逆流	小兒溼疹	多發性硬化
面皰	水腫	重症肌無力
過敏	肺氣腫	肌炎
圓禿	子宮內膜異位症	腎炎
阿茲海默症	原發性顫抖症	肥胖
貧血	子宮肌瘤	骨質缺乏症
關節炎	纖維肌痛	骨質疏鬆
氣喘	腸胃炎	帕金森症
動脈粥狀硬化	牙齦炎	多囊性卵巢症候群
躁鬱症	痛風	牙周病
支氣管炎	葛瑞夫茲氏症	軟骨炎
慢性黏液囊炎	橋本氏甲狀腺炎	乾癬
癌症	心臟病	雷諾氏症候群
心臟炎	肝炎	類風溼性關節炎
乳糜瀉	高血壓	類肉瘤病
慢性疼痛	高膽固醇	硬皮症
循環疾病	高三酸甘油脂	癲癇
肝硬化	不孕	鼻竇炎
結腸炎	腸胃發炎	修格連氏症候群
克隆氏症	胰島素阻抗	結腸痙攣
精神錯亂	間質性膀胱炎	慢性腱炎
憂鬱症	關節疼痛	拔毛症
皮膚炎	紅斑性狼瘡	潰瘍性結腸炎
糖尿病（第一型與第二型）	萊姆病	血管炎
憩室炎	偏頭痛	白斑

30 天全食計劃排除了可能損傷腸胃及引起慢性發炎效應的食物，可降低或抑止生活方式造成的病症，大幅地改善外貌、心情及生活品質。

現在該來談談食物了——那些讓你產生渴望、擾亂新陳代謝、影響腸胃運作、惡化免疫系統的壞東西。我們要把它們一一點名揪出來。

額外添加的糖和人造甜味劑、各種酒類和穀類（甚至是全穀類）、包括花生和黃豆在內的豆類、幾乎所有的乳製品。

別嚇壞了。

這份清單包含了很多好吃的食物，可能你的最愛也是其中之一。你可能會很慌張地想：「我絕對不可能做得到」你可能會覺得「少了（某種食物）我一定活不下去」。

沒關係，我們都了解。

我們敢打包票，你一定可以，而且你會成功。我們會陪伴你走過，給予你所有需要的資訊、支持和資源。我們將教你少了這些你心中的必備食物該怎麼活下去，讓你認識新的食物——一樣美味、更令人滿足，但沒有那些你一直想擺脫的暴食罪惡感。

這項計劃將帶給你飲食的自由。

請保持開闊的心情繼續看下去。

30 天全食計劃可以減重嗎？

這項計劃從 2009 年 4 月問世以來，我們就做出了堅定的聲明。這不是減肥計劃，不是節食，不是捷徑，更不是那種「讓你在 17 天內變得比朋友還辣」的那種方式，但並不表示我們不重視你的減重目標。我們知道大部份人都想減重，我們也想鼓勵大家重視健康，永遠地甩掉肥胖。

當你開始注重體內健康、改善身體組成後，通常也會提升自信和快樂。然而，就算有其他的成效，量體重仍是喪失減肥動力最快的方式之一。（「我今天完全沒變瘦，這減肥計劃根本沒用！」）進行這項計劃時可以把減重當成一部份，但不要偏執地讓心理和生理都變得不健康。關於 30 天全食計劃與減重，請參考 98 至 99 頁。

讓身體變得不健康的食物

「我正在進行第三輪的 30 天全食計劃。現在我對糖、餅乾、麵包或巧克力棒已經不再眷戀，只想著蛋白質、蔬菜和水果。我變成沙拉專家，超會用果汁機，愛上在廚房裡調理食物。自己的改變讓我很感到很驚喜，對食物的觀點也不一樣了。我瘦了 6 公斤，衣服的尺碼小了兩號，精神變得特別好。我知道參加這項計劃是正確的選擇。」

——艾修李・米勒（Ethel Lee-Miller）亞利桑那州，土桑市

先大略介紹一下，為什麼以下這 5 種食物不符合 30 天全食計劃的標準，在執行這個飲食計劃期間，必須避免。

打倒嗜糖魔

你應該已經知道了，飲食中添加糖份，對身體健康沒有好處。不管是砂糖、蜂蜜、龍舌蘭糖漿或楓糖漿等各種糖，都沒有維生素、礦物質、植化素等健康成份，卻含有大量的空熱量。

糖份造成的愉悅感，讓腦部發出大量攝取的指令，造成你與食物之間不健康的心理關係及難以戒除的依賴，進而過量攝取釀成「糖癮」。過量攝取將引起荷爾蒙及免疫系統失調、身體發炎、誘發胰島素阻抗、糖尿病、肥胖等疾病。另外，糖也會干擾腸道菌種的平衡，造成消化毛病和腸道發炎。

人造或無營養成份的甜味劑（包括 Splenda 蔗糖素、Equal 阿斯巴甜、Truvia 甜菊糖、Sweet-n-Low 糖精、木糖醇、麥芽糖醇等等）可能也會持續地造成代謝失調。事實上，研究指出改吃人造代糖，並沒有減重或改善內分泌的效果。新的研究結果顯示

比較不健康

老實說，這些食物並非一無是處：穀類和豆類有纖維質，乳製品含鈣。但是這些食物裡的維生素和礦物質，在其他優質的肉類、蔬菜、水果、天然油脂中也找得到（而且還更好吸收），又不像這些「比較不健康的食物」可能造成潛在的新陳代謝、消化和發炎風險。請繼續看下去。

人造代糖可能和真正的糖一樣干擾腸道菌種！以心理學的角度來看，人造代糖絕對不是戒斷糖癮的好方法，只會持續渴望、獎勵和過量攝取的惡性循環。

酒精的壞處

酒精（和糖一樣）對身體健康沒有好處。它會毒害神經，所以喝下幾杯酒之後，大腦運作會變得遲緩。酒是一種高密度的熱量來源（每公克的熱量比糖多兩倍！）但沒有真正的「營養」。

另外，喝酒也常讓我們對食物做出不好的選擇，副作用可能會從大啖披薩當宵夜，到一整個週末的暴食。

而且，酒精讓人體無法適當地調控血糖值，影響腸壁運作造成腸漏，發炎從腸道蔓延至全身。

不管你喝的是紅酒、龍舌蘭酒、無麩質啤酒，還是馬鈴薯伏特加，讓人體不健康的源頭，始終都是酒精本身。

全穀類也有問題

這裡我們指的是穀類和類穀類種籽——小麥、燕麥、大麥、玉米、米、小米、蕎麥、藜麥等等。（對，連米和玉米都是！）無論是精緻穀物或全穀物，都會促進過度攝取，造成內分泌和代謝失調。它們含有易發炎的蛋白質（例如麩質）和易腐壞的碳水化合物，破壞腸道菌種平衡，導致身體發炎。

從腸道開始發炎，將引發多種消化問題，並蔓延到全身。穀類中的易發炎成份穿透腸壁，隨著血液循環流到身體各部位。進而加重氣喘、過敏、皮膚疾病、生育毛病、偏頭痛、關節痛等，你可能從來不覺得與飲食相關的症狀。

穀類中含有植酸這種「抗營養素」，讓寶貴的鈣、鎂、鋅等礦物質無法被人體吸收。因為這些植酸，比起蔬菜和水果，所有穀物（甚至是全穀物）都比較不營養。

跳過花生（還有豆子和黃豆）吧

豆類（豆子、豌豆、扁豆、黃豆和花生）跟穀類有一樣的問題。首先，比起蔬菜和水果，它們的營養價值較低。另外，內含的抗營養素植酸，藉由一般的浸泡、沖洗、烹煮、發芽、發酵等手法無法完全去除。這些抗營養素奪取寶貴的礦物質，如果沒有經過妥善地烹調，甚至可能損害腸壁造成慢性發炎。

更重要的是，豆類含有會擾亂腸道菌種的易腐壞碳水化合物，食用後可能產生放屁、脹氣、腹痛等其他消化問題。

另一個關於黃豆和黃豆加工食品的問題，是其中含有雌激素。這些被視為植物性雌激素和大豆異黃酮的元素，集結起來會刺

激或阻礙人體的雌激素受體。雖然對於黃豆製品的研究還沒有統一的結論，我們認為食用黃豆和黃豆加工食品有問題。我們不應該影響體內微妙的性激素平衡，而食用黃豆食品所吸收的植物性雌激素就會造成這種結果。

最後，花生的問題特別大。花生內含有不易消化的凝集素，隨著血液循環造成身體各處發炎。凝集素可能就是現代花生過敏情形如此常見的原因。

乳品（還有起司跟優格）對身體也不太好

乳品（牛奶、綿羊奶和山羊奶）含有讓年幼哺乳類（例如犢牛或小嬰兒）快速長大的成份。但乳品中的生長激素、免疫成份和易發炎蛋白質，對成人的身體可能毫無益處。

乳品中的碳水化合物（乳糖）和乳蛋白讓胰島素大量反應，可能使身體發炎，並引起肥胖及糖尿病等衍生疾病。另外，高胰島素及其他乳類生長激素造成細胞發育失調。（如果你是一隻想在幾個月內增加三倍體重的小牛很合理，但對成年人類就不太正常。）事實上，細胞發育失調有潛在的致癌風險（無法控制的變異細胞增生），因此某些研究結果指出，攝取乳品可能和內分泌癌症有關連。

乳蛋白也可能讓身體發炎（特別是起司裡的酪蛋白），增加罹患類風溼性關節炎等免疫系統失調疾病的風險。最後，乳蛋白裡的免疫成份和激素可能造成免疫系統的交叉反應，加重牛奶飲用者季節性過敏、氣喘、痤瘡和其他毛病的狀況。

結論

在這裡要特別聲明，我們並不是說上面這些食物「不好」。食物不分好壞，吃（或不吃）這些東西不代表對或錯。我們沒說這些食物一定會對你的身體造成傷害，連我們都不知道。

問題是，你也不知道。

直到你排除這些食物，才會了解它們對你的外貌、感覺和生活有多大的影響。乳品讓你噁心嗎？穀類會讓你脹氣或情緒低落嗎？飲食造成你的慢性疼痛、關節僵硬或甲狀腺失調嗎？

科學研究指出有這些可能，事實上你並不知道；但短短 30 天之內，你就能找出答案。堅持整個月完全不碰這些食物，一口都不行。讓你的身體回復自然平衡、自我療癒。讓你的大腦改變味蕾、養成新習慣、找到新的慰藉。仔細觀察身體的改變，誠實地紀錄下來。

30 天後，你可以慢慢地、小心地、有系統地重拾這些食物，評估它們會不會影響

你的健康平衡。仔細觀察身體的改變，誠實地紀錄下來。

你就會知道了。

幾週內你就會發現，主流媒體、其他飲食方法、營養專家甚至是醫生，都沒辦法告訴你──最適合你的飲食，可以永續維持、令人滿足又美味的自由。讓你的外貌和情緒達到最完美的狀態，偶爾還能在自我決定下小小地放縱。這是經由我們的規則、你的自我意識和決心，為自己量身打造的飲食。

這就是飲食自由。

現在，可以開始進行30天全食計劃了。

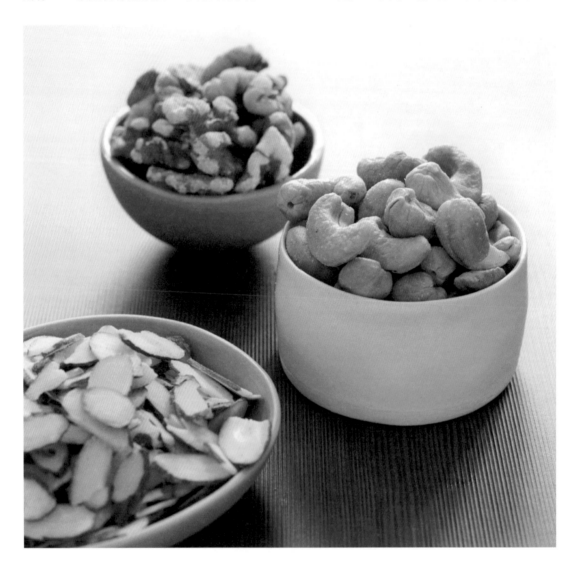

30 天全食計劃規則

「6 個禮拜以前，我重達 157 公斤，嚴重的關節疼痛，讓我走路時得依靠拐杖，一天還要打三次各 16 支的 Novolog 胰島素注射劑。我下定決心嚴格執行 30 天全食計劃。現在我減到 133 公斤，不用胰島素就能維持血糖平衡，不撐拐杖走路關節也不太痛！」

——戴夫‧S（Dave S.）亞利桑那州，桑德勒市

首先，你得先搞清楚這項計劃的規則。越了解這些接下來 30 天你將遵守的原則，在日常生活中選擇正確的食物就越簡單。

這本書大半的篇幅都會仔細地介紹下來 30 天你將吃的食物，包括購物清單和各式食譜。簡單來說，肉類、海鮮、蛋、除了玉米、豌豆和皇帝豆以外的蔬菜和各種水果都很好；好的健康脂肪詳細地列在購物清單（192 頁）中。如果你對某些特定的食物或飲料有問題，「我可以吃這個嗎？」章節（60 頁）中我們會一一解釋。

現在先把「禁止」的食物揪出來。請詳讀以下的規則，才能明確地知道這項計劃中該避免的地雷。

30 天全食計劃規則

計劃期間，請百分之百徹底遵守下列這些規則，不要打折扣，沒有假日或任何藉口。

- **不可吃任何額外的糖，無論是天然或人工的。**楓糖漿、蜂蜜、龍舌蘭糖漿、椰糖、各種人工代糖（Splenda、Equal、Nutrasweet）、木糖醇、甜菊糖等等都不行。看清楚成份表，廠商常偷偷地用你看

> **基本指南**
>
> 可以：吃肉類、海鮮、蛋、蔬菜、水果和天然油脂。
>
> 不可以：不能吃糖、酒精、穀類、豆類或乳製品。不能吃烘焙食品或點心。不能量體重。

不懂的名字,把糖加進產品中。

- **不可攝取任何形式的酒精**。葡萄酒、啤酒、香檳、伏特加、蘭姆酒、威士忌、龍舌蘭等等,無論是直接喝或當成烹調食材都不行。

- **不可吃穀類**。包括小麥、裸麥、大麥、燕麥、玉米、米、小米、碎小麥、高粱、發芽穀物,和各種無麩質的類穀種籽如莧菜籽、蕎麥或藜麥。也包括食物中各種形式的小麥、玉米和米的添加物,如麥麩、胚芽、澱粉等等。請看清楚成份表。

- **不可吃豆類**。包括各種豆類(黑豆、紅豆、花豆、白腰豆、白豆、紅腰豆、皇帝豆、蠶豆等等)、豌豆、鷹嘴豆、扁豆和花生。花生醬也不行。包括各種黃豆製品——醬油、味噌、豆腐、天貝、毛豆以及各種豆類加工品(如大豆油或大豆卵磷脂)。只有四季豆、荷蘭豆、甜豌豆例外(請見 63 頁)。

- **不可吃乳製品**。包括牛奶、山羊奶、綿羊奶的各種製品,例如鮮奶油、起司、克菲爾、優格和酸奶。只有澄清奶油或印度酥油(ghee)例外(請見 183 頁)。

- **不可吃卡拉膠、味精或亞硫酸鹽**。如果加工食品或飲料的成份表上有各種形式的這些食材,在執行計劃期間都不准吃。

- **不可用許可的食材仿造烘焙食品、點心或垃圾食物**。香蕉蛋煎餅、杏仁粉瑪芬、復古飲食法麵包(又稱舊石器飲食式麵包,強調無麩質)或椰奶冰淇淋都不行。就算使用 30 天全食計劃可以食用的食材來製作也不行,因為若是你繼續吃這些食物,成癮和習慣就無法改變。(更多資訊請參考 95 頁)

- **不可秤體重或測量身材**。這個計劃不單單只讓你減輕體重,太執著於減肥成效,會忽略掉其他更強大及長遠的效益。所以,在執行計劃期間,不要去秤體重、計算體脂,或拿出皮尺測量身材。(29 頁開始將詳細解釋。)

特例

　　以下這些食物是例外,可在 30 天全食計劃期間食用。

- **澄清奶油或印度酥油**。澄清奶油(183頁)或印度酥油是計劃期間唯一可食用的乳製品。一般奶油中含有酪蛋白,可能會影響計劃的結果,所以不要吃。

- **以果汁作為甜味劑**。以柳橙汁、蘋果汁或其他水果汁調味的產品或料理,可於計劃期間食用,但建議適可而止。

- **四季豆、荷蘭豆、甜豌豆。**雖然它們屬於豆類，但比較類似「豆莢」。綠色植物通常都是對身體有益的。

- **醋。**包括白醋、巴薩米可陳醋、蘋果醋、紅酒醋、白酒醋、香檳醋、米醋等大多數的醋，都可以在計劃期間食用。唯一的例外是加糖調味過的醋，和可能含有麩質的麥芽醋。

放輕鬆

雖然要記的東西感覺超級多，但我們保證你很快就會上手了。避免麵包、穀片、義大利麵、豆類這些大方向的食物很簡單，買未加工的食物（例如牛絞肉、菠菜或蘋果）肯定沒問題。判斷包裝食物和加工肉品能不能吃的關鍵，就是詳讀包裝的成份。採買高湯罐頭、罐裝番茄、火雞肉漢堡或罐裝椰奶時，看一下成份，如果有任何不符規定的食材就不能吃。但記得要小心，廠商常常把糖冠上不同的名字偷加進產品裡，看起來像化學名詞的成份，可能完全無害，但也可能很不健康。可以到「www.whole30.com/pdf-downloads」下載「躲在食品裡的糖和常見添加物清單」（Sneaky Sugars and Common Additives Cheat-Sheet），幫助你輕鬆判讀成份表。

給我們 30 天

這 30 天，你唯一的任務，就是好好地選擇食物。不必測量體重、計算卡路里、擔心有機、草飼、農藥或本地生產的食材問題。只要想辦法隨時隨地、不管是多特殊或多艱難的情況下，堅持執行這套攻略，整整 30 天。

你唯一的任務，就是吃好食物。

一定要堅守 30 天才有效，不可以因為任何特殊情況而鬆懈。少許的易發炎食物就能毀掉療癒的循環。在這 30 天內，就算只是咬一口披薩、咖啡裡加一滴牛奶，或舔一下拌過麵糊的湯匙，就會破壞健康和「重設」的療癒，必須重新開始。*

你必須一字不漏地照著規定執行 30 天，否則我們無法保證結果，成功的機率渺茫。

只要 30 天就好。

這是為了你自己好

30 天全食計劃最著名之處，就是「愛之深，責之切」。適合想開始進行這場改變一生的計劃，但又不確定自己能不能堅持整

---

* 我們不想當壞人，也不想毀掉你的生活，或把這套計劃變得超痛苦。這是有理由的，請見 56 頁的詳細介紹。

整 30 天的人。適合試圖改變過自己生活方式，但「不小心」、「忍不住」、「因為某些理由不得不吃某些東西」的人。

嚴厲是為了你好。

- **這並不難。**不要喊難。對抗癌症才難、生小孩也難、面對親人過世的傷痛更難；但喝咖啡不加牛奶並不難。比這更難的事你都克服了，沒有藉口不照著規定完成計劃。只有 30 天而已，而且是為了全世界最重要的健康理由──你這輩子唯一的身體。

- **沒有「不小心」的可能。**除非你被人推進一個裝滿甜甜圈的池子裡，否則沒有「不小心」這檔事。你選擇吃了不健康的食物，別假裝是意外。整整 30 天徹底地遵守規定，別在還沒開始前，就為自己找失敗的藉口。

- **你永遠不需要吃你不想吃的食物。**大家都是成年人了，學習說不（有禮貌地說「不用，謝謝」），學習堅持自己的立場。姐姐的生日、好友的婚禮或公司聚餐，都不代表你就得全盤接受那些食物。一定可以選擇的，別再像小學生一樣屈服於同儕壓力。

- **的確需要花點心思。**計劃過程中，採買食材、計劃菜單、外食、向親友解釋、應付壓力，有時的確很不容易。這本書和網站

改變人生？

有趣的是，很多見證者的開場白，都是：「當我聽到 30 天全食計劃能改變人生時，我只覺得『喔，是喔？』但後來真的做到了！」我們自己的故事就很精采，網站上（www.whole30.com）還有幾百名讀者的分享，但如果你還是不相信能「改變人生」，請繼續看下去吧。

中我們提供了各種工具、指南和資源，但你也必須對自己負責。改善健康、體態和生活品質，不會只因為現在不吃麵包就自動達成。

- **你可以做得到。**你現在已經沒有退路了。你想做、必須做、而且你也一定做得到這件事。別再空想，開始做對了。就是現在，開始 30 天全食計劃吧。

希望你一起參與，認真看待，並能得到驚人的成果。就算你不相信這場計劃能改變你的人生，如果你願意付出短短 30 天，請嘗試看看。真的很重要，我們深信不疑。它改變了我們的人生，希望你的人生也能有所改變。

歡迎加入 30 天全食計劃。

30 天全食計劃新手指南

「30 天全食計劃改變了我的人生。2011 年 12 月,我的體重飆到 91 公斤。身體和關節每天都好痛,總是覺得疲累,睡眠不足,痘痘和溼疹纏身。我想改變這一切,但不知道該怎麼做。我買了你們的書,從 2012 年 1 月開始執行這個計劃。不用說,我真的驚呆了!我持續執行了 90 天,3 個月內瘦了 14 公斤,睡眠品質變得超好,溼疹和痘痘都消失了。經痛減輕,精神提升,人也變得更樂觀。3 年 5 個月的全食計劃後,我減了 27 公斤,從勉強擠進 15 號的衣服到穿得下 4 號。我對健康變得很有熱忱,現在是有執照的健身教練,還剛結束 200 小時的瑜珈師資訓練課程。」

——海瑟‧F(Heather F.)麻薩諸塞州,波士頓

了解 30 天全食計劃後,就該實際來進行了。我們要求你開始這場計劃,不代表馬上就要進行。我們知道你迫不及待,但成功地展開這項計劃之前,還有很多準備工作得完成。

有些人可能只需要一兩天準備,但有些人可能需要一兩週,把家裡(和腦袋)準備好面對新的改變。沒有完美的時程,只要決定適合自己的就好。

在接下來這一段超長的章節裡,我們將列出五個階段的過程,讓你準備好面對這套計劃——需要考慮的事物、策略並準備迎接第一天。

至於第一天嘛……

第一步:選擇起始日

雖然我們鼓勵你越快開始越好,但確定日期前得考慮一些事。30 天只佔了一輩子的小小部份,但還是不短的時間。請想清楚計劃期間及之後的行程。

如果你近期內有場一輩子難得的假期、計劃到陌生的地方旅行,或參加婚禮(特別是自己的婚禮!),請考慮這些活動結束後再開始。新手在特殊情況下執行這項計劃特別困難,我們不希望你在開始前就太有壓力。而且,若是因為計劃到了第 15 天,你在義大利不准吃義大利麵,或是得放棄自己的結婚蛋糕,可能會讓你更痛恨這套計劃。

我們很嚴格,但沒有嚴格到不准你吃自

計劃和準備

我們在這本書裡會說幾百次「計劃和準備」。拜託，就算你超想趕快開始，也別省略準備的過程。習慣研究指出，人們因為太興奮而沒有深思熟慮（思考計劃內容）就直接動手（開始計劃），較不容易看得到改變的成果。為什麼呢？因為你沒花時間做好心理及生理準備，在計劃期間會特別麻煩。

己的結婚蛋糕。

別在渡假或會讓人暴食的特殊活動前一天結束這項計劃，也很重要。第 7 章和 132 頁的「30 天全食計劃恢復期的常見問題」中會提到，這項計劃的恢復期和完成計劃一樣重要。執行結束後，最好照著書裡的規劃過 10 天，再開始享受假期、蜜月或家族聚會。

其實，如果好好事先規劃，特殊活動前 40 天開始 30 天全食計劃，是最完美的時程。經過這套計劃，你的身體會變得很好，新習慣已經徹底養成，而你也會知道（多虧了恢復期）哪些食物對身體的負面影響太劇烈，之後應該避免。這時，最適合帶著這套計劃給你的自信、精力和意識，展開渡假或特殊活動。我們打包票，如果你如此安排，假期一定更健康又開心，不會像之前渡假回來後，得掙扎 6 個禮拜才能「回到正軌」。

另外，如果近期有運動比賽，請在比賽結束後再開始執行計劃；因為計劃前幾週，你的表現可能有所影響。（請見 127 頁）

不過，如果你不是靠運動賽事賺錢，或者你不是為了國家、學校的至高榮譽參賽，那就沒必要因此延後這項計劃的執行。

運動比賽不會比你的健康來得重要。如果你要參加的是社區性質的體育比賽、同業交誼的球類盃賽，或 5 公里慈善路跑，別因此延後這套計劃。那些活動的重點是社交和回憶，而不是完賽時間或分數吧？

最後，請看一下這 30 天內有沒有重要的商務或個人約會。如果有家庭聚餐、商務午餐或單身派對，那太好了！就當作考驗你執行這套計劃的技巧，計劃中得應付各種情

專業運動員

如果你是專業或全職運動員，請在非賽季時展開 30 天全食計劃，並和教練一起討論實行方法，以符合你的運動表現目標。然而請注意，這套計劃不是運動表現導向的計劃。我們的目標是健康，但建議和規則並非專為職業運動員而設計。當然，抗發炎的飲食計劃，對睡眠、復原和營養吸收等影響運動表現的因素都有幫助。但你和教練可能必須在這套計劃的健康功效和維持最好的運動表現中取捨，所以我們建議你在主賽季過了以後再開始執行。

大聲說出來！

一旦你決定要開始執行這項計劃，請大聲說出來！不管跟誰說都可以！在辦公室白板上寫下開始日期，告訴健身房的人，到 30 天全食計劃討論區自我介紹，在 Instagram、Facebook、Twitter 上貼我們的圖像。改變和習慣的科學研究指出，如果你和親朋好友宣告你的決心，比較可能徹底遵守。知道別人會問你這套計劃的狀況，讓你更有動力和健康的同儕壓力，撐不下去時還能找人幫忙。（「我明天要開始 30 天全食計劃了，如果我忍不住時，你能拉我一把嗎？」）而且，公開宣布能激起親友的興趣，可能還會找到一起行動的戰友！

況，請把這些活動寫在你的當月計劃中，但請別輕易放棄。

　　總而言之，永遠沒有一個「完美」的開始日。請想好接下來的行程，選擇一個日期，用奇異筆寫在行事曆上。（請寫下來。習慣研究指出用紙筆寫下決定更容易成功。）

　　現在，30 天全食計劃開始日，拍板定案！

第二步：尋找啦啦隊

　　對很多人而言，30 天全食計劃會讓生活出現劇變，而獨自面對這樣的轉變並不容易。尋找好的後援團隊非常重要，能幫助你在實行期間保持動力、士氣和決心。你已經完成第一步，也就是選擇開始日期，並公開宣示決心。那麼何不藉此機會召集一批最關心你的人當啦啦隊呢？他們不用跟你一起執行，只要在接下來的 30 天協助你為健康而努力就好。

　　或許你不好意思找親友幫忙，但其實真的沒那麼難開口。

　　記得，他們愛你，所以一定希望你好。

　　首先就是和他們分享這個計劃。向他們解釋目標是改變生活型態，而不是快速節食或減重。可以將它比作一場為期 30 天的實驗，結束後你就會非常了解哪些食物會對你的食慾、精神、睡眠和健康造成負面影響。一定要強調你不會減少攝取熱量、碳水化合物或脂肪；你會盡情地享用真實、完整且營養豐富的食物，完全不用買任何藥物、代餐或包裝食品。而且事實上，這整個計劃和所需的大量資源，都能在網路上免費取得！

　　你還應該告訴他們，你為何決定和自己所愛之人一起展開這段旅程。如果你想尋求他們的支持，就不要含糊其辭，「這樣做能讓我更有精神」這種說法聽起來不太有吸引力。要加入個人元素，分享你現在面臨的困

境、你的目標、以及你認為這項計劃能如何增進你的健康和快樂。

如果你和最親近的人分享，請發自內心，讓他們知道你和食物間的關係面臨何種挑戰，你愛吃什麼、你的習慣、和你的健康狀況。若對方是同事，不用描述得太詳細，可以參考這種說法：「我每天下午三點都很想睡覺。我希望 30 天全食計劃可以幫助我保持好精神，下午不用再靠汽水和巧克力棒提神。」

最後，別忘了尋求支持。對他們深入剖析你的生活和理想是好事，但如果你沒說清楚，對方如何瞭解自己也要擔任重要角色呢？所以就直說吧，「未來 30 天你可以支持我嗎？」讓他們知道這番努力對你有多重要，以及你有多重視他們的鼓勵和幫助。若能詢問他們自認能怎麼幫你就更好了，因為他們可能會想出你沒想到的好主意，而且邀請對方參與整個過程會讓他們更有參與感。

當然，即使你說破了嘴，親友也有理由不支持你的計劃。他們可能覺得聽得有點膩——說真的，你是不是經常大張旗鼓宣誓要執行世上所有節食方式，但最後只撐了一星期就放棄？他們可能會擔心你的健康，誤解了這套計劃的宗旨，或以為這又是個速成減肥法。他們也許會有點警戒，心想你的全新健康習慣會不會讓他們自慚形穢。或者他們也可能就是單純的嫉妒，因為他們也想改變生活型態，卻不知該從何著手。就算最後你

如何尋求朋友支持並影響他人

如果你想尋求別人支持，你要強調你「會吃」的東西，而不是你「不吃」的東西。如果你一開頭就說「我不吃糖、穀類、豆類、奶類，也不碰酒精，因為那些東西對身體不好」，他可能馬上會覺得跟你有距離感。首先，他們一定或多或少有在吃其中部分食物，他們可能認為你執行健康計劃後就開始批評別人的飲食習慣。其次，他們可能會看著「不能吃」的清單，心想「那你到底能吃什麼？」然後馬上將 30 天全食計劃貶低為極端節食法。現在試想，如果把開場白變成「這 30 天內，我會大量攝取完整、新鮮且營養的食物，而且完全不用計算熱量！早餐可以吃蔬菜烘蛋、新鮮水果和酪梨；午餐吃菠菜沙拉配烤雞、蘋果、胡桃佐覆盆子核桃油醋醬；晚餐則吃手撕豬肉絲配烤甘藷和涼拌高麗菜沙拉。聽起來不錯吧？」如此一來，對話會完全不同，對方可能會跟你擊掌，甚至問你「我該如何加入？」

只能孤軍奮戰，我們的社群還是能提供許多讓你獲得協助的方法。

首先，你可以在網路上訂閱這項計劃（www.w30.co/w30daily），執行期間，電子報每天都會寄到你的信箱。我們為你量身打造了 32 天的專屬資訊（包括開始前一

天和結束後一天），針對計劃的每一天對症下藥。（在看過數十萬人執行此計劃後，我們很清楚你需要何種建議，以及何時需要建議。）

在計劃期間，我們會用這個方式每天關心你，讓你的信箱充滿正面訊息、有益指示和大量資源。你將得到客製化的指南（尤其是第 1 週）及包羅萬象的資訊，包括如何採買、備料、烹調、對抗誘惑、運動、睡眠，及如何紓解過程中的壓力；我們還會給你自評作業，讓你在每個階段都保持專注。

這其中也包括「責任感」。每天晚上，你都必須點選「我又完成今日的 30 天全食計劃任務了！」的按鈕。沒錯，這代表我們每天都會等待你回報成果，讓你更有動力堅持下去，貫徹你的計劃。

接下來，在 30 天全食計劃論壇（www.w30.co/joinw30）上交朋友吧！經由論壇，你可以認識其他同樣在執行飲食計劃的人，並從許多熱心協助菜鳥的「學長姐」身上學習。我們的論壇擁有數萬會員及優秀的專業團隊，絕對説是最友善、最團結、最樂於助人的社群。

其中，你可以用「30 天全食計劃日誌」與社群分享你的每日經歷，並和其他與你同時開始執行計劃的人保持聯繫。請盡情開啟自己的討論串，搜尋特定問題，並回覆他人的討論串，在計劃中和計劃後持續與這些優秀的成員互動。

最後，記得在社群媒體上關注其他 30 天全食計劃成員。我們社群的臉書、推特和 Instagram 都非常熱絡，也是大家參與互動的有趣途徑。我們的 Instagram 發文及「#whole30」標籤特別活躍，每天都有許多有趣的新貼文，也會在成員標注我們時關注他們。如果你在凌晨兩點時需要協助、想快速找到晚餐食譜、或採買時遇到困難，我們的社群網站頁面將是你能立即獲得同情、支持和建議的好去處。

如何招募同伴

如果你想找人一起實行這套計劃，要有策略地跟對方分享你的動機。若你最好的朋友慣於久坐，你卻和他説「我很想把跑 5,000 公尺的時間再縮短 5 分鐘，而這套計劃有益運動後的復原速度」，那他可能會無動於衷。但若能針對你們的共通點或對方的困擾，你的建議就會顯得更加中肯。假使你朋友皮膚很敏感，可以告訴他「我的皮膚曾經嚴重過敏好一陣子，而這種飲食法可以讓我知道哪些食物會讓我皮膚出問題。我看過一些很驚人的前後對比照片。」狡猾嗎？也許有一點，但我們會説這也是為對方好。

30 天全食計劃社群媒體入門課

想要善用你的社群媒體來做 30 天全食計劃互動嗎？好好運用標籤（hashtags）。（社群媒體中的「標籤」是用來標示特定主題中的訊息，可藉此搜尋和分類你的貼文。）而本計劃的標籤是「#whole30」。在你每篇與這項計劃有關的貼文都加上這個標籤，我們的社群媒體團隊和其他在尋找這項資訊的人，就能看到你的照片，並與你互動。你也可以在各社群網站搜尋此標籤，看看其他人分享了什麼內容。然而，這套計劃的相關貼文可不只有這個標籤！搜尋「#nonscalevictory」（非體重成就），就能看到大家如何不量體重也成功完成這套計劃；搜尋「#whole30recipes」（食譜）可以找到晚餐的靈感；搜尋「#whole30problems」（常見問題），看看你完成這套計劃後可能遇到的有趣「問題」，像是原本的褲子變太大，所以必須買新褲子。對於這點，#抱歉我們毫無歉意（#sorrynotsorry）。

第三步：整理好你的家

現在，你已經選好開始日，也找到啦啦隊了，下一步就是整理好你的家。你必須丟掉垃圾食物，並針對未參與這項計劃的家人擬出明確的計劃。這是確保成功的關鍵步驟，所以千萬別省略！記住，用 30 天全食計劃這類方式翻轉生活型態時，最重要的就是計劃和準備。

另一個原因，則是所謂的「雙曲貼現」概念。

這個經濟學術語，大略能套用到「清理垃圾食物」的情境上。原理就是你比較重視今天發生的事，但較不在意未來會發生的事，因為你認為「以後的你」會有更多時間、力量和能力。這概念為何能用在此處呢？

今天，你充滿鬥志。你覺得自己堅強又有自信，對計劃躍躍欲試。你看著櫃子裡的巧克力、餅乾和洋芋片，心想「我才不需要那些東西，事實上我連吃都不想吃！」接著你得意地把它們往旁邊推一點，就放在那，因為要想辦法處理它們很麻煩，而你認為「未來的你」會和「今天的你」一樣堅強、有自信又有鬥志。

但你錯了。

有時候（應該說很多時候），「未來的你」會覺得壓力大、會嘴饞、會動搖、還會懷疑自己。「未來的你」會被眼前那條巧克力、那包餅乾、那袋洋芋片折磨得很痛苦。痛苦到「未來的你」可能會屈服於壓力和誘惑，忍不住吃一個，造成常見的罪惡、羞恥、後悔惡性循環，會讓你的重生計劃前功盡棄。

不要漠視「未來的你」。馬上處理掉垃圾食物，因為你現在很堅強，所以當情況變困難時，你還可以有些喘息空間。

「未來的你」一定會感謝你。

清理家中

首先，把你不會吃的所有東西清掉。家中若有誘人的「停不了口食物」（food-with-no-brakes），將變成你獨守空閨、深夜胡思亂想時的大吃發洩管道，而且這種持續的誘惑也會快速消磨你的意志力。所以請和洋芋片保持距離，好嗎？

現在該整理食物櫃了，意思是，給我整理乾淨，不准手軟！你現在執行得愈徹底，「未來的你」就愈能擺脫口腹之慾。（也不要以為你把食物放在鞋盒裡塞到衣櫃深處就沒事了。你覺得「未來的你」會不知道它藏

在那嗎？）

所以，請丟掉你不該吃的東西，或請鄰居妥善保管，或捐給當地的食物銀行（如果你覺得這樣比較好的話）。

自立自強

成年的其中一個好處，就是能為自己的生活做出重大決定。但我們無法為其他成年人做同樣的決定，即使你認為那是對的。你無法強迫你的另一半吃你吃的東西，但即使無人做伴，只要你認為這項計劃能讓你更健康更快樂，你就可以（也應該）認真去執行。

你也可以提議帶孩子加入，但若你的另一半認為孩子應該有吃零嘴的「權利」（甚至讓你的權威受到質疑），別急著馬上反駁。這個月的目標是改變你的生活，建立新的習慣，直到你對新生活型態感到自在，這才是最重要的。

如果全家只有你在執行這項計劃，其他人可能不爽你丟掉他們最愛的零食和甜點。可以留一個冰箱抽屜和一個不起眼的櫥櫃，放他們那些不合規定的東西，這樣你就不用每次要拿椰奶時，還得跟旁邊的巧克力餅乾大眼瞪小眼。

此外，要闡明他們的行為對你的目標是助力還是阻力。清楚說明你對垃圾食物或零食的看法：「請別問我要不要吃巧克力，即使開玩笑也不行，因為那會讓我很難拒絕。

我的鑰匙呢？

人類習慣研究顯示，「嘴饞」的感覺平均只會持續 3 至 5 分鐘。如果你想吃的東西剛好伸手可及，那就麻煩了。但如果家裡剛好沒有，就能爭取到一些時間。等你換下睡褲，找到鑰匙，拿好錢包，朝大門走去時，口腹之慾已經不見了，恭喜你又成功完成了一天的 30 天全食計劃任務。好險。想知道更多打敗嘴饞的方法，請見第 38 頁。

為了健康，我真的想貫徹這個計劃。」然而，不要期望他們會遷就你而完全改變他們的習慣。要知道，如果你們在家庭電影夜時都會吃爆米花和糖果，那你必須想個辦法讓自己不會有被排除在外的感覺。你可以在他們準備爆米花前，就先做好準備（例如烤一些羽衣甘藍脆片、泡杯花草茶）。

家人可能會擔心你毀了家庭傳統，像是電影之夜或週日鬆餅早餐，因為現在你選擇吃其他東西。其中的關鍵一樣在於溝通。和家人談談他們的疑慮，聆聽他們的建議，思考如何以大家都接受的方式保存傳統。安排全家吃完晚餐後一起騎腳踏車或玩桌遊，以取代飯後冰淇淋，並向孩子保證你週日早上還是會穿著睡衣和他們一起享用早餐。千

萬別讓自己變成 30 天全食獨行俠！在實行時，也要想辦法享受約會、生日派對、和家庭聚會的社交互動。社交能讓你獲得支持，家人也會瞭解這種生活型態並非如此封閉。

最後，如果你是家中主要負責採買及做飯的人，請先決定你願意在採買清單和菜單上做多少調整。你是否還會買洋芋片、蛋糕、糖果給他們吃，還是他們得自己買？你是否會早午餐分開煮，但晚餐跟大家一起吃？你是否會只做全食料理，而他們可以照個人喜好加入圓麵包、米飯、或醬油？

預先和家人溝通你的決定，別等到晚餐時間才宣布你沒做他們想吃的義大利麵。如果他們願意，請讓他們參與決策過程。（「今晚改吃甘藷或烤白胡桃南瓜好嗎？」）並且每餐都至少包含一樣大家都愛吃的東西，像是沙拉佐自製田園醬料、烤牛排等等，讓他們也能「嘗試」你的全食料理。

現在你的儲藏櫃已經清出空間，也擬出了家庭飲食策略，該把重點放在你未來 30 天該吃些什麼了。

規劃餐點

即使你不屬於未雨綢繆型，你至少要規劃好頭幾天的全食料理。首先，我們在採買部分（第 192 頁）也會提到，這樣比較省錢，你會只買需要的東西，以免最後得把沒吃的食材都丟掉。但更重要的是，在這段激烈的改變過程中，要盡可能讓我們的大腦開

做好準備

即使你的家人不參與你的計劃，他們的支持還是很重要。詳細寫下你想完成此計劃的動機給家人看，例如「我希望週末時更有體力跟你們一起出遊」或「我希望能改善關節疼痛，全家一起去健行。」並把它掛在全家每天都看得到的地方。請和家人分享你的動機，解釋你為何投入此計劃。和他們溝通你為何如此重視，但同意你不會否定或嘮叨他們吃的食物。最後，列出在這 30 天內，你們可以一起享樂的方法（除了吃東西），並約好時間全家一起做。

心，因為……

大腦熱愛規劃。

1920 年代，俄羅斯心理學家發現，不完整或中斷的任務，會在腦海中「揮之不去」，讓我們分心且焦慮。專注在未完成事項會耗費非常多「認知心力」（cognitive efforts），讓我們的大腦無法專心於其他更重要的事。你們可能都經歷過這種狀態——下週要交的報告只寫了一半、工作進度落後，或明天一定要寄的電子郵件還沒寄，導致你難以專注、心神不寧、夜不成眠。

現在，我們把它套用到 30 天全食計劃上。

你準備好開始行動了，也獲得一些朋友的支持；當然，你也規劃要採買一些符合計劃的食材。但你決定隨機應變。畢竟，沒那麼困難吧？買塊肉，放上滿滿的蔬菜，再加些脂肪。有夠簡單。

但對你的大腦來說，這可不簡單，因為大腦會感受到有些任務還沒完成。你到底要吃什麼？週一吃剩的晚餐能當週二的午餐嗎？你週三一大早要開會，10 分鐘內能準備什麼早餐？你買的球芽甘藍到底能做成什麼料理？這種不確定性會讓你的大腦非常不開心，進而使你分心、焦慮、痛苦。

就算你以前就吃得很健康，也不要以為未來 30 天吃的東西和過去不會差太多。即使身心俱疲時，你也不能吃披薩；累了一天後，不能喝酒放鬆；下午開完會後，也不能靠休息室桌上的全穀貝果來紓壓。

然而，你也不能在開會時吃生球芽甘藍。是可以，但看起來會很怪，而且也不太美味。

所以你真的需要規劃。

先想好開始執行的前 3 至 7 天期間，你三餐要吃什麼，並且詳細寫下來：完整的餐點、食譜或烹飪技巧、要買的食材、是否要多做一些。（「週二煮剩下的雞胸肉，田園雞肉沙拉的剩菜拿來做週三午餐。」）看看你的行事曆，找出這段期間比較麻煩的情況——早會、商務午餐、運動賽事、旅行，並寫下你該如何處理。（「週三要帶牛肉乾和能量棒，以免班機延誤。」）

現在，你的大腦滿意了。

就算你還沒真正動手準備或吃掉餐點，你的大腦已經有完成任務的感覺，因為你做好「規劃」了。（額外的好處：半夜不用反覆思考「早餐要吃什麼？」也會讓你睡得更好！）因此即使你手藝很好、吃得很健康、或習慣靠直覺行事，還是相信我們這一次吧！至少在頭幾天做好規劃。

如果接下來你想在規劃期間即興發揮，那就去吧！但若你會因此感到焦慮，現在你已經知道，怎麼做會讓你的大腦再次感到滿意。

採買

現在該去買 30 天全食計劃的食材了！

如果你打算套用我們的 7 日菜單計劃，將會非常簡單。只要到 www.whole30.com/pdf-downloads 下載現成的採購清單，然後照著買即可。

若你想自創菜單，在決定吃什麼之前，請詳讀我們的省時省錢採買秘訣。（以預算為重的採買策略可能影響你的三餐選擇！）在計劃菜單及採買前，記得仔細閱讀第 89 頁。

第四步：打造致勝計劃

除非未來 30 天你想過著隱居生活，否則你的 30 天全食計劃很可能充滿挑戰：臨時的晚餐邀約、拖太久的會議、旅遊計劃延誤、遇到以前都靠酒和冰淇淋來排解的壓力。不幸的是，很多人常在遇到這些意外情況時，就立刻放棄。為什麼呢？

因為他們沒有未雨綢繆。因此現在，在你正式開始之前，我們先坐下來好好思考未來的 30 天。預想所有可能遇到的障礙，然後計劃好解決方式。我們在規劃時喜歡用「如果／就」句型，所以就依循這個模式來打造你的致勝策略。

準備，準備，再準備

首先，列出你在計劃期間的所有潛在壓力、困境或複雜情況。可能包括商務午餐、家庭晚餐、旅遊計劃、加班、慶生、節慶活動、公司聚餐、家庭壓力、工作壓力、財務壓力等等，任何你可能遭遇並因此想放棄的理由。

如果你沒有確切行程，就以歷史為師。要是你前三次回家看媽媽時，都在大吃巧克力，這就是一個「如果」。要是上次你瘋狂加班整晚，回家後開了瓶酒來喝，這又是另一個「如果」。在這時杞人憂天沒有關係──你設想到愈多情況，你的大腦愈放鬆，遇到困難時就愈可能堅持。

下一步是為每個潛在情境擬定「就……」的部分：「如果這情況發生了，我就這樣做。」同樣要把它寫下來。以下為範例：

商務午餐：如果我同事逼我喝酒，我就說：「我在做飲食實驗，看看能不能改善過

我們規劃的 30 天全食計劃菜單

我們在第 196 頁已列出詳盡的 7 日規劃菜單，但你可以當成靈感，不用完全遵守。你已經是大人了，完全可以自己決定星期四早餐要吃什麼。詳讀我們的大致規劃，再依你的喜好、生活方式、家庭、預算去調整。當然也可以用最簡單的方式，完全依照我們建議的首週規劃來做，讓你快速進入狀況。我們（和你的大腦）一點都不介意。

> **如果／就**
>
> 研究顯示，若使用「如果／就」來規劃，成功機率是未使用的二至三倍，箇中原理是這樣的：「習慣」包含三部分：提示（Cue）、慣例（Routine）和回報（Reward）。「如果／就」模式將「提示」（如果）和「慣例」（就）緊密連結起來，代表你比較可以輕鬆地自動依計劃行事。而「輕鬆」就等於「不需太大決心」，在面對誘人的療癒食物時，這絕對是好事。

敏症狀。所以請給我礦泉水就好。」（或運用第 89 頁的「外食」策略）

家庭晚餐：如果媽媽邀我出去吃晚餐，我就提醒她我正在實行 30 天全食計劃，問她能不能改成由我下廚給她吃。

家庭晚餐二：如果媽媽堅持帶我出去吃，我就問她能不能去某間符合 30 天全食計劃原則的餐廳，因為我很愛那間，而且很久沒去了。

家庭晚餐三：如果與媽媽共進晚餐時，她質疑我的「瘋狂節食計劃」，我就說餐後我很樂意和她分享所有細節，並且藉由問其他人問題的方式來轉移話題。

旅行：如果我到機場時發現班機延誤，就吃蘋果或紅蘿蔔條。

塞車：如果我卡在車陣中，就一邊收聽我最愛的音樂，一邊吃放在車上雜物箱中以防萬一的果乾堅果棒。

慶生：如果辦公室有人慶生，我就在到場前先吃飽，然後婉拒蛋糕，但繼續留在現場和同事交際。

假日：如果我假日受邀參加戶外料理餐會，就詢問主辦人菜單內容，並帶一道開胃菜和符合規定的配菜，讓我當天有東西可以吃。

家庭傳統：如果我的另一半每週日都會做鬆餅，我就再做道豐盛的烘蛋，這樣我們還是能一起用餐，我也不會受到誘惑。

日常活動：如果我們晚上看電視時，我很想吃點洋芋片，就泡杯花草茶，或乾脆不看電視，去看書或泡澡。

飲酒習慣（對，這習慣需要自成一類）：如果我下班後很想喝杯葡萄酒，就發明一項新習慣：把紅茶菌飲料（kombucha）倒進高級酒杯中，和另一半或小孩一起放鬆 20 分鐘。

面臨壓力：如果我覺得壓力大／寂寞／焦慮，想吃點平常愛吃的療癒食物，那麼我

就打給啦啦隊中的其中一人，請他們跟我聊聊，然後做一頓美味的全食晚餐，吃得飽飽的。

導火線：如果我和另一半吵架，就打給朋友，出去喝杯咖啡或吃頓符合 30 天全食計劃的健康晚餐。

加班：如果下班回到家時又餓又暴躁、很想叫外賣，就下廚做一道「拿手菜清單」中的料理。

呼，清單是不是很長？那很好！代表你已經將接下來可能遇到的問題思考透徹，讓大腦有完善計劃，知道遇到這些「如果」狀況時該如何因應。

最後，最好也想一個一體適用的對策，這樣你遇到出其不意的狀況時，還是能以不

緊急晚餐

想好 3 道你 10 分鐘內可以搞定、食材唾手可得的簡單「拿手菜」。例如「廚房雜燴炒蛋」（第 202 頁），將手頭上有的蔬菜淋上辣醬即可；「簡易鮭魚餅」（第 346 頁）；在生菜沙拉上加入鮪魚罐頭、自製美乃滋、新鮮水果和核桃；或直接從冷凍庫拿出原始人預製餐（pre-made paleo）。寫下你的拿手菜清單並貼在冰箱上，這樣你就能在失控的夜晚謹守計劃。

用放棄 30 天全食計劃的方法應對。試試看這辦法：「如果意料之外的情況發生，讓我想放棄計劃時，我就＿＿＿＿＿＿＿＿」請你自行填入——例如打電話給朋友、去散步、泡杯茶、上論壇求助等任何你認為有助於克服困難、隔天繼續堅持的辦法。

因為有時，你就是得這樣執行計劃。

一天天、一餐餐、一口口地堅持下去。

第五步：丟掉體重計

這是 30 天全食計劃的最後一個準備步驟，也是最難完成的。然而，我們非常重視這條規則，你也應該重視。

毀掉這項計劃最快的方法就是每週（或每天）量體重。如果你曾經是體重計數字的奴隸，請至少在接下來 30 天放自己自由吧。為何我們堅決反對將體重當成追蹤「進度」的標準呢？

原因真的很多，我們簡化成四點就好。

首先，體重計數字很容易波動。以測量數據的方式來追蹤進度是好事，如果你每月量一次，也許能幫助你找出體重變化的趨勢（增加、減少或維持不變）。但如果每天量（甚至幾小時就量一次），你的體重最多可能每次都增減個一、兩公斤，而且這樣的波動無法代表體脂肪的增減。你可能吃了幾餐高碳水化合物的食物，使得體內水分的重量增加；也可能因為起床時缺水而「變輕」了

一、兩公斤。

你的體重和你站上體重計的時間、穿著、甚至地點都有關係，因為你家浴室應該沒有醫師級的專業體重計。我們要提醒你，你的體重數字，可能是來自一台價值新台幣600元的塑膠方塊。因此，每天測量，並無法得知體重變化的全貌，只會讓後面三點提到的狀況更嚴重。

第二，體重無法代表你的健康狀況。你想減掉 10 公斤嗎？我們辦得到啊。只要把每天攝取的熱量減半，並且每天做 2 小時的低強度有氧運動就好，這樣體重機就會出現「正確」數字……但只為期 1 個月，直到你的意志力消耗殆盡（因為這種方法無法永遠持續），亂掉的新陳代謝開始反撲。到時候，你減掉的體重都會回來，而且還可能比原來更重。但從體重計來看，你有幾週曾經減重 10 公斤耶！

從體重計數字能看出你的健康狀況好壞嗎？當然不行。（在我們的計劃中，縱使體重下降，你的健康也沒有改善！相反的，你可能因為在進行有效的肌力訓練、睡眠充足、飲食健康，使得肌肉重量增加——但不代表你的健康狀況變差！）單靠體重計的數字，你無法得知你的飲食、荷爾蒙、消化系統或發炎狀況，也無法反映出嘴饞情況、睡眠品質或自信心的改善。而相較於體重，這些因素對健康的影響更為直接。

第三，體重計會讓你忽略你每天執行所達到的真正效果。若你把注意力全放在體重計的數字上，就會忘了觀察其他更重要的成果。你的膚況變得更好。婚戒更容易穿戴。動作更靈活。跑步時呼吸變順。鼻塞消失了。工作時毫不遲疑地拒絕了甜甜圈。小孩調皮搗蛋時你沒發火。你愛上烹飪。這些成果都能激勵你繼續維持健康的新習慣。但你不能再為了體重斤斤計較，這樣才能發現自己在情緒、心理、生理上的進步。

第四，體重計控制著你的自尊，這可說是你必須和它分手的最重要原因。讓數字——任何數字——來決定你的自我價值或自信，是有害心理健康的，但許多過度在乎體重計的人正身陷其中。

這情況讓我們心碎。

每天被體重左右當天心情及對自己的看法，絕對是一場悲劇。體重計上的數字能在 5 秒內讓你從充滿自信變成自怨自艾，但那不是真的。你正在努力改變習慣。你每天都在克服障礙。這麼多年來你終於開始好好照顧自己。很多人每天都希望達成你現在正在做的事——也就是改善自己的生活。

那你知道我們現在想說什麼嗎？想大肆說你那台體重計的壞話。

所以拜託在接下來的 30 天遠離你的體重計吧。把它放在車庫，給朋友保管，或者還有更好的做法，就是拿把鐵鎚，對它進行某種 30 天全食計劃計劃執行前的「準備儀式」。

耳熟嗎？

你跳下床，衝向體重計——當然是全裸。（不能讓衣服影響每天量體重的結果。）站上體重計，閉上眼睛，祈求好運，然後偷瞄一下。太好了！少了半公斤！今天太美好了！你蹦蹦跳跳地去洗澡，全身充滿活力，準備迎接早晨。隔天，你又重複一次這個例行公事，但這次你睜開眼後發現自己體重多了 1 公斤。整整 1 公斤。你心一沉，把昨天吃的「壞」食物想了一輪。是馬鈴薯害的？還是晚餐前吃的那份點心？難道是紅茶菌？你很快計算出一個 X 變數——今天你早餐只吃兩顆蛋，絕對不吃點心，也許還要在健身房多做幾輪有氧運動。你換好衣服準備上班，卻覺得穿起來好難看（即使你上星期還超愛那條褲子），一早就沮喪地認為自己又胖又醜。

如果你真的這樣做了，拜託拍下來把影片寄來，我們真的很想看。

你值得更好的做法，我們真心希望你執行計劃時，能克服每天量體重的壞習慣。

一定要評估「前後對照」

從 43 頁開始，我們將給你一長串評量 30 天全食計劃成就的清單，其中包括許多對身體的益處。重點雖然不是減重，但許多人體重的確變輕、或身體組成有改善，這絕對會成為你結束計劃後繼續保持健康新習慣的動力。

然而，我們了解，光用鏡子很難評估自己身體的進展。你每天都看到自己，因此很容易忽略細微的轉變。所以雖然我們不希望你在進行計劃期間量體重或測量數據，我們仍鼓勵你在結束 30 天全食計劃那天替自己做個前後對照。

在開始計劃前一天量一次體重，也可以測量身體各部位尺寸——像是上臂、胸圍、腰圍、臀圍、大腿圍。我們也鼓勵你拍張「事前」照片，即使會有點不好意思。但你不用給任何人看，我們只是希望你留做紀錄。

相信我們這次吧。

找一塊全白背景，舒適地穿著少量衣物（男性不用穿上衣和短褲，女性穿運動內衣或泳衣即可），請人幫你拍全身照、背後照和側面照。然後在計劃結束後的隔天再拍一次（最好穿一樣的衣服）。

你可能會非常有成就感，因此想和我們分享！

現在，該好好運用你制定的計劃和我們提供的資源來實行了。但首先……

想要預習一下可能狀況嗎？我們製作了一個時程表，作為一個簡單（但超準確）的方法，讓新成員知道可能面臨的情況。若是某些階段與個人經驗有關，那麼結果當然可能大不相同，但你的計劃大致上可參考下方的描述。

評量成就

我們不希望你在未來 30 天忽視你的身體——忽視地球引力就好。（畢竟體重計就是測量地球引力而已！）你還是可以觀察身體的轉變，並視其為進步。注意你衣服的合身程度——穿起來是否更舒適、更寬鬆、還是扣扣子或拉拉鍊時更輕鬆？（仔細觀察你「最常用」的那條皮帶，計劃結束前你可能就得調緊一兩格。）你的肚子是否變得更平坦，代表比較不會脹氣、便秘或水腫？你的戒指是否更容易穿戴，代表腫脹或發炎的狀況減緩？檢視你的膚況——是否較不會乾燥、脫皮或長痘？你的指甲是否開始生長，頭髮是否掉得較少、變得更蓬鬆？這些身體上的轉變，都代表你的計劃正朝著正確方向前進！

30 天全食計劃時程

「我數年前診斷出全身性肥大細胞增生症（Systemic Mastocytosis），隨之而來的就是嚴重過敏反應。這些年來，我還深受蕁麻疹、關節疼痛和腸胃毛病困擾。但在開始進行 30 天全食計劃的 7 天之內，我起床時關節不再疼痛；10 天內，我習以為常的胃痛和脹氣也消失了。這套飲食法讓我重獲新生！我的精神好多了，嘴饞的壞習慣也改掉（不再想吃會讓我不健康的食物），整個人感覺舒服多了！」

——安娜瑪麗・G（Annemarie G.）麻薩諸塞州，新伯里波特

你已經讀完計劃概要，選好開始日期，並加入我們的網站。你甚至連親友都拉進來了，或至少跟他們分享了你的決心。

這等於正式宣告：你要進行 30 天全食計劃了！

但在你開始之前，我們要先談談未來 30 天可能會發生的情況；有好有壞。

等等，有壞？

沒錯，有壞。雖然大多數人最後都很滿意計劃執行的成果，但接下來一個月，你可能面臨許多障礙，所以我們必須有話直說。你要相信我們，還要知道我們非常在乎你和你的執行經驗，因此，我們很樂意在你面臨最困難階段時拉你一把。

簡言之，未來一個月可能會像一齣肥皂劇。有位 30 天全食計劃成員曾在推特上說，「第一週劇情概要：我又餓又累，我不喜歡，我覺得超棒，我又餓了，我又覺得超

棒，這一切太蠢了。」

我們認為這則推文描述得太精確了。

你會感到興奮，也會感到精疲力竭；你會感到快樂，也會暴跳如雷。今天你覺得自己體態良好健康、氣色好得不得了，明天又覺得這一切都徒勞無功。你會發現自己認為這套計劃是全世界最棒的事，同時又希望它快點結束。

這些情況都會發生，因為改變自己的人生算是一件大事。我們知道「愛之深，責之切」的 30 天全食計劃會告訴你這並不難，某些方面來說也是真的；畢竟你曾經歷過的挑戰，遠比拒絕一塊不新鮮的瑪芬蛋糕來得艱難。但我們必須承認，這計劃的確困難。檢視你和食物間的情緒關係很困難。推翻從小建立的習慣很困難。學習在沒有垃圾食物的環境中去愛、去撫慰、去與他人（和自己）團結一心也很困難。

而這只是心理的部分。

生理上，過去 5 年（甚至 10 年、20 年……）間，你吃了太多讓你容易嘴饞、讓荷爾蒙混亂、傷害腸胃、過度消耗免疫系統的食物，讓自己的身體失去平衡。由於選擇了錯誤的食物，你無意間對自己的身體宣戰。開始進行 30 天全食計劃就像呼籲停火，也代表事態終會好轉。而你一開始必須完成的「清理」工作，可能跟這場戰爭本身一樣混亂。

眼前道路並非充滿陽光和彩虹，在情況明朗前，可能還會有段黑暗期。

但在這個過程中，你也會獲得自信。你會以自己為傲。你會變得更快樂、更有活力，展現更真實的自我。你的精神會變好，睡得會更沉穩，嘴饞的壞習慣就算沒完全消失，也至少會減輕。

你的未來會陽光普照，可能還會遇到很多道彩虹。

有數十萬人已完成這套計劃（而且大多數都希望持續下去）。經由他們的經驗和我們的科學研究，我們做出這份時程大綱──詳盡概述了使用者的共同經驗，讓你對即將面臨的生理和情緒挑戰有所準備，並在遭遇困境時給你一些方向。

30 天全食計劃時程

第 1 天：沒什麼大不了／我做了什麼好事

現在是第 1 天的下午 3 點。你輕鬆通

進度可能有所不同

我們擬定的時程，應該能讓你知道未來 30 天可能發生的情況，但不要所有細節都依賴它。這時程是用數千名成員的回饋意見製作而成，幾乎所有人都說它大部分準確得令人驚訝。然而，你的經驗可能不會完全跟時程表一樣。你也許輕鬆通過一些階段，卻在其他階段卡得比預期久，或比時程表晚了兩星期。造成這種變化的關鍵，就是你的健康史和過去的飲食。如果你原本就很健康，幾乎都吃完整且營養的食物，而且睡得好，有運動習慣，那麼你的過渡期會容易許多。但如果你過去 5 年都吃低脂、高糖食物，或有慢性疾病，那麼你計劃開始的頭兩週可能會不太舒服。請記住，不是每個人的經驗都完全相同，因此即使你的進度和我們的概要有出入，也不代表你做錯了。

過休息室那堆甜甜圈的誘惑；早餐的烘蛋也讓你心滿意足；椰奶咖啡其實沒那麼糖；你還帶了高蛋白沙拉當午餐。你拒絕了下午茶點心，改吃蘋果。你的慢燉鍋裡有滿滿的辣椒，廚房充滿天堂般的香氣。現在的你，完全無法理解為何有人覺得這套計劃很困難。

這種錯覺滿類似實境秀的第一集，就是把參賽者趕進一間房子共同生活的那種劇情。第一集結尾時，每個人都覺得大家會變成一輩子的摯友。

但當局者迷，旁觀者清。

我們很高興你因為這天內做了個正確決定而感到大局在握。請記住這種搖滾巨星般的感覺，把它儲存起來，然後 1 小時後再拿出來使用。

因為到時你可能會需要它。

今天你可能長時間在充滿活力及不知所措兩種情緒間擺盪。你也許會想，自己如何 30 天都不吃最愛的食物，也可能只為了接下來可能面對的「不同」而感到恐慌。「改變人生」這個概念超令人興奮，但同時也有些可怕。

我們的好朋友梅麗莎·裘文（Melissa Joulwan）還為此發明了一個形容詞：「興恐」（frexcited）。

這再正常不過了。

感到興奮時就大方與人分享，同時也准許自己感到緊張，但要記得，你已做好萬全計劃，得到很多人的支持，也知道未來 30 天我們會有很好的資源幫助你──所以你真的沒理由緊張。

好吧，也許有一個理由。

因為過去數年（或數十年）你的飲食習慣不太健康，所以未來幾天可能會烏雲罩頂。

第 2 天至第 3 天：宿醉感

警鐘在第 2 天敲響了。你起床後，原本以為會像昨天一樣神清氣爽，卻只覺得頭有點痛，身體有點痠，腦袋不太清楚⋯⋯有點像宿醉的感覺。你昨晚入睡前明明沒有灌完一瓶龍舌蘭酒，那為什麼會這樣？

來複習一下你開始執行計劃前吃了些什麼東西。

披薩、餅乾、啤酒、葡萄酒、速食、洋芋片、糖果、瑪芬蛋糕、貝果、麵包（一大堆麵包）。這些高糖、高碳水化合物、低營養食物的幽魂，現在回來糾纏你了──而且目標很明顯，是你的頭。

我們用數學算式來看第 2 和第 3 天的情況。你在這階段體驗到的不舒服感受，和你開始計劃前所吃下肚的垃圾食物量成正比，尤其如果你長期持續吃得不健康的話會更嚴重。（對習慣喝汽水的人而言，此階段的困難度更會提升 34%，因為你阻絕的不只是大量糖份，還有過量咖啡因。）

幾乎所有 30 天全食計劃參加者在這階段都回報出現了頭痛、疲勞、頭昏腦脹及心神不寧的狀況。這是因為你的身體還不適應你攝取的新食物，不習慣在沒有高糖份食品的情況下運作。（更詳細的說明請參考第 5 頁。）幸運的話，這不舒服的過程只會持續一兩天，但某些人可能得忍受好幾天。請放輕鬆，喝大量的水，健身時不要操之過急，並且繼續選擇好的食物。

現在也是尋求親友同情支持的好時機，因為⋯⋯

第 4 天至第 5 天：大開殺戒

第 4 天到來，你小心翼翼地起床，心想頭可能會痛得像被雷神索爾的錘子打過。但你驚奇地發現自己頭腦非常清楚，而且四肢靈活。你心想，今天一定會很順利！接著你走進廚房，看到家人或另一半滿臉笑容向你道早安時，你突然超想揍他，因為你很不爽，他們到底憑什麼一大早就這麼開心。

恭喜！你撐到第 4 天了。

接下來 2 天，請準備好面對那股想「大開殺戒」的慾望。你會被小孩氣翻，你對同事說話、咀嚼、呼吸的方式都看不順眼，連爽朗的服務生和店員都會被你的壞脾氣嚇到。

因為你停止攝取以往都很無節制的超甜超鹹或超肥垃圾食物，讓你的大腦不開心，變得充滿壓力和焦慮。更不用說你的荷爾蒙還在努力適應你吃的新食物，你的腸胃還在

大開吃戒

你在這個階段可能也會出現「什麼都想吃」的慾望。這情況很常見，因為你的身體想攝取平常習慣的糖量，你的腦也想回味以往那些又甜又鹹又油的小確幸。請更專注於料理你的一日三餐，需要的話也可以再加一頓迷你餐，再運用我們第 129 頁的「嘴饞與飢餓測驗」來分辨你是真正的飢餓還是大腦在發脾氣。

努力復原，你過去 3 天都在頭痛，而且你真的很想念你的低卡汽水。

這一切會過去的。

有禮貌地請求你的另一半、小孩、父母、同事忍耐並原諒你，最好在你叫他們呼吸不要這麼大聲前，就先提醒他們你的狀況。深呼吸，吃一些甘藷（地瓜），然後提醒自己進行這項計劃的初衷是什麼。我們保證你很快就會覺得好多了。

第 6 天至第 7 天：讓我睡一下

第 6 天了，你成功撐過上一個階段，沒有攻擊別人。太棒了！而且今天你完全不想打人。現在是早上 10 點，你只想躲在辦公桌底下打個盹。隨著時間一分一秒過去，你眼前的桌子逐漸從堅硬木頭表面幻化成溫暖舒適的枕頭。你在健身房一直晃神，心想如果趁做嬰兒式時睡覺，會有人發現嗎？

你一直撐到合理的睡覺時間——晚上 8 點——才上床，足足睡了 11 小時才爬起來，而且還是覺得休息得不夠，精神沒有比前一天好。

我們知道你在想什麼。

我的老天啊！我以為這套計劃會讓我身體更健康。這種飲食不是應該要讓我更有精神嗎？

對，長期來說的確如此。然而你之前長期依賴糖份作為能量來源，因此你吃下去的這些瑪芬蛋糕、摩卡拿鐵和垃圾食物，讓你

的身體已經習慣每隔幾小時就必須攝取糖份才能運作。但其實你的身體也能用脂肪當燃料，只是你的粒腺體（就像細胞的發電廠）需要時間學習如何用身體脂肪和膳食脂肪來提供能量。也就是說，現在你卡在一個不上不下的境地：你沒有攝取身體熟知的能量，而身體也還不習慣運用你現有的能量。（更多資訊請參考第 124 頁）

研究顯示，「脂肪適應」（用脂肪提供能量的能力）的過程，可以在數天內啟動，但需要數週才能火力全開。好消息是，多數人在進入第二週前就會感受到兩者間的轉換，所以如果你能再努力一下，很快就能獲得「脂肪適應」後的益處——也就是從早持續到晚的好精神。

或者，你也可以考慮放自己一天假，不去健身房。

第 8 天至第 9 天：不！褲子變緊了！

你撐過了宿醉期，忍住大開殺戒的慾望，精神也好多了。

接著，你套上牛仔褲。

不是窄版牛仔褲，就只是一條普通又舒適的牛仔褲，而且你 3 天前才穿過。（那時你累到懶得洗，沒關係，我們懂。）當時還很合身，但今天早上你得用力深呼吸才能扣上釦子。

30 天全食計劃……你認真的嗎？

幸好，不是所有人都會遭遇這個階段，但如果發生在你身上，原因如下：前幾天衝擊你的那些效應，還在影響你的身體。我們保證，你的身體組成沒有變差。但體內負責消化食物的酵素和腸胃中的數百萬細菌，都在適應你新攝取的肉類和蔬菜，還要習慣少了糖份後的環境。這是它們的自然反應。等到適應後，長期來看，你的腸胃功能將大幅改善。然而適應的過程中可能會不太舒服。也許會脹氣、便秘、拉肚子，甚至三個一起來（甚或反覆發作），因為你的腸胃開始進行修復、再平衡，以有效處理新的食物。

什麼？發福拉鍊碳水化合物！？

不，這名字很拗口，我們說的是「可發酵短鏈碳水化合物」（FODMAPs）。你會覺得褲子變緊，跟扣子拉鍊什麼的並沒有關係，這可能是攝取的蔬菜水果增加所惹的禍。

蔬果雖然營養豐富，卻也含有「可發酵短鏈碳水化合物」——包括蔬果在內的許多食物中都，含有這類可發酵的碳水化合物及糖醇。這種化合物很難完全消化，因此會被腸道中的細菌發酵，引發多種症狀，包括產生氣體、脹氣、消化不良及全身性發炎。此外，雖然纖維對健康有益，但來自葉菜、綠花椰菜和白花椰菜的非水溶性膳食纖維若突然增加，可能造成消化道不適。如果想改善消化，請參考第 124 頁的疑難排解指南。

好消息是，大多數人都覺得這階段很快就過去，而且他們的褲子馬上變得跟幾天前一樣好扣。

第 10 天至第 11 天：**最痛苦時期**

觀察了數十萬成員執行 30 天全食計劃後，我們發現最可能放棄的時間就是第 10 天或第 11 天。此時，新鮮感已經消退；你體驗到最不舒服的生理反應，卻還沒看到我們保證的「神奇效果」。你仍在辛苦建立新習慣（吃蛋吃得好膩），雖然你努力想保持正面態度，但你今天無法克制地注意到所有你「現在選擇不吃」的食物。無論你往哪看，都會看到你不能吃的東西：同事的漢堡上那片融化的起司，鄰居那杯滑順的咖啡，朋友後車廂保冷箱裡的冰啤酒。

真的好難！最後真的會像「他們」說的那麼有效嗎？

你現在既暴躁又沒耐心。你是成年人了，想吃起司就吃起司。全食物攻略什麼的，根本是個愚蠢的挑戰。

這階段，你確實開始感受到你選擇的食物和飲食習慣所養成的心理力量。你很努力達到現在的階段，因此你的大腦開始要求獎勵（你值得鼓勵啊！），而食物一直都是你最方便的獎賞。但你該對抗的不是點心，而是你的領悟——你領悟到自己還得承受這種剝奪感長達 20 天。

如果你早知道這段日子會到來，它們就不會突然冒出來把你擊潰。準備好迎接它們，你會更輕鬆。沒錯，你如此努力撐到現在，的確值得獎勵，但你應該重新定義獎賞的概念了。深入想那些讓你感到惋惜的食物，問問自己希望用它們滿足什麼需求。你現在很焦慮，所以想尋求慰藉嗎？你現在很難過，所以想提振心情嗎？你擔心自己無法成功完成任務，所以寧願自我毀滅，也不要黯然失敗告終嗎？

請提醒自己，食物無法填補那條空隙。你可曾真正因一塊杯子蛋糕而充滿成就感，或感到慰藉、平靜或美好呢？所以請找其他方式來滿足你的需求。約朋友出去玩，添購新廚具來慰勞自己（靈感可參考第 44 及 45 頁），或是去按摩。也可以尋求親友的支持，或在我們的線上論壇及社群媒體求助。（簡短的一則「求救！」貼文會十分引人注意。）

好消息呢？撐過這兩天，一切都會雨過天青。

第 12 天至第 15 天：**我夢到……垃圾食物？**

萬歲！低潮期終於結束了！大多數成員都回報，最負面的反應在第二週結束時就會消失。褲子又穿得下了！活力也恢復正常！你對於完成任務又再度充滿信心！

但有件事不對勁。

你開始作夢，不是可怕的惡夢，或奇怪

的超現實夢境，而是非常平凡又寫實的夢——關於甜甜圈、奶油夾心蛋糕或速食漢堡。通常大家會夢到的，是從未在現實生活中吃過或喝過的東西。而類似的經驗在 30 天全食計劃成員中十分普遍，有人說很像懷孕時會出現的莫名口腹之慾或夢境。（有成員表示，在這階段曾同時夢到醃黃瓜和玉米片！但我們很確定「他」沒有懷孕。）

這種夢境通常會出現一到兩天。你可能在夢中吃得超開心，醒來時哈哈大笑，或者在夢中知道自己做錯事，所以充滿罪惡感的醒來。

拜託，真的不需要為了夢境而感到罪惡。這套計劃規矩雖然很多，但實在管不到潛意識層面。這樣也好，因為你們有些人真的在快速動眼期大吃特吃。

但問題是，有時這些夢境和口腹之慾會延伸到現實生活。廣告看板上的低卡汽水正在呼喚你，你甚至會不可思議地盯著同事的頭，因為它漸漸幻化成一片巨大的巧克力餅乾。

說正經的，這個階段對某些人來說特別辛苦。此時我們的大腦正拚命催促我們回去從平常獎勵自己的食物中尋求慰藉。我們對食物的情感已根深柢固，並在生活中不斷強化，因此試圖改變它不僅困難，也容易影響情緒。

第 16 天至第 27 天：**虎血效果！**

你的計劃開始一帆風順，人生無比美好，當然每個人對美好各有不同定義。對一些人而言（通常是吃得健康、運動規律、一開始就很順利的人），「虎血效果」就像你某天醒來後發現有人打開了開關，啟動「超強」模式。你的體力破表，口腹之慾很安分，衣服更合身，體能訓練強度增加——你覺得自己簡直勢不可擋！

對其他人而言，「虎血效果」則比較像「高度自我效能」（自我感覺良好）的感受。這不代表一切都很完美甚至簡單，但你向自己證明了你辦得到，情況好轉了，而且幾乎每天都能看到一些進展。你的體力愈來愈穩定，你更能控制口腹之慾，而且持續嘗試美味的新料理。你可能會發現自己的專注力提升，身體組成正在改變，心情變得平穩，運動程度也升級，或者你只是單純覺得

嘴饞終結者

根據人類抗拒誘惑的研究來看，嘴饞通常會持續 3 分鐘左右，戰勝它最有效的方法就是讓自己分心。去散散步（即使在辦公室附近也好），去繳個錢，喝杯水，聞一下胡椒薄荷精油，傳訊息給朋友，或讀個幾頁好書都可以。現在並不適合吃果乾堅果棒等 30 天全食計劃甜點，因為這樣等於只是換一種獎賞，無法幫你戒除向口腹之慾投降的習慣。

這段時間變得更快樂了。

當然，這不會像魔術一樣突然發生。有許多因素影響了你何時能看到哪些好處。如果你已經來到中途，卻還沒看到或感受到其他人說的巨大轉變，請銘記這句話：

你沒有做錯。

如果你開始進行計劃時，身體有疾病、飲食習慣長期不健康、或生活壓力一直過大，你的神奇效果可能要更晚才會出現，而且也許不會像「開關」一樣明顯。所以別太擔心你是否感受到貨真價實的「虎血效果」。保持耐心、注意細微的進步，以維持自己的動力。只要腳踏實地，最終仍會成功。

第 21 天（插曲）：我受夠這一切了。

你已經穩健地進入第三週，雖然你已感受到這項計劃的益處，但昨晚你入睡前想到隔天的早餐就很害怕。今天你也完全不期待早餐。再仔細想想，現在你對任何餐點都提不起興趣，即使型男大主廚輕快地走進你的廚房，問你想吃什麼，你可能也只會冷哼一聲。

你很滿意身體對這項計劃的反應，但你實在不確定能不能再撐 9 天，原因是你開始對食物感到無趣。有些人的感受甚至強烈到足足一兩天都沒胃口。

你很清楚，枯燥又飢餓的感受相加起來，等於一場災難。

不進反退？

你可能也會注意到這段期間你的身體毛病惡化了。這可以用科學來解釋，而關鍵因素可能是你在開始計劃前的生活作息。更多資訊請參考第 100 頁，並請了解如果你出現這種情況，症狀通常會在一週內就改善。

解決辦法就是不要被食物疲乏感擊倒！從 Instagram 上的「@whole30recipes」找靈感，做一些新菜色，找一起進行計劃的朋友辦場餐會，或買本新食譜慰勞自己，藉此提振食慾和熱情。我們敢說你還沒試過這套計劃推薦的所有料理，所以稍微努力一下，你一定能更快克服這個障礙。

第 22 天至第 25 天：體重計（和鏡子）在呼喚我……

在第三週，你可能發現自己更常在鏡子前逗留，拍了不少丟臉的半裸自拍，還開始在以前放了體重計的浴室地板附近徘徊。過去三週，你只關注與體重無關的收穫，但現在你超想知道……真的有任何改變嗎？（而你所謂的「任何」指的就是「身材」。）

事實顯示，你最可能在這個階段違反「不量體重」的規則，或是一再分析、檢查、評斷你哪些部位有變瘦、變結實或看起來不一樣。這會讓你非常不專注。你很可能

另一個原因

如果我們所有精神喊話都沒效果,還有另一個原因:很多 30 天全食計劃成員會在最後這段期間持續發現自己的各種進步,尤其是關於身體疾病、口腹之慾和皮膚狀況。而你都已經努力到這個階段了,不如看看再試兩天、重新投入後會帶來什麼效果。

因此捨棄前一週充滿正面自信的氛圍,轉而陷入自我懷疑、負面和沮喪的漩渦。(如果你必須拚命克制自己才能遵守「不量體重」規則,一直幻想站上體重計,這情況就更可能發生。)

準備面對這段期間的到來,並抵抗量體重或檢視身材的慾望。堅守不量體重的初衷,並注意自己的進步。列出你希望在飲食計劃結束前達成的目標,並專注於讓它們成真。提醒自己若非必要就不要照鏡子(對,你牙齒上卡了羽衣甘藍),稱讚親友時也不要提到外表。我們可以保證,如果你轉移了焦點,那股想量體重或量身材的慾望很快就會消失,讓你馬上回到快樂自信又令人自豪的 30 天全食計劃生活。

第 28 天:第 28 天會像第 30 天一樣……吧?

第 28 天了。28!你快成功了!你挺過所有困難,擊敗疲乏感,對於現況非常滿意。你現在對這套飲食方式已經習慣成自然,準備好輕輕鬆鬆度過第 28 天了——直到你去上班。

今天是你部門每月一次的慶生會,休息時有同事開玩笑說,「你這 28 天都很乖,慶生時可以吃塊杯子蛋糕吧!」你委婉拒絕了(你現在已經很熟練),這句話卻在腦中迴盪。你一直都很乖。已經很久了。你幾乎已經成功了。

第 28 天不就跟第 30 天一樣嗎?

不,28 和 30 絕對不一樣。你對自己的承諾是 30 天內只攝取優質食物並改進飲食習慣。你下定決心要完成計劃,有計劃並慎重地重新認識食物。你保證要改變自己的生活,還特別強調要持續整整 30 天。

請嚴肅看待你的承諾。如果你現在放棄,就等於告訴自己,你的自我承諾是可以隨便妥協的。你等於貶低自己的重要性,認為自己配不上承諾。但不應該是這樣。

你很重要。你值得這樣的承諾。

所以請深呼吸,說「不用了謝謝」,然後跟自己擊掌,稱讚自己實踐了諾言。(我們保證這絕對比外面買的杯子蛋糕更有滿足感。)

第 29 天及第 30 天:我的老天啊快結束了我以後該吃什麼……

來到第 29 天了,你就快要成功了。昨天想投降的想法已經煙消雲散。你輕鬆地度過這天,準備入睡時開心地想,「明天就是

第 30 天了！」

等等，明天就是第 30 天了……

這個微不足道的想法，突然無限膨脹，讓你恐慌地冷汗直流。明天就是最後一天！之後你該怎麼辦？你這麼努力，克服了所有憤怒、想睡和想吃東西的衝動，換得現在心滿意足的感覺。這段期間，這項計劃的規則已成為你的支柱、你的生命線、你在社交環境中特立獨行的理由。

現在你到第 31 天時到底該怎麼辦？

首先，先深呼吸。

這次和之前不一樣

如果你曾使用「溜溜球節食法」，你也許還記得那些「挑戰」，還有節食結束後無可避免的後果——簡言之就是舊習慣和舊腰圍都回來了。但請記得，這次的情況不一樣。你不只改變了攝取的飲食，也改變了習慣、口味、和與食物的關係。你擺脫這些令人嘴饞、擾亂新陳代謝、有害腸胃、導致發炎反應的食物後，更了解自己的身體有何反應。在這初步階段結束後，你會很清楚這些「比較不健康」的食物如何有害你的外表、感覺和生活品質。聽起來是不是很像你上次趕流行的節食法？要相信你自己，相信這個過程。過去一個月，你的身心已經比過去幾年來（甚至幾十年來）更健康，相較於快速減肥法那種綁手綁腳又難維持的規定，這段經驗會陪伴你更加長久。

計劃快結束時，突然感到一陣恐慌，是非常正常的。過去 30 天，你的生活、呼吸、和飲食都遵照我們的規矩，你的身體和感受達到近年來的巔峰。人在面臨改變時自然會感到遲疑，尤其是如果你害怕恢復原有生活會讓你得到的「虎血」消失。但請記住，這本來就是一個短期的調整及學習過程，而不是永久的計劃。我們知道未來很可怕，但你必須學習如何將你建立的新習慣帶到現實世界中——也就是我們說的「放手讓你自己騎單車。」

我們為你準備了兩種「重新攝取」方案（詳情請見第 42 頁），都詳細說明了這階段該怎麼做。此外，如果你還沒準備好恢復以前的部分飲食，請注意我們有針對此階段提供漸進式的方法——你如果真的不想，就不用馬上恢復吃麵包、穀片和義大利麵。

呼！

第 31 天：深呼吸，或許喝點酒吧。

恭喜！你完成了 30 天全食計劃！現在請把過去 30 天的專注力，轉移到我們的「重新攝取」方案（從第 42 頁開始），並且誠實面對自己回復原有飲食後的身心和情緒反應。

今晚，不如用一杯酒，開啟下一個階段吧。真的沒有關係。

恭喜你，30 天全食計劃畢業生！

30 天全食計劃重新攝取

「我有嚴重腹痛問題，家庭醫師診斷為『腸躁症』。無論我吃了什麼，腹部都持續在疼痛，看過兩位專科醫師、一位營養學家和一位針灸師都沒用，快把我逼瘋了。腹痛情況最糟時持續了一年，我曾想去掛急診，卻痛到下不了床。當時我總共服用三種不同的腸胃藥、一種安眠藥和一種抗焦慮藥物。後來我決定嘗試 30 天全食計劃，因為反正也沒退路了——結果我的第一次執行讓腹痛消失了，而且現在完全不用吃藥！我的體重還因此減了 7 公斤，衣服尺碼小了 2 號。這套飲食法完全改變了我的人生。」

——史蒂芬妮・J（Stephanie J.）賓州，科斯特維爾鎮

現在是第 31 天——太棒了！你正式完成了 30 天全食計劃！現在你還有一點功課要做，就是實行我們的「重新攝取」方案。不過於此之前，趁你還沒跳上體重計，我們先花 10 分鐘評估一下你的進步。

等等，什麼？

我們已經可以聽到你說：「這 30 天來，我朝思暮想的就是量體重，現在你們還要我繼續忍？」

對，沒錯。

那台體重計仍有可能抹殺你的「虎血」。也許你想減掉 7 公斤，最後只瘦了 4 公斤；或者你雖然皮帶往前扣了兩個洞，體重卻沒有變化。

你會在第 31 天早上量體重後心想，「這什麼鬼計劃根本沒用！」但你錯了，我們要帶你看看你得到的真正益處。

以下是一長串你可能體驗到的成效。（你一定還會發現一些我們沒列出來的成果！）我們把它們稱為「非體重成就」——事實上，這個詞在社群媒體上甚至還成為一個標籤，因為我們認為評估自己的成果非常重要。所以在站上體重計前，請花點時間將過去 30 天達成的效果打勾。對自己大方點吧，你非常努力，應該要以自己的成就為傲！

30 天全食計劃之非體重成就！

身體（體外）

- 斑點減少
- 皮膚有光澤
- 眼袋消失
- 紅疹改善
- 皮膚坑疤減少
- 指甲更長更堅韌
- 頭髮更強韌更蓬鬆
- 眼睛變明亮
- 口氣變清新
- 牙齒變白
- 腹部更平坦
- 外表更瘦
- 衣服更合身
- 戒指更好戴
- 脹氣情況緩和
- 肌肉更明顯
- 關節腫脹減緩
- 看起來更年輕
- 對外表更有自信

身體（體內）

- 牙齦更健康
- 關節僵硬改善
- 關節疼痛改善
- 經前症候群減緩
- 經期更固定
- 性慾增強
- 腹痛改善

- 腹瀉減緩
- 便秘改善
- 排氣減少
- 脹氣減緩
- 更有規律
- 疾病發作頻率減少
- 季節性過敏減少
- 食物過敏減少
- 偏頭痛症狀減輕
- 氣喘症狀減輕
- 胃食道逆流改善
- 火燒心症狀改善
- 慢性疼痛減緩
- 慢性疲勞減緩
- 肌腱炎／黏液囊炎減緩
- 肩／背／膝痛減緩
- 血壓改善
- 膽固醇指數改善
- 循環改善
- 血糖調節改善
- 疾病症狀改善
- 用藥量減少或不需用藥
- 外傷或疾病較快復原

心情、情緒和心理

- 更快樂
- 更外向
- 更有耐心
- 更樂觀

- 笑容更多
- 較不焦慮
- 壓力變小
- 較能處理壓力
- 孩子說你變有趣了
- 情緒起伏較少
- 孩童行為改善
- 孩童較不易發脾氣
- 憂鬱症狀減緩
- 心理狀況改善
- 嗜糖情形減緩
- 對碳水化合物需求減少
- 身體形象改善
- 自尊增強
- 自信增強
- 較不依賴體重計
- 較能控制飲食

腦功能

- 注意力集中更久
- 工作／學業表現進步
- 記憶力增強
- 反應時間更快
- 注意力缺失症／注意力不足過動症減輕
- 思緒更清晰
- 生產力更高

睡眠

- 睡眠時間更長
- 更容易入睡
- 睡得更沉
- 不再需要睡眠輔助產品
- 不再需要「貪睡鬧鐘」
- 醒來時頭腦清醒
- 打呼狀況改善
- 夜間盜汗狀況改善
- 睡眠呼吸中止症改善
- 腿部不安症候群改善
- 夜晚抽筋情況改善

活力

- 更有活力
- 活力更平穩
- 早晨更有活力
- 中午活力不再下滑
- 和孩子玩時更有活力
- 運動時更有活力
- 社交時更有活力
- 工作或上課時更有活力
- 不用每兩小時就進食一次
- 未進食也不會脾氣暴躁
- 每餐之間都活力充沛
- 不須靠糖或咖啡因來提振精神

運動和玩樂

- 你開始活動筋骨或運動
- 你的運動時間、強度和速度皆增強
- 你更能持續運動
- 你覺得自己更靈活
- 更能扛重物
- 健身或運動時屢創個人佳績
- 運動後復原得更快更好
- 更有信心嘗試新活動
- 更常和孩子或寵物玩
- 更加協調
- 平衡感變好
- 更常待在戶外

飲食與行為

- 與食物的關係更健康
- 飲食失調習慣改善
- 謹慎的進食
- 學會如何看標籤
- 了解哪些食物對健康有正面或負面影響
- 吃得飽
- 傾聽身體的訊息
- 捨棄溜溜球節食法或快速節食法
- 不再害怕膳食脂肪
- 學會烹飪
- 不將食物當成慰藉
- 不將食物當成獎勵
- 不將食物當成懲罰
- 不將食物當成紓壓管道
- 不再受糖份和碳水化合物控制
- 能分辨飢餓和嘴饞的差異
- 嘴饞情況減少
- 嘴饞時有更健康的處理方式
- 飲食更多元，含有更多色彩、維生素及礦物質。
- 攝取的飲食不再有負面副作用
- 飲食不會引發罪惡或羞恥感
- 不再暴飲暴食
- 放縱飲食時是刻意為之
- 放縱飲食時能好好欣賞

生活型態和社交

- 將健康的新習慣傳授給孩子
- 更了解營養知識
- 使用當地及當季食材
- 學到新烹飪技巧
- 學到新食譜
- 備料時更有效率
- 交到想法接近且支持你生活型態的新朋友
- 飲食預算增加
- 看醫生的時間和花費減少
- 設立新的健康目標
- 健康飲食習慣讓家庭關係更緊密
- 加入新社群
- 你的孩子帶到學校的午餐令人稱羨
- 許多人問你做了什麼改變
- 許多人尋求你對健康、飲食和生活型態的建議
- 你就代表 30 天全食計劃

呼。現在回頭看看你打的勾,別抗拒讓自己稍微(或超級)以自己的成就為傲,為自己的努力給予應得的讚揚。請記得,這只是改變人生的第一步,只要你持續維持健康的新習慣,就能繼續從中受益。

好,現在你可以量體重、量身體數據、拍對比照了。(我們保證你在填完非體重成果測驗後,對於體重和數據的滿意程度會增加 72%。)

你應該繼續嗎?

如果你對自己的成果清單仍不滿意,你可能還需要更多時間,才能獲得更大益處。30 天是好的開始,但你無法只用一個月就完全矯正疾病、積習和經年累月的體重增加。許多人表示,將計劃再拉長 15天、30 天、甚至 60 天非常有幫助——而且你已經走到這步了,再加幾星期又何妨呢?如果你從計劃中獲得一些益處,但仍希望有更明顯的改善,那麼請考慮延長 30 天全食計劃的時間。特別是當你正面臨疾病(例如關節炎、萊姆病或糖尿病)、生活型態毛病(例如過敏或濕疹)及嚴重嗜糖和嗜吃垃圾食物的狀況時。如果你認為延長這項計劃將對你有所助益,請繼續努力,等你準備重新攝取其他飲食時再回來看這個章節。

從 30 天全食計劃到重新攝取飲食

現在來到 30 天全食計劃的第二階段:重新攝取。這是非常重要的學習過程,所以千萬別跳過。

千萬不要。

你可以趁這個機會,慢慢地、謹慎地、有系統地重新攝取你為了營造絕對的全食物環境而捨棄的食物。現在你可以真正去評估自己對它們的感覺為何,你與食物的關係是否更和諧,新陳代謝是否改善,消化道是否更健康,以及免疫系統是否更平衡。我們先用一個故事來說明這個過程的重要性。

在第 31 天,你為了慶祝完成這項計劃,決定大吃鬆餅、三明治配洋芋片、一兩罐啤酒、一片披薩和一碗冰淇淋……噢,還有你在公司休息室桌上找到的半個甜甜圈。拜託,你那麼努力,你值得獎勵!

到了第 32 天,你覺得自己像被卡車撞到。你的糖份怪獸在怒吼,你的活力完全消失,你的腸胃像吞了顆保齡球一樣不舒服,而且這一個月以來,你的脾氣從沒這麼差過。你不知道為什麼。是披薩或麵包讓你冒痘子嗎?是鬆餅還是冰淇淋讓你開始嗜甜嗎?你腸胃不舒服的原因是甜甜圈、啤酒、還是(最有可能是)昨天消化系統中那場垃圾食物派對造成的?

30 天的辛苦全白費了,因為你完全沒學到這些不健康的食物對你會有什麼影響。

拜託不要這樣。

你已經走到這個階段，請花點時間理解我們精心打造的重新攝取飲食計劃有何益處。要有耐心，接下來的人生中，都要謹記這段時間學到的經驗。如果急著跳過這個階段，你將會糟蹋你自己。非常糟蹋。

我們建立了兩種重新攝取的行事曆供你選擇：「快速通關」和「放慢腳步」。

「快速通關」方案，就是將重回攝取計劃濃縮成 10 天。目的是讓很了解自己捨棄了哪些食物、並想盡快釐清這些飲食如何影響自己的人，可以開始在現實世界中實踐他們學到的經驗。如果你很滿意 30 天全食計劃的成果，而且已準備好讓一些其他食物重回你的生活，就可以選擇這個方案。

「放慢腳步」方案，則是非常按部就班，時程想多久就多久，不用管我們的時間表，而是按照你自己的步調進行。適合的對象是對於計劃成果非常驚艷，還沒準備好為了回到現實而重新攝取原本較不健康的食物。事實上，你樂於繼續遵守 30 天全食計劃飲食，直到有更驚人的成果出現，即使還要再等上一個月。特別適用這個方案的成員，是在計劃期間，疾病出現顯著改善，並且懷疑自己若脫離飲食計劃，症狀就會回來糾纏的人。

這兩種方案的前提都很簡單：把它當成一項科學實驗，將 30 天全食計劃視為「控制組」，並將個別食物或一組食物視為「對照組」。每次重新攝取一類食物時，其他飲食則繼續遵守計劃原則。也就是說，在重新攝取飲食的期間，你必須謹慎規劃，不要同時攝取主要食物。（別擔心，我們會針對這兩種方案，提供詳細的重新攝取規劃和範例時程。）

請注意，這兩種方案中，都不會包含重新攝取多餘糖份的時程表。這完全沒必要，因為你在重新吃原本的食物時，就會攝取多餘糖份，而且我們幾乎不可能區分某些影響是來自糖份或高碳水化合物，還是這些食物中其他不健康成分。所以，你只要注意糖份和其他食物的影響就好——舉例而言，如果你對甜甜圈的負面反應遠大於披薩，就能確定麩質、穀物加糖份的組合特別不適合你。（如果你真的想重新攝取糖份，請參考我們在第 133 頁的建議。）

毫無眷戀？

兩種方案中，如果你並不會特別懷念某種讓你不健康的飲食，那就不用將它重新納入飲食了。你不懷念豆腐、黑豆、茅屋起司或義大利麵嗎？既然已經證實這些食物有害你的健康，而且它們也未含有你目前攝取的健康食物中所沒有的重要營養素，就沒有理由將它們再納入飲食。只重新攝取那些你真心懷念的食物，其他的就放手讓它們去吧。

我們將個別介紹兩種重新攝取計劃，列出明確的時間表和範例日程。做選擇前，請仔細閱讀兩種方案，因為你很可能從中獲得寶貴資訊。

30 天全食計劃重新攝取——快速通關方案

快速通關的好處是你可以較快重新攝取食物，且能盡情將你學到的經驗，運用在現實生活。對於能夠快速將這些食物重新納入你的日常飲食中，並且仍維持「較健康」的方向，你可能會感到無比自由和喜悅。此外，由於這個方案很嚴謹，你很清楚該如何重新評估各種食物，不會受到各類食物互相衝突混淆的影響。最後，因為你明確知道何時該重新攝取這些食物，就能有條理地安排時程，不會讓任何負面副作用完全毀了你的生活。

不過，此方案最大的缺點是——你這兩星期可能會很慘。因為短時間內重新攝取這麼多不符合 30 天全食計劃的食物（尤其當你捨棄它們後身體更健康了），代表你的活力、睡眠、心情、口腹之慾、皮膚、消化和疾病症狀都可能一次爆發。

還記得幾天前你有多期待再次大啖最愛的披薩、啤酒和冰淇淋嗎？

我們只能說，請做好最壞的準備。

好消息是，只要你完成這階段，就能大

大吃特吃

如果你還是打算在第 31 天狂吃垃圾食物，我們會很驚訝。2014 年一項針對 1,300 多位 30 天全食計劃參加者進行的調查顯示，有 76% 的人表示，他們本來打算要在第 31 天大啖各種美食，但真的到了那一天時，他們根本完全不想碰那些食物！

步向前，在未來人生中實行健康又均衡的營養計劃。

以下就是重新攝取快速通關方案的範例。（請注意，你不一定要按照我們在範例日程中的食物來做選擇。）

第 1 天（選擇性）：評估項目為無麩質酒精，其他飲食仍須符合 30 天全食計劃的規則。若你想念你的紅酒、100% 龍舌蘭酒或無麩質啤酒，請把握這個讓它們重回你生活的機會。今天嘗試喝一兩杯（別失控了），注意飲用時和飲用後有什麼感覺。接下來兩天，必須回到完全符合規則的飲食狀態，看看情況如何。用心留意、仔細評估、並決定你要用什麼方法、什麼頻率、什麼飲用量，重新將酒精納入飲食。

第 1 天（或第 4 天）：評估項目為豆類，其他飲食仍須符合全食規則。試著在午餐時來碗味噌湯配生魚片沾醬油，晚餐時來

點黑豆當配菜，留意有何感受。接下來兩天，回到完全符合全食規則的飲食，看看情況如何。用心留意、仔細評估、再決定要用什麼方法、什麼頻率、什麼數量，重新將豆類納入日常飲食。

第 4 天（或第 7 天）：評估項目為無麩質穀物*，其他飲食仍須符合全食規則。可以吃一碗燕麥片、一碗白飯、一些玉米片、和一份以無麩質麵包製作的三明治，留意有何感受。同樣的，接下來兩天，回到完全符合全食規則的飲食，再決定要用什麼方法、什麼頻率、什麼數量，重新將無麩質穀物納入日常飲食。

第 7 天（或第 10 天）：評估項目為乳製品，其他飲食仍須符合全食規則。早上吃純優格，在咖啡中加入牛奶或奶油，午餐的沙拉中加點起司，晚餐的烤馬鈴薯加上一般奶油和酸奶油，留意你有何感受。接下來兩天，同樣繼續遵守全食規則的飲食，視情況再決定如何重新將乳製品納入日常飲食。

第 10 天（或第 13 天）：評估對象為含麩質穀物#，其他飲食仍須符合全食規則。這一天，可以吃一碗全麥穀片、一塊瑪芬蛋糕、兩片全穀麵包、一些小麥餅乾和一罐啤酒，並留意有何感受。同樣也是回到全

請注意

「快速通關」不等於「捷徑」。你可不要自行將計劃偷工減料，否則這些不健康的副作用可能會開始累積，讓你更不舒服、更難找出是哪種食物造成特定負面症狀。請遵照指示，在每種重新攝取的食物之間，以至少兩天符合全食規則的飲食作為間隔，更多資訊請參考第 132 頁的重新攝取問與答。

食規則飲食兩天之後，再決定如何重新將含麩質穀物納入日常飲食。

恭喜！你的重新攝取階段基本上已經結束，現在你可以將獲得的經驗沿用一輩子。當然，只有你有資格決定自己適合什麼。如果喝葡萄酒讓你偏頭痛，喝牛奶讓你大量排氣，或吃麵包讓你的濕疹變嚴重，就看你認為這些副作用值不值得。也許你真的超愛葡萄酒，寧願頭痛也要喝一杯，那就乾杯吧！現在由你自己決定要在什麼時間、什麼數量、什麼頻率，重新將這些飲食納入你的生活──該如何界定，全憑你個人意志。

你不覺得很慶幸嗎？

多虧了你的 30 天全食意識，現在你知道在午餐應酬時不該喝紅酒，第一次約會之前不該喝牛奶，拍照前也不該吃麵包。你知道

---

* 包括玉米、糙米或白米、無麩質認證燕麥、藜麥等。

\# 包括任何由小麥、裸麥或大麥製成的麵包、穀片、麵條、餅乾、啤酒等。

這套飲食計劃對你多有益處，也知道這些不符規則的食物對你有何影響。這就是重新攝取飲食的好處：它帶來覺醒，也帶來自由，讓你能建立健康均衡且永續的飲食習慣，未來的人生都能朝「更健康」的方向前進。

才努力一個多月就能得到這種成果，實在很不錯了。

30 天全食計劃重新攝取── 放慢腳步方案

放慢腳步方案不用遵守特定時程。重點是你要幾乎完全以 30 天全食計劃為原則繼續攝取飲食，直到某種超級特別或美味的食物出現，讓你決定要放縱一下，並且評估它帶來的影響。

此方案的好處是你每天都會覺得自己勢不可擋，受到 30 天全食計劃的良好效果所激勵。只要你繼續遵守，就能讓疾病症狀消失（或減輕），你也因此得以維持目前的生活品質。此外，當你只重新攝取讓你完全無法抗拒的食物，你會更珍惜它們的滋味，就比較不會受那些「不吃白不吃」卻沒那麼特別的食物所誘惑。最後，因為你一次只重新攝取少量不合規定的食物（例如某特殊場合的甜點、一杯你最愛的葡萄酒、你母親的自製麵包），所以，與快速通關方案要吃一整天相比，副作用可能不會那麼嚴重，也不會持續那麼久。

然而，此方案的缺點是，你沒有針對特定食物，特別挪出三天來測試，因此你會如同「瞎子摸象」，不清楚它們帶來的影響。這代表你可能會在慶祝結婚周年的重要周末，忙著對付胃痙攣、胃脹氣和胃部不適──實在不太浪漫。

此外，若出現「值不值得破戒」的矛盾，你不是必須放棄某種你熱愛的飲食，就是得犧牲從嚴格計劃中得到的體悟。舉例來說，假設你參加家庭晚餐聚會時，真的很想

放慢腳步的考量

有個方法可以讓你的日常飲食更加持久，又不會危及你的「虎血」。為了讓你在延伸的重新攝取飲食計劃中稍微喘口氣，可以考慮在第 31 天放寬 30 天全食計劃的「不加糖」規則。這不代表你就能大吃糖霜配能量飲料，但若你想吃點糖漬培根配雞蛋，在漢堡上加番茄醬，或在餐廳的沙拉中加些油醋醬，那就放膽吃吧。請注意，我們沒有大幅改變你的飲食──因為你在進行計劃時本來就能吃肉、調味料和加醬汁的沙拉。我們只是稍微增加你的選擇，讓你不會衝到最近的甜甜圈店解饞。當然，如果你懷疑（或知道）某些食物會讓你體內的「糖份怪獸」復活，請遠離它們！甜味核果抹醬或椰子抹醬、黑巧克力或咖啡奶精可能會害你重蹈嘴饞和暴飲暴食的覆轍。

吃媽媽做的玉米麵包和阿嬤做的蘋果派，這時你就面臨兩難——兩種都吃的話，你就無法得知負面反應來自玉米、麩質、糖，或三者皆是；但放棄一種的話，你又會為了它而悵然若失。

如果放慢腳步方案對你利大於弊，可以看看我們的範例日記，來參考如何實行。但要知道，這只是舉例——你的方案，要取決於你是否遇到值得破戒的食物。

第 31 天：我的 30 天全食計劃結束了！我要吃 90% 巧克力來慶祝，但其他食物先不要破戒。因為這「虎血」效果感覺實在太棒了。

第 35 天：我媽烤了蘋果派當飯後甜點，但我不是特別愛吃蘋果派，現在也沒有很想吃，所以我婉拒了。其實很簡單！

第 42 天：今天是我的生日，我晚餐很想來杯葡萄酒，但我也想吃甜點。等我到餐廳時再決定是不是真的兩種都要。

第 43 天：葡萄酒讓我頭痛，但它實在太好喝了。我又回到 30 天全食計劃的懷抱了（以符合規則的飲食為主，外加番茄醬和茶裡的一小匙蜂蜜。）

第 47 天：晚上在家看電影，實在超想來碗熱呼呼又充滿奶油香的爆米花。我決定吃了！家裡還有一些澄清牛油，所以來看看身體對玉米的反應如何吧。

第 48 天：還不錯！沒有明顯的影響，除了這一點點爆米花讓我胃口大開，開始想大吃爆米花之外。先回去嚴格遵守幾天的全食飲食吧。

第 50 天：我們人在墨西哥，現在好想吃新鮮吉拿棒！來吧麩質！（沒有啦，但我真的好想吃吉拿棒。）

第 51 天：慘了慘了慘了，我的身體不喜歡吉拿棒，非常不喜歡。麩質不是我的朋友，下次吃它之前我絕對會三思而後行。

你應該懂了——請持續攝取全食飲食，直到某種吸引人的食物出現。你決定將它重新納入飲食，再仔細留意反應，回歸全食飲食至少兩天（不行就更久），然後重複此過程。

這是馬拉松，不是短跑

我們喜愛「放慢腳步方案」的其中一個原因，就是它強調了一個重點：重新攝取飲食是終生的過程。現在你對於尋找和感受自己的最佳狀態已經有個基準，所以，每次當你要攝取較不健康的食物時，就應該在享受它的同時，也仔細留意它對自己的影響。

你對這套飲食計劃的經驗愈豐富，體悟也會愈深，就更能分辨各種食物對你的影響有何細微差別。等到你進行第二次或第三次的全食計劃及重新攝取，你會發現自己注意

影響會累積

另一項警告——部分食物對你身體的影響可能會持續累積。你也許不覺得吃一碗爆米花有問題,但連吃三天後,你的腸胃突然開始鬧脾氣,全身皮膚也開始發癢。因此很重要的是,即使在重新攝取的過程結束後,也要持續觀察你的反應。你也許會發現該調整的不只是要不要攝取某些食物,食用的量也要注意。

到以往未曾留意的細節——例如麩質會讓你感到憂鬱,或太多糖份會讓你連續兩天心情不好。

最後,如果你仔細留意,也會發現你對「值不值得」的定義會隨著時間改變。你應該嚴謹觀察自己的飲食經驗,定期評估你認為哪些食物是「值得」的。這種食物是否用想的比吃起來還要美好?你是否以前很愛它,今天卻對它毫無興趣?你今天是否理所當然沒吃某樣食物,而昨天你還覺得自己沒有它活不下去?別害怕推翻自己——決定權在你手中,今天你眼中的蜜糖,明天或許會變成毒藥。

帶著謹慎(和嘴饞)繼續前進

最後一個重點,這也是許多在重新攝取過程中栽跟頭的原因。如果你開始覺得飲食逐漸失控(例如你重新攝取的食物喚醒了體內的糖份怪獸),請立刻回歸符合全食規則的飲食,直到情況穩定下來。不要等待,不要拖延,也不要為自己找藉口推諉。否則,你會發現自己全身都是糖粉,邊喝著大杯摩卡拿鐵,邊點午餐要吃的披薩,還想著最近褲子怎麼又變緊了。

你知道這是什麼意思。

這情況最常發生在重新攝取甜食及麩質穀物時——再次食用瑪芬蛋糕、巧克力、任何甜點、或麵包,可能會激起一些人對於加工碳水化合物及糖份的瘋狂慾望。因此請小心各種迸發的口腹之慾,在慾望戰勝你的大腦前,就即時喊停,回歸 30 天全食計劃的飲食。

這個建議是否聽起來有點誇張?你心想,我怎麼可能會在計劃結束隔天就失控?是的,有可能。我們非常嚴肅看待糖份和碳水化合物上癮,所以請聽進我們的勸告。如果你沒過幾天就得回歸全食飲食來讓自己冷靜,千萬別認為自己失敗。你其實正邁向成功,因為你為了自己、為了長期健康、為了你與食物的關係,不害怕去做對的事。加油!

好消息呢?這過程可能只會持續幾天,接著你就會回到舒適圈,再次感覺良好,且重新掌控大局——你也會知道,在重新食用那些「誘發食物」時,必須更加謹慎。

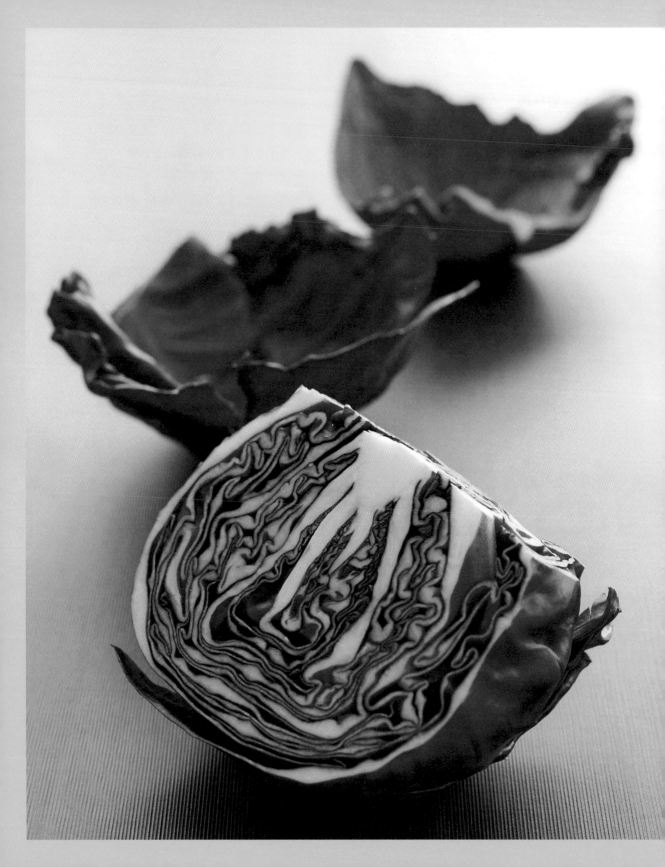

第二章

關於 30 天全食計劃的一切

「2014 年 5 月 4 日，我無意間發現了《It Starts With Food》 * 這本書。當時我體重超重了 11 公斤，隔天就要啟程前往義大利，那是我第一次出國。當晚，我把整本書讀完後，我決定取消旅程，錢全都賠掉了。因為我知道自己必須執行這個飲食計劃。我從 5 月 5 日開始展開 30 天全食計劃，結果從 111 公斤減到 98 公斤，腰圍從 44 吋減到 38 吋。但最棒的是，我現在完全不嗜糖。我今年 65 歲，我最感到可惜的就是 60 年前沒有這種飲食法。我每天都覺得超驚喜的，這是我人生中第一次……不用節食！真的非常非常謝謝你們。」

——傑夫‧M（Jeff M.）佛羅里達州，群村

---

* 《It Starts With Food》是本書作者的第一部著作，書中也提倡 30 天全食計劃，但台灣並未引進繁體中文版。

有問必答

現在，你已經熟知 30 天全食計劃的守則，有一群親友支持你度過這趟旅程（無論是面對面或在網路上），並且瀏覽過我們擬定的五步驟，讓你的居家、你的頭腦，和你的計劃井然有序。但，或許你仍存有疑問。

我們知道。我們很了解。其實我們很喜歡問題，即使你覺得這些問題很蠢。你知道為什麼嗎？

有問題，代表你試圖把事情做對。

30 天全食計劃成員在社群網站或論壇上的所有問題，我們都會回答。即使有些問題我們已經回答過一千多遍了。因為你問問題，就代表你重視這項計畫，代表你正針對未來 30 天的做法進行批判性思考，而且更深入了解規則，並相信此計劃的精神和目的。你的問題，意味你認真參與並且付出熱情，最重要的是你很投入。我們非常欣賞這點。

所以，在接下來的篇幅中，我們記錄下過去 5 年多以來，關於 30 天全食計劃的問答集錦：包括技術細節，像是「我能不能吃豆泥醬？」和「我能不能吃聖餐？」以及生活上的考驗，例如「我如何在餐廳吃飯時遵守規範？」和「搭長途飛機時該怎麼做？」

還有情感上的問題，例如「我為何不能量體重？」和「如果我不小心吃了不符規定的食物怎麼辦？」

我們全都回答了，有時以問與答的形式，有時是用故事文體。涵蓋了 30 天全食計劃的教育、經驗、專業能力和基本常識。

我們傾向「教你如何釣魚」，而不是「給你魚吃」。也就是說，我們希望幫助你學習如何找到解答，而不是直接給你答案。當然，我們在接下來的段落，將傳授你非常多啟蒙知識──雖然如此，你可能還是會問出我們沒回答過的問題：比方說：

我能吃蜂花粉嗎？（可以。）

30 天全食計劃會讓我的頭髮長回來嗎？（可能不會。）

我可以把自己的母乳當成牛奶加進咖啡裡嗎？（這是真人真事，答案是妳可以這樣喝，但妳的丈夫不行。）

所以，如果你發現自己遇到的問題在這本書上找不到，你可以上 Whole30.com 網站論壇搜尋。這是免費的，搜尋速度很快，我們保證你的問題在論壇中很可能已經有人問過。如果沒有，請開啟一個新討論串，並盡情發問。我們的資深成員及論壇管理員會立刻給你最好的建議。

不習慣上論壇嗎？那就 Google 吧！這樣也能搜尋到論壇上的結果、我們可能在社群媒體上討論過的主題、或其他成員網誌中的相同主題文章。

還是找不到答案嗎？最後的方法，就是直接在社群網站上問我們。選一個平台——臉書、推特或 Instagram，找到我們的頁面。一兩天內你就能得到 30 天全食計劃團隊所給的官方回答，不過我，們的社群成員可能會更快給出答案。

豐富的答案、充分的選擇，全都讓你一手掌握。除了去你家幫你煮飯，我們不知道自己還能做什麼了，而最近在推特上還真的有人這樣要求我們。

各位優秀成員，現在可以從頭到尾看完這段文章，讓你們開始進行飲食計劃時更有萬全準備。對於已經覺得有些不知所措的人，沒關係。只要記得，當你有需要時，都能找到這些答案、提示和秘訣，所以請放心

臉書社團

臉書上有很多 30 天全食計劃的相關社團，我們也很樂見成員團結合作，互相支持。但請務必謹慎，尤其當你還是新手時。這些社團並非是官方團隊管理，也就是說裡面的資訊不一定正確。加入（或創立）充滿友誼、支持與分享的食譜社團，是一定要的。但若你對飲食計劃的規則、食物或科學理論有疑問，請前往我們的臉書官方粉絲專頁或線上論壇，直接詢問我們。

開始進行這項計畫，遇到問題或需求時，再回來看看這個段落。或者兩者並行，現在先快速瀏覽過此部分，正式實行時，若需要一點提示或激勵，再回來細讀。

準備好了嗎？我想你肯定準備好了。

一般常見問題

「我剛結束第一次 30 天全食計劃，很想好好謝謝你們。先前我身材一直維持得不錯，吃得也很好，但我 50 歲的身體實在需要進一步調整。我的膽固醇指數偏高（252），醫生說必須注意。執行這套飲食法之後，我減了 2 公斤，而且很棒的是幾乎集中在腰部，我腰圍現在是 31 吋。血液檢查的結果非常令人滿意。膽固醇指數降到 207，三酸甘油脂和低密度脂蛋白膽固醇都正常，高密度脂蛋白膽固醇也回到健康範圍。最棒的是，現在我非常享受替自己和家人做菜。」

——比爾 B.（Bill B.）伊利諾州，埃爾姆赫斯特

一口披薩或一杯啤酒真的有差嗎？

真的有差。我們不是故意撂狠話，而是有科學證據的支持。所有「排除飲食法」的宗旨，就是連續 30 天，100% 排除任何可能有問題的食物。若沒有完全排除，你的身體就無法體驗消除這些過敏原後的情形。你可能會覺得吃一口或喝一口又沒差，但若你對這些食物敏感*，只要攝取了一點點，就可能破壞 30 天全食計劃的「重新開機」機制，造成腸胃不適、免疫系統失調，甚至導致疾病症狀發作。

也許你以為「如果我對它敏感，我一定會知道。」不對，你不會知道。大家都是在事情發生後才知道自己對某種成分敏感。我們認識一些患有乳糜瀉的人，吃麵包吃了幾十年，卻一直不知道問題所在。30 天全食計劃的重點就是找出各種敏感症狀。若你沒有完全按照本書執行（也就是至少連續 30 天 100% 遵守規則），你就無法得知自己對什麼敏感。

我吃了不該吃的東西，是不是該從頭開始？

簡短的答案是「**對**」，主要是因為科學證據。如果你把有害物質帶進「乾淨」的新環境中，就必須重來一次。而且，規矩就是這樣。30 天全食計劃白紙黑字規定了：不能失誤、不能作弊、沒有藉口。你必須連續 30 天完全遵守這個計劃，不然就是回到第一天。這道理不是很簡單嗎？話說回來，

＊特別是對穀物（尤其是麩質）、乳製品、大豆、花生和酒精。

這不是為了我們而重新開始,而是為了你對自己許下的承諾。因為你答應過自己。是你決定要對自己的健康、習慣和與食物的關係按下「重新開機」按鈕,透過這套飲食法改變自己的人生。所以請遵守諾言,因為你值得。

我只是不小心吃了不該吃的東西,真的需要從頭開始嗎?

是的。假設你第 22 天在媽媽家吃晚餐,已經再三跟她確認餐點中沒有穀類或豆類。然而主菜吃到一半時,媽媽說:「這道肉餅的秘密配方就是──醬油!」(雙重打擊:醬油含有大豆和小麥。)在這情況中,你已經盡力了,這不能怪你,但是,我們還是要叫你從頭來過,規定就是規定。然而,如果砍掉重練的壓力或是對媽媽的怨恨,已經對你造成負面傷害,而非正面效果,我們可以接受你將整個過程視為學習經驗,然後繼續完成飲食計劃。畢竟你已經是成年人了,可以自己決定是否要從頭開始。

30 天全食計劃等於低碳水化合物飲食嗎?

不是。這套計劃的設計原理,並非低碳水化合物飲食。我們不計算熱量或碳水化合物量,不限制碳水化合物,也不會指導你該攝取多少公克的碳水化合物。(大家常以為「碳水化合物」指的是麵包、穀片和麵食,

但其實蔬菜水果也含有碳水化合物!)由於你選擇攝取高營養食物,你飲食中的碳水化合物很可能比以前少,但這也許是好事。除非你活動量很大,每週做好幾次高強度活動或運動,或正為了耐力運動接受嚴格訓練,否則你不需要靠大量碳水化合物作為能量來源。然而,如果你屬於上述情況,就必須刻意地在每日飲食中加入含有高碳水化合物的蔬果,以確保有足夠熱量能供予你的活動量。每天一定要吃馬鈴薯、白胡桃南瓜和橡實南瓜等冬南瓜、還有香蕉、大蕉和其他水果,如此一來,你儲存的熱量才足夠讓你進行健身或長距離慢跑訓練。

30 天全食計劃像阿特金斯飲食法(AtkinsDiet)嗎?

不盡然。阿特金斯飲食法是刻意維持低碳高脂,主要為了減重。實行者必須追蹤熱量和碳水化合物攝取量,以符合各階段規定的碳水化合物量。阿特金斯飲食法鼓勵成員攝取真正的食物,但同時也提供一系列代餐、奶昔和營養棒等包裝食品,作為餐點以外的營養品;而且也允許攝取起司、牛奶、人工甜味劑和無糖汽水。

相較之下,30 天全食計劃不管碳水或脂肪高低──我們飲食指南(第 149 頁)所建議的蛋白質、碳水化合物和脂肪量其實頗為適中。更重要的是,我們的目的,是重新設定你的健康、習慣和與食物的關係。這

不是為減重而設計，雖然許多成員在健康狀況提升之餘，體重的確也減輕了。最後，進行這套飲食法時，不需要量體重或測量身體數值（事實上還不允許這樣做），而是更專注於食物品質，特別是針對各種口腹之慾及食物上癮對症下藥。

30 天全食計劃像原始人飲食法（Paleo）嗎？

大致上而言，滿像的。30 天全食計劃本來就是建立於原始人飲食法的架構，也排除了一些同樣不符合原始人飲食法的食物，像是穀物和豆類。然而，我們的重點並不在於進化或歷史（也就是舊石器時代祖先吃或不吃的食物）。

我們主要關注的，是現代食物如何影響人類的健康和習慣。我們刪去了一些符合原始人飲食法的食物（像是蜂蜜或杏仁粉烘焙食品），也接受部分不容於原始人飲食法的食物（例如馬鈴薯和四季豆）。不過，兩種飲食法仍有許多共通之處，許多人從原始人飲食法轉移到 30 天全食計劃，也有人在結束全食計劃之後，覺得原始人飲食原則比較適合他們。

為何是 30 天？

習慣研究顯示，讓新習慣穩固的平均天數是 66 天，越困難、越複雜的改變，就需要更長時間，才能鞏固新的行為。理解此研究理論後，我們擬定計劃時面臨幾個選擇：可以變成 66 天全食計劃（或更長），但想到要改變飲食超過兩個月，可能會把很多人嚇跑；也可以選擇縮短時間，例如 14 天全食計劃，但我們知道，這樣就不可能獲得絕佳效果。因此，我們決定選中間值。30 天足夠讓你們建立新習慣，得到驚人成果，但也不會長到讓你裹足不前。

我可以把計劃縮減到 30 天以內嗎？

如果你曾經實行過完整的 30 天全食計劃，我們認為，在必要時期，安插一段 7 天版或是 10 天版的全食計劃，也不失為讓你重新開機、重回正軌的好方法。計劃執行得越徹底、且日常生活越接近標準，你就能越快克服有害健康的狀況，提升到「虎血」階段。（還記得計劃時程中的「虎血」嗎？）若你沒有完整的 30 天經驗，就冒然嘗試 7 天版的全食計劃，最後只會得到一大堆不舒服的副作用，對健康毫無幫助！

對於有經驗的 30 天全食計劃成員，我們建議，採用 7 天版或 10 天版的時機，是長假前一週或後一週，以及假日之前，另外還有壓力大的時期，因為健康飲食能幫助你面對挑戰。規則完全一樣，説實話，你也不用特別拘泥於 7 天或 10 天——請持續實行，直到你覺得自己恢復健康，而且能控制自己的飲食習慣。

我應該考慮將計劃延長為 45 天或 60 天嗎？

我們在重新攝取的章節（第 45 頁）已經談過這點，但若你有慢性病、自體免疫疾病或長期有飲食不健康或上癮問題，你也許可以將計劃延長到 30 天以上。雖然基本計劃足夠讓你邁向正確道路，帶來你期望的成果，但你無法期待在一個月內就完全反轉數年（甚至數十年！）的症狀或飲食習慣。尤其自體免疫疾病特別頑強，通常需要半年或更長時間來重建飲食和生活習慣，症狀才會有顯著的改善。如果你覺得自己能夠一開始就投入 45 天、60 天甚至 90 天，那就勇往直前吧！你也可以邊走邊看，等到第 31 天時，再決定要不要繼續執行下去。

我可以執行一輩子全食計劃嗎？

如果你真的願意，當然可以執行一輩子。不像其他飲食計劃，我們不需要短期誘導期，不需要限制熱量，而且能攝取對長期健康有益的足夠維生素、礦物質、植物營養素和纖維。也就是說，如果你一生都遵循此計劃，你的健康狀況將會非常理想。然而，我們並不建議你採取全年無休的方式。從實用角度來看，每天都遵守全食計劃，可能會造成很大壓力。另外，如果一輩子都這樣執行，可能會讓你完全沒機會享受某些超特別的食物。（你不一定要在最好朋友的婚禮上享用新鮮義大利麵或暢飲香檳，但我們希望你知道，如果你想吃就可以吃。）請記住，有時候，你必須將你在此計劃中學到的知識帶進現實生活，並且自己決定是否「值得」。若你從未付諸實用，若你永遠都依據這套飲食法來替自己做決定，你就永遠無法得到真正的飲食自由。

重大節日時是否該執行 30 天全食計劃（例如感恩節、耶誕節等）？

我們不建議。首先，我們的主要目的是覺醒。知道特定食物是否影響你健康的唯一方式，就是密切觀察停止食用 30 天及後來復食後的反應。但在假期時，沒人有時間觀察這些東西，你根本沒有足夠精力和注意力管這個計劃。此外，假期已經有很多壓力了——有各種活動、禮物、旅遊——更不用提美食誘惑！如果你想在壓力這麼大的時期，再執行如此嚴厲的計劃，可能會很容易失敗。重大節日本來就是為了慶祝家族傳統，歡慶文化和習俗，這些活動大多包含許多手工食物，這些食物值得受到尊敬和細細品味，也應該和你愛的人分享，這時如果你還執行這項計劃，就會錯失這一年一度的經驗。

當然，這也不代表你就應該捧著眼前的每碗糖果狂嗑。請在假期前執行一段時間的全食計劃，讓你放假時沒有後顧之憂，並在一系列派對、聚會和活動之間，安插幾天的全食飲食。（而且要記得，每年元旦一定要上 whole30.com，參加我們的新年新 30 天全食計劃！）

我可以

吃些什麼？

「我向來不太做菜。我以前只愛吃甜食，而且以為健康飲食就是吃雞肉配蔬菜——太無聊了！30 天全食計劃激勵我邁向新方向。運用你們的規則和食譜來實驗各種口味實在太有趣了，而且這項飲食法也鼓勵我們嘗試萵苣、四季豆、花椰菜以外的蔬菜。我今年的目標是成為『廚娘』，多虧你們，我已經邁開步伐了。」

——亞曼達‧M（Amanda M.）日本，東京

添加物：詳閱標籤

大多數加工食品都含有添加物，作為色素、防腐劑、安定劑或乳化劑。要決定哪些成分是否健康並不容易，不過我們已替你簡化了，在 30 天全食計畫期間，只要排除味精、亞硫酸鹽和鹿角菜膠即可。（請參考個別條目來了解我們為何排除這些成分。）其他所有添加物，包括檸檬酸、葡萄糖酸亞鐵和瓜爾膠都可以接受，雖然我們還是鼓勵你試著尋找沒有添加物的產品。

⭐ 秘訣：如果你不確定某種添加物是什麼或是否過關，就 Google 吧！維基百科是很棒的基本資訊來源。你會如釋重負地發現，蔓越莓乾標示上聽起來很可怕的「抗壞血酸」，其實只是維他命 C 的別名。

杏仁粉／椰子粉：可以

你可以吃杏仁粉、椰子粉、木薯粉和其他非穀類粉，但要看情況。你可以用它們做裹肉丸時的麵包屑、撒在雞肉上、加進醬汁或燉菜中增稠。但你不該用它們來做「原始人飲食」烘焙食品——像是鬆餅、麵包、玉米餅、比司吉、瑪芬、杯子蛋糕、餅乾、披薩麵皮、鬆餅或類似食品。請記住，這些食物已經嚴重違反 30 天全食計劃規則了。（請參考第 95 頁的「點心、食物依賴、體重計」）

葛粉：可以

葛粉是很理想的增稠劑，很適合加入醬汁和肉汁。但也跟杏仁粉一樣，不適合用來做烘焙食品。

培根：詳閱標籤

要找到不添加糖份的培根真的非常難，但如果你找到了，就可以放心吃。（請記住，如果成分中有任何糖份，就不符合 30 天全食計劃。）最好選擇通過我們認可的培根，不過你也可以詢問居住地的天然食物商店、牧場或肉舖。

⭐ 秘訣：若想找最健康的培根，可以看標籤上是否寫了「放養」（pastured）和「有機」（organic）——更好的做法就是詢問當地的牧場，他們的豬是否飼養在自然環境、並食用天然飼料。

豆芽：可以

豆類的莖（豆芽）可以吃，有問題的成分主要存在於豆子（種子）本身。

醬油：不可

醬油主原料是大豆，而 30 天全食計劃不允許食用任何形式的大豆。

蕎麥：不可

蕎麥是「准穀物」——並非真正的穀物，但內含成分可能導致與穀物相同的問題。所有穀物和准穀物都違反規則。

可可豆（100%）：可以

可可豆（或 100% 可可粉）很適合作為料理中的調味香料。也可以將它加進咖啡或茶中，或煮成熱可可來代替咖啡。然而，全食計劃不允許將可可及椰棗或其他水果混合做成巧克力甜點，也不能做成甜的「熱巧克力」飲品。

罐頭蔬菜和水果：可以

雖然罐頭農產品的微量營養素沒有新鮮或冷凍蔬果多，我們仍對它們一視同仁。如果罐頭蔬菜能讓你增加攝取量，我們就欣然接受。只是要注意是否添加糖份或亞硫酸鹽，並避開泡在糖漿中的水果。

角豆：可以

角豆雖然是豆類，但角豆粉不是用種子做的，而是由豆莢製成。有問題的成分大多來自種子，因此角豆粉是可以食用的。但跟可可一樣，不要用來做成甜點即可。

鹿角菜膠：不可

鹿角菜膠是濃縮且加工過的海藻萃取物，用來作為加工食品增稠劑，從熟食肉到優格、巧克力中都可能添加。若腸道滲透力增加，鹿角菜膠經由腸道內膜進入人體時，可能導致發炎反應。（其實鹿角菜膠在實驗室中，就是用來「引發」動物的發炎反應。）此外，品質不佳的鹿角菜膠甚至可能分解為可以穿透健康腸道屏障的成分。因此，我們在全食飲食中，特別排除了鹿角菜膠。

⭐ **秘訣**：很多熟食肉（像是火雞肉或烤牛肉）都有添加糖份或鹿角菜膠，但在健康食品店和雜貨店，仍然找得到一些符合全食原則的品牌。有耐心地詳閱標籤，並詢問肉店——有時候，已包裝的肉可能含有鹿角菜膠，但櫃檯前剛切的肉片或許沒有添加。

奇亞籽：可以

這種「種子」不屬於我們禁止的穀類和豆類種子，所以在進行全食計劃期間可以食用。

⭐ **秘訣**：奇亞籽不會引發什麼大問題，但它也不是外界所認為的 Omega-3 超級食物。奇亞籽就像其他堅果或種子一樣，而且不能吃過量。

薯片：不可

雖然馬鈴薯是真正的食物，但若以炸薯條或薯片的方式來食用，它就等於從「農產品」變成摻雜其他成分的「食品」。要找到符合 30 天全食計劃原料的甘藷片、甜菜根片或蔬菜脆片很容易。然而，食用這些加工脆片卻不太符合全食的精神。我們很難在飲食指南中找到適合它們的定位（半包「甘藷片與甜菜根片」並不是攝取蔬菜的適當管道），而且你吃到表定數量後，可能還是停不下來。對大多數人而言，薯片就是一種「涮嘴零食」，來自不健康食物的黑暗深淵，即使它的原料符合規定。因此，在實行全食計劃時，我們不允許食用油炸澱粉蔬菜，也不能做成薯片。（不過如果你想把羽衣甘藍烤得脆脆的，或將豆薯削成薄片搭配酪梨醬，我們舉雙手贊成。）

檸檬酸：可以

這是一種防腐劑及調味劑，常見於番茄或橄欖等罐裝及瓶裝食品中。食物中添加檸檬酸，完全不會影響全食計劃成果。

聖餐（或任何其他宗教裡的儀式食物）：可以

打開天窗說亮話：你的神大於 30 天全食計劃，所以你可以自己決定是否要領聖餐（或任何其他宗教裡的儀式食物）。雖然聖餅大多含有麩質，因此可能影響你的「重新開機」過程及最終的成果，但我們絕不可能要求你為了遵守我們的飲食規範而犧牲信仰。

⭐ **秘訣**：現在已有些進步的教堂有提供無麩質聖餅，這樣就比較不會影響到 30 天全食計劃的腸道復原過程。你或許可以趁此機會問問教會團體或領袖，是否有其他成員也偏好無麩質的聖餐。

傳統飼養法之肉類、蛋和動物脂肪：可以

我們希望你攝取能力所及品質最好的食物，尤其是動物產品。最好的肉類、海鮮、蛋和動物脂肪，來自飼養在天然環境中（理

想中是有機）並食用天然飼料的動物。也就是說，最好尋找標籤上有「草飼」、「有機」、「放養」或「野生捕捉」字眼的食品。不過這只是最理想的建議，而不是 30 天全食計劃的必要條件。傳統飼養法（來自工廠式農場）的動物產品仍是可以接受的。

黑巧克力：不可

除了 100% 可可豆（可可粉）外，其他可可製品都違反 30 天全食計劃。即使是 90% 的黑巧克力也有添加糖份，因此仍算是糖果。

椰棗：可以

30 天全食計劃允許所有水果，包括椰棗。然而，請不要試圖將椰棗當成額外的甜味劑（例如把椰棗煮成類似糖漿的糊狀物）——雖然技術上不違反規定，但這種方法違背了全食計劃的精神和目的。

⭐ **秘訣**：這種小小糖份炸彈威力無窮——是 30 天全食計劃中最接近糖果的食物。我們強烈反對把椰棗當成餵養糖份怪獸的「點心」。

亞麻籽：可以

這種「種子」不屬於我們排除的穀類和豆類種子，因此在實行計劃時可以食用。

⭐ **秘訣**：亞麻不會造成任何嚴重問題，但它也並非外界所宣稱的 omega-3 超級食物。

亞麻就像其他堅果或種子一樣，而且不能吃過量。

薯條：不可

就跟我們反對薯片的理由一樣——任何油炸食物本來就不健康。在整個全食計劃過程中，我們都不允許油炸馬鈴薯，無論是市售食品或自製食品。（不過，用煮、烤、蒸、煎或微波的馬鈴薯都沒問題。）

瓜爾膠：可以

這是很普遍的植物膠增稠劑，常見於罐裝椰奶中，在實行計劃時，對健康不會造成顯著的負面影響。（其他作為增稠劑、穩定劑和乳化劑的膠類也是如此，例如刺槐豆膠、三仙膠或結蘭膠。）

⭐ **秘訣**：很少人曾回報對瓜爾膠過敏，但如果你發現喝完椰奶後，消化道出現任何不適，請先試著減少每次攝取的量。

四季豆：可以

豆類的問題在於把種子吃下肚。如同荷蘭豆或豌豆，四季豆幾乎以植物體為主（豆莢），種子非常小、且發育不全。因此，我們不擔心它有什麼潛在風險——如果四季豆是你的全食計劃中最糟的食物，代表你做得還不錯。

口香糖：不可

　　所有口香糖都含有某種形式的甜味劑（包括木糖醇），因此不符合規定。

⭐ **秘訣**：連續咀嚼數小時，如同告訴身體你正在進食。若你花很多時間咀嚼卻沒有真正進食，你的身體將會不知如何反應，包括在未進食時分泌胃酸和唾液。請考慮改以刷牙以及嚼薄荷葉或茴香子的方式，來維持口氣清新。

大麻籽：可以

　　這種「種子」不屬於我們排除的穀類和豆類種子，因此在實行計劃時可以食用。

辣醬：詳閱標籤

　　辣醬是替 30 天全食計劃料理增添香氣和味道的好方法，但請仔細閱讀標籤，或選擇經過我們認可的品牌，例如 Tessemae 或 Horsetooth 辣醬，兩種在網路上皆有販售。

豆泥醬：不可

　　傳統豆泥醬的原料是鷹嘴豆，屬於豆類製品。可以考慮用茄子醬取代。

番茄醬：自製

　　所有市售番茄醬都添加了某種形式的糖份，除了 Tessemae 品牌（這是 30 天全食計劃唯一認可的番茄醬）。你也可以用莎莎醬取代，或參考第 323 頁的食譜來自製番茄醬。請注意，不要認為做出來會像以前買的番茄醬一樣超級甜。全食計劃的番茄醬比較偏醋味，而非糖漿的甜味。

營養棒（及其他水果／堅果棒）：詳閱標籤、謹慎食用

　　市面上有許多品牌和種類的水果及堅果棒都能在全食計劃期間食用，但請詳細閱讀標籤。務必確認該產品未添加任何形式的糖份或不合規定的原料，例如花生或無麩質穀類。

⭐ **秘訣**：我們大力推薦將這些營養棒當成點心、忙碌時或旅遊時的食物，或從事耐力運動時的能量來源。它們是計劃中最接近糖果的東西（如同椰棗），你可以用營養棒來滿足嗜糖的慾望，因為你的大腦往往分不清巧克力棒和營養棒的差別。

美乃滋：自製

　　市面上很難找到不含違規成分（尤其是糖份）的美乃滋，連「橄欖油美乃滋」的主成分也是沙拉油。但好消息是，自製美乃滋非常簡單！（請參考第 179 頁的基本美乃滋食譜。）

味精：不可

　　味精（Monosodium glutamate, MSG）是許多加工食品中常見的增味劑。這種化學物質已證實含有神經毒素，而且可能導致體重過重。我們認為這種東西太有害人體了，因此嚴格禁止。如果你在標籤上發現它的蹤

影（像部分鮪魚罐頭就有），請尋找更健康的替代品。好消息是，多數含有味精的食物，都已經被排除在計劃之外，但你仍可到 www.whole30.com/pdf-downloads 下載我們的「常見添加物陷阱表格」（Common Additive Cheat-Sheet），認識其他意圖蒙混過關的味精別名。

芥末：詳閱標籤

芥末是很好的選擇，但請仔細閱讀標籤。黃芥末通常都符合規定，但其他種芥末經常含有亞硫酸鹽，違反原則。

⭐ **秘訣**：許多美國芥末醬品牌的成分都符合全食原則，但請特別小心第戎芥末醬（法式芥末醬），因為大多含有白酒。

天然香料：可以

連最認真看標籤的人都可能被「天然香料」這個分類難倒。我們實在無法清楚說出這些香料的成分及來源，但 30 天全食計劃並未明確排除它們。

茄科：可以

茄科是一種植物科別，內含成分可能讓特定一些人過敏（像是有自體免疫疾病、慢性發炎或關節炎者。）雖然已證實茄科會導致某些人的發炎反應，對多數人而言，它們仍是健康且富營養的食物。在全食計劃期間，請盡情享用各類茄科植物，除非你已經知道自己會過敏，因此特別將它們排除。

⭐ **秘訣**：茄科包括：睡茄、菜椒（也就是甜椒）、叢生番茄、燈籠果、科科納果、茄子、龍葵、枸杞、各種辣椒（例如辣椒、墨西哥辣椒和哈瓦那辣椒）、奎東茄、香瓜茄、多香果、馬鈴薯（紅皮馬鈴薯、白皮馬鈴薯、育空黃金馬鈴薯、小馬鈴薯、紫皮馬鈴薯等等；但不包括甘藷或山藥）、樹番茄、番茄、以及作為香料的卡宴辣椒粉、辣椒粉、香辣粉、咖哩、乾辣椒粉、紅椒粉。

營養酵母：可以

營養酵母可為燉鍋料理、蔬菜配菜和沙拉增添美味口感和堅果風味。只要仔細考量其來源，並確認你選擇的是無麩質即可。

原始人飲食法麵包：不可

千萬不要！在全食計劃期間購買（或烘烤）原始人飲食法的麵包，等於是偏離重點。我們要求你改變飲食習慣，而不只是原料。麵包是典型缺乏營養又很難戒口的食物，即使原料是椰子粉也同樣不合規定。此外，所有麵包都會壓縮你攝取其他營養食物的空間。請拒絕它，並用萵苣葉、波特菇傘或烤茄子代替麵包來夾三明治的肉。

⭐ **秘訣**：這點也適用於玉米餅、捲餅、比司吉、英式瑪芬、烤餅、口袋餅，此外，你可能會看到一些用符合全食計劃原則的原料所製成的麵包產品，但它們同樣也不合規定。很抱歉，但我們不是有意冒犯── 30 天後，你熱愛麵包的大腦一定會感謝我們。

原始人飲食法穀片：不可

用原始人飲食規則模仿穀片做出的食物，通常以堅果和種子製成，大多添加了甜味，以複製你童年最愛穀片的味道。雖然我們鼓勵食用堅果和種子，但仍建議酌量攝取，因為它們內含的脂肪種類並不是最健康的。此外，早餐吃一大碗穀片，會讓你沒空間攝取其他更營養的食物（例如蛋、鮭魚、菠菜和莓果）。最後，想複製以前一盒一盒吃下肚的穀片，這舉動並不符合此計劃所鼓勵的「改變習慣」宗旨。你可以做得更好。

原始人飲食法冰淇淋：不可

不管原料是椰奶或冷凍香蕉都無所謂——這種甜點的唯一目的，就是仿製冰淇淋的味道、口感和滿足感。（你可別因為被我們看穿了，就說你吃冷凍香蕉也能得到一樣的滿足感。）而且你會想用可可、堅果醬、堅果或其他水果搭配這種滑順冰淇淋的慾望，等於將它歸類為「甜點」，這種心態是我們所禁止的。（請參考第 95 頁的「點心、食物依賴、體重計」。）

鬆餅：不可

你不能吃鬆餅，就算它只是香蕉和蛋做的。首先，我們已經明確排除了鬆餅這種食物，這理由應該已經夠充分了，但如果你還是想知道原因（他們就只是香蕉和蛋啊！）……

任何形式的鬆餅都無法幫助你成功完成 30 天全食計劃。你必須全心遵守此計劃的規則、精神和意義，才能夠達成你的健康目標。就這套飲食計劃而言，吃鬆餅將造成無法忽視的心理影響。

吃蛋、吃香蕉和吃橄欖油的意義，和把它們做成一份鬆餅的意義不一樣。有研究指出，大腦對食物的理解會影響到飽足感。這論點經常套用在液態食物上（奶昔或果昔），但我們的經驗發現，這論點也適用於完整食物，就看這些食材如何結合。鬆餅帶來的心理反應，和煎蛋、吃香蕉完全不同。而本計劃的頭號目標，正是排除這種心理（和情緒）反應。

你也許沒有特別愛吃鬆餅，但我們發現，大多數完成本計劃的人，在不吃療癒食物／刺激食物的狀況下表現得最好。由於我們的計劃必須盡可能適用於最多人，因此我們排除了原始人飲食式的各種仿製食物。當然，在 30 天結束後，你想怎麼做就怎麼做。（請參考第 95 頁的「點心、食物依賴、體重計」。）

醃菜：詳閱標籤

許多知名品牌的醃菜都含有不合規定的成分（例如糖份）或聽起來像化學物質的添加物（例如聚山梨醇酯 80）。若你想吃醃菜，請詳閱產品標籤，或是到當地的健康食品店尋找。

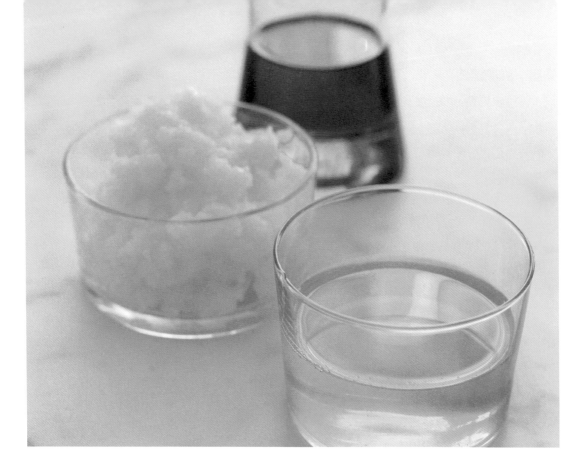

藜麥：不可

藜麥是准穀物，雖然不屬於穀類，但含有的物質仍可能導致類似問題。我們排除所有穀物和准穀物。

沙拉醬：自製

幾乎所有市售沙拉醬都含有不合規定的原料，例如使用沙拉油或添加糖份。試著自己做醬汁吧，其實很簡單。（沙拉醬食譜請參考第 302 頁）

鹽：可以

戒除加工食品和包裝食品後，你也等於去除飲食中大多數的鈉，因此在飲食中加入鹽，也不會超出健康鈉含量的界線。而且，如果你完全避開鹽，可能會引發電解質不平衡的風險（更不用說食物會非常乏味）。我們鼓勵將含碘食鹽和海鹽混著吃。

⭐ 秘訣：你知道所有含碘食鹽都加了糖嗎？糖份（通常是葡萄糖的形式）在化學上的重要目的，是防止碘化鉀氧化和逸失。因此鹽是我們「無添加糖份」規則中的例外。若非如此，你就無法外食，因為所有餐廳和包裝食品都一定會使用含碘食鹽。

香腸：詳閱標籤

香腸和培根一樣，很難找到沒添加糖份或其他不符規範的成分，但如果你找得到，就沒問題了。（請記住，如果成分表中有其他形式的糖份也違反規則。）請詢問你家附近的天然食品店、牧場或肉店，或者參考第162頁的食譜，自己製作香腸。

⭐ 秘訣：要找最健康的香腸，請看標籤上是否有寫「放養」和「有機」——更好的方法是詢問當地牧場，他們的豬是不是飼養在天然環境，實用的是不是天然飼料。

芝麻油：可以

本計劃准許食用芝麻油，但最健康的使用方式是取少量加進醬汁中，或在關爐火前灑在食物上。芝麻非常脆弱（特別是對熱），因此烹煮時可能氧化，造成食用後身體出現過敏反應。

荷蘭豆和豌豆：可以

豆類的問題在於食用種子。如同四季豆，荷蘭豆和豌豆幾乎以植物體為主（豆莢），種子非常小、且發育不全。因此，我們不太擔心它有什麼潛在風險。

香料：詳閱標籤

香料、香草和混合辛香料是替食物增添風味和刺激的好方法，但使用香料和混合辛香料時，請詳閱標籤並避開不符規定的成分。

甜菊葉：不可

雖然甜菊葉不像甜菊液和甜菊粉一樣經過高度加工，但它唯一的用途就是替不甜的食品增添甜味，而我們就是希望你不要這樣做。你可以學著欣賞食物的天然風味，不要依賴甜味來支撐嗜糖的慾望。

⭐ 秘訣：請注意，「天然」食物不一定代表「健康」。你會看到甜菊、椰子花蜜、龍舌蘭蜜等白糖替代品銷量大增，但你腦中根深柢固的報償機制和習慣，不會知道這些產品和高果糖玉米糖漿及蔗糖的差別。因此我們才會説「糖就是糖」——因為從心理學角度而言，它們都一樣。

亞硫酸鹽：不可當成添加物（但自然產生則無妨）

許多食物飲品在發酵過程中，會產生天然副產品亞硫酸鹽。多數葡萄酒、巴薩米克黑醋和紅酒醋都有亞硫酸鹽，也會添加在加工食品中，以拉長儲藏壽命、保存顏色並抑制微生物生長。對亞硫酸鹽過敏的人，可能出現嚴重的皮膚、肺部、腸胃和心血管症狀，因此我們明確排除亞硫酸鹽。請仔細閱讀標籤：如果成分中有任何形式的亞硫酸鹽（包括常添加於椰奶中的偏亞硫酸鉀），那麼就違規了。

芝麻醬：可以

芝麻醬以芝麻籽製成。芝麻籽符合我們的原則，因此，若芝麻醬中的其他成分也未違反規則，就可以食用。

木薯粉：可以

木薯粉是萃取自木薯根部的澱粉，可能做成粉狀、薄片狀及顆粒狀。實行我們的飲食計劃時，可將木薯粉當成增稠劑，也能滿足某些人對熱量或碳水化合物的大量需求。不過食用時要謹慎，有些「木薯粉」事實上混合了木薯和小麥，因此請仔細閱讀標籤。

⭐ **秘訣**：木薯粉是純澱粉，全為碳水化合物，實際上沒有營養。對於運動量大的運動員而言，它能供給足夠碳水化合物；但多數人不需要每天攝取如此大量的熱量和能量。若你曾有新陳代謝症候群或發炎症狀，那麼你在實行全食計劃期間，就不適合食用木薯粉。

香草精：不可

其實我們覺得這種規定滿沒必要的（因為沒有人會為了好玩而吃香草精），但我們還是得貫徹原則，以免產生困惑。所有香草精都含有酒精或糖醇，這兩樣都不符合我們的原則。（若你在成分表中發現香草精，也請勿食用該產品。）

⭐ **秘訣**：你可以使用 100% 的天然香草粉來代替香草精，或刮下香草豆莢中的香草籽。料理時的比例是 1 比 1，1 小匙香草精＝1 小匙香草籽或香草粉

植物油：部分、勉強可以（因為你有時得外食）

雖然我們認為植物油並不健康，但我們不會特別將它們完全排除。因為若是如此，你就無法離開自家廚房、出去吃飯了，畢竟所有餐廳做料理時或多或少都會用到植物油。我們希望盡可能建立最健康的飲食計劃，但也必須適用於出差、休閒旅遊、或單純外食的時刻。

玉米油、米糠油、大豆油和花生油都不符合，因為我們必須排除各種形式的穀類（玉米及米）和豆類（大豆和花生）。然而，菜籽油（又稱作油菜籽油）、紅花油、葵花籽油和葡萄籽油都可以食用——只是我們不特別鼓勵。

⭐ **秘訣**：即使你沒有在執行 30 天全食計劃，在家也請不要食用植物油，並且讓你的飲食盡可能攝取最多營養，尤其如果你很常外食的話。請參考第 89 頁的外食秘訣。

我可以
喝些什麼？

「我剛開始實行 30 天全食計劃時體重 99 公斤，腰圍 37 吋，而且很沒有活力。當時我因為胃食道逆流問題，已經吃了八年的藥，只要一次沒吃，就會有嚴重的『火燒心』。30 天後，我體重降到 90 公斤，腰圍 34 吋，而且這一個月以來完全不需要吃藥。」

——傑瑞米‧M（Jeremy M.）阿拉斯加，鷹河

杏仁奶：詳閱標籤或自製

市面上的確有符合全食計劃的杏仁奶，但很難找。市售杏仁奶大多含有添加糖或鹿角菜膠等成分，因此違反規則。替代方案就是自製——但請注意，不能加甜味劑！

⭐ **秘訣**：堅果和種子通常不是最好的脂肪來源，而將食物喝下肚一定沒有吃下肚來得健康。所以即使你想自製杏仁奶，我們還是推薦直接吃杏仁。

熱可可：必須是 100% 且無糖

100% 可可豆磨碎烘烤後製成的可可粉，就像咖啡一樣。可可飲料含有少量咖啡因（約是一般咖啡的四分之一），可當成想減少攝取咖啡因時的美味替代飲品。然而，別以為熱可可就是又甜又膩的熱巧克力，純可可口感比較苦，也比較濃郁。（請記得我

們不允許添加糖和奶精的原則。）若想尋找符合規則標準的可可飲料品牌，請參考我們的網頁。

椰子水：詳閱標籤

多數椰子水都符合規範，只含有椰子內的天然糖份。然而，有些品牌會在成分中加入額外的糖，因此請仔細看標籤。請記住，成分表中只要有添加糖就出局了。

⭐ **秘訣**：椰子水基本上是「輕盈」的果汁。如果你需要做耐久運動、工作環境容易脫水或只是想喝東西提神，那麼椰子水會是補充水分的好選擇。（若真有脫水可能，可以加一小撮鹽到椰子水中，補充水分的效果更好。）但請不要用椰子水來取代日常喝的白開水。

蘇打水：可以

蘇打水只是融進二氧化碳氣體的水（可能會加一點鹽），所以可以喝。

咖啡：可以

咖啡是可以喝的，不客氣。你可以喝黑咖啡，搭配符合規範的椰奶或杏仁奶，或加入肉桂、香草粉。但請記得，我們排除了牛奶、奶油、不合規定的牛奶替代品，以及所有形式的添加糖或甜味劑。如果你「就是不喜歡」黑咖啡，代表你不是沒買到好咖啡，就是根本不喜歡咖啡——你只喜歡加進咖啡中那些又甜又滑順的配角。

⭐ 秘訣：我們通常建議一天不要喝超過兩杯咖啡，中午過後就不要喝，以免咖啡因影響睡眠。雖然你沒問我們的意見。

調味咖啡：詳閱標籤

部分調味咖啡使用肉桂和香草豆等天然成分替咖啡豆增添香氣，這樣沒有問題。然而，請避開用香精（通常以酒精為基底）、人工調味料、甜味劑或化學物質調味的咖啡。

果汁：可以，但請不要用喝的

在我們的飲食法中，果汁可當成添加成分，加進菜餚或飲料中。（你可以把它當成一種甜味劑，但必須跟「添加糖」劃清界線。）

⭐ 秘訣：喝一杯果汁也許不違反規則，但我們並不建議這麼做，即使果汁是你自己打的。因為榨汁過程中，水果會流失許多營養素（許多位於果肉和果皮），卻把糖份全部保留下來。你從來不可能一口氣吃八顆柳橙，但你會毫不猶豫的喝下一杯250CC的柳橙汁！從飽足感、糖份及整體健康來考量，我們寧願你直接吃水果就好。

紅茶菌飲料：也許可以——先詳閱標籤再說

紅茶菌含有大量益生菌（尤其是自製的），我們認可這種飲料。但請仔細閱讀標籤——若成分中有糖份，通常代表是在發酵後添加的，這樣就違規了。（不過若添加的是水果或果汁就沒關係。）

礦泉水：可以

礦泉水就只是溶進二氧化碳的水再加上一些礦物質（例如鈣和鈉），依水的天然來源而定。所有品牌的礦泉水都符合規範。

原始人飲食法奶精：不可

在原始人飲食法裡，有一種食譜，是混合蛋、椰奶、大量椰棗，做成為奶油狀的物質，用以取代奶和糖（或奶精），能夠將你那杯無聊的黑咖啡變成又甜又夢幻的享受。但如同用杏仁粉做鬆餅一樣，這種與食物（或咖啡）的關係並不健康。我們倒要鼓勵

你思考一下你為何需要咖啡。你真的喜歡喝咖啡，還是你愛的其實是裡頭的糖份？

乳清蛋白：**通常都不可**

幾乎所有蛋白粉都含有不合規範的成分，例如乳清、酪蛋白、大豆、豌豆蛋白、米糠或甜味劑。而且，你其實有更好的選擇。蛋白粉中的成分（除了化學抽出成分、添加糖和聽起來很詭異的分離物之外）都能從 30 天全食計劃的飲食中取得，而且更營養、更飽足。

此外，經過調配和加工的代餐奶昔，也不符合全食計劃的規定。這些產品完全不是真實且完整的食物，而且都含有豌豆蛋白、米糠和甜菊等違規成分。

⭐ 秘訣：我們希望你花一個月的時間學會欣賞真正的食物、品嘗它們的味道、從烹飪中得到成就感、並瞭解 30 天全食計劃的食物在運動的前、中、後如何供給能量給身體。30 天後，你就可以拿回你的奶昔杯，但現在運動後，請從完整食物中攝取蛋白質。水煮蛋、符合規定的熟食肉、雞肉或鮪魚罐頭，都是好取得又容易攜帶到健身房的蛋白質來源。

氣泡水：**可以**

氣泡水就是「蘇打水」，同樣是溶進二氧化碳的水，只是名字比較高級而已。

果昔：**最好不要**

這問題很常見，但答案不太中聽。果昔（通常由大量水果打成）基本上符合規定，不過我們強烈建議不要喝。將食物「喝」下肚所傳達給大腦的飽足感訊號，和將它咀嚼後「吃」下肚有所不同。所以喝下餐點時，你的大腦無法取得應有的回應，告訴身體你已經吃過了——因此你很快又會肚子餓，即使你剛剛已經消化了很多熱量（幾乎來自糖份）。此外，果昔通常含有大量水果，早餐喝果昔會讓你一整天都覺得嘴饞、飢餓和容易疲累。總而言之，食物要用吃的，而且不要喝果昔，尤其是早上。

碳酸水：**詳閱標籤**

碳酸水可以為你的全食計劃帶來一些提神效果。請尋找只含水及天然水果或藥草調味的產品，並向甜味劑說不。此外，不要把礦泉水或碳酸水跟通寧水混為一談，因為通寧水一定有添加糖份。

茶：**詳閱標籤**

綠茶、紅茶、白茶或本花草茶（無論冰熱）都很適合作為全食計劃的點綴，但切記要詳閱標籤。有些茶含有不合規定的成分，像是甜菊、米糠或大豆。

⭐ 秘訣：請記住，許多茶含有咖啡因，因此請遵循我們的大方針，午後就只喝無咖啡因飲品或花草茶。

通寧水：**不可**

通寧水是溶進二氧化碳的含糖飲料，請勿飲用。

蔬菜汁：**可以**

雖然我們不鼓勵食物用喝的，但我們接受將蔬菜汁當作攝取額外營養的管道。然而，蔬菜汁絕對不能取代真正的蔬菜！咀嚼並吞下優質食物，永遠是我們首選的進食方式。你最好自己榨汁（也可用果汁機），因為多數市售「蔬果汁」內容物都以水果為主，或含有不符規定的成分。

⭐ **秘訣**：你的蔬菜汁最好全部都是蔬菜（頂多只能加一點點水果來調味）。不過，請

注意有些全蔬菜汁（例如加入大量甜菜根及紅蘿蔔的）可能含有過量糖份。請詳閱標籤，好好計算糖份！

水克菲爾菌：**詳閱標籤**

概念和紅茶菌相同，因此我們能接受水克菲爾菌。如果你自己製作發酵乳，請確認糖份都已被水克菲爾菌消耗殆盡（通常發酵時間足夠就能達成）。如果你購買現成產品，請避開成分表中有添加糖的品牌。

想在下次聚會時準備比白開水更花俏的飲料嗎？請參考第 390 頁的節慶飲料食譜。

我可以
服用營養品嗎？

「我的膽固醇指數下降了 70，而且輕度憂鬱／焦慮的症狀消失了，我的心情變好，耳朵癢的毛病也解決，左小腿上部那股持續超過 15 年的奇怪壓痛感也不見了，運動誘發性氣喘也好了，而且我這一季完全沒過敏！」

——瑪麗・B（Mary B.）奧勒岡州，波特蘭

30 天全食計劃期間可以吃什麼營養品？

首先，你什麼都不用吃。營養品並不是必備要素。根據經驗和科學文獻，我們認為吃高品質魚油、維他命 D₃、鎂、及幫助消化的酵素和益生菌等，有益多數人的健康。然而，這些營養品，都不是完成 30 天全食計劃的必要條件。

此外，全食計劃的宗旨，是了解食物如何影響你的外表、感受和生活方式。如果你一開始就在新飲食計劃中加入營養品，可能會讓你很難區分效果是來自飲食還是營養品。所以在計劃期間請避免攝取營養品。當然，你也可以在剛結束計劃、回復原有飲食的前幾天，試著加入一兩種營養品來實驗成效。

⭐ **秘訣**：鎂對健康有許多益處，包括解除腿部和其他部位肌肉抽筋，及減緩長期壓力帶來的症狀。但你不需要靠藥物來額外補充鎂質，泡一次鹽浴就很有效了。泡澡水保持溫熱，但不要過燙，加入一兩杯浴鹽（不要小氣！）並浸泡 20 至 30 分鐘，以達最佳效果。

我需要綜合維他命嗎？

也許可以。我們知道，你已經在吃完整又天然的真正食物，而且這些優質食材都富含維生素、礦物質和植物營養素，那麼你為何還需要攝取綜合維他命呢？因為現今土地中的礦物質含量已經大不如前，也就是說，我們現在吃的蔬菜水果，營養程度可能比不上祖父母以前吃的蔬果。而且我們不一定每次都能吃到放養、草飼和有機的動物產品，來自工廠式農場的肉品和海鮮又沒那麼營養。再加上我們有時還會外食，吃下會消耗體內抗氧化劑的植物油。因此，即使我們已經盡量攝取真正的食物，還是能靠優良且均

衡的綜合維他命提供微量營養素，以促進健康。只要確定該產品不含違規成分即可。

我需要鈣質營養品嗎？

想擁有強壯健康的骨骼，不只要靠鈣質，而且（雖然廣告一直暗示）骨骼強壯不需要靠乳製品。如果你從多種完整的真正食物攝取到維生素 K_2、維生素 C、鎂和磷等微量營養素，藉由曬太陽或營養品獲得足夠的維生素 D_3，靠舉重來增進骨質密度，並且管理壓力得宜，那麼你根本就不用靠鈣質營養品來維持骨骼強健。研究顯示，單靠補充鈣質，無法避免骨質疏鬆造成的骨折——攝取鈣質營養品能暫時加強骨質密度，但過一陣子，你的荷爾蒙將會開始對抗多餘的鈣質，甚至可能讓骨質變得比以往更脆弱。所以，不用額外補充鈣質，只要生活健康就好——你的骨骼一定會感謝你。

⭐ 秘訣：自製大骨清湯（請參考第 176 頁的食譜）、蔬菜（例如羽衣甘藍、菠菜、綠葉甘藍、芥菜、蕪菁葉和小白菜）、紫菜等海帶、肉類及海鮮（例如沙丁魚、鯷魚、蝦、牡蠣和帶刺鮭魚罐頭）、還有堅果和果仁（例如杏仁、榛果和胡桃）都能提供維持強健骨骼所需的維生素和礦物質。

我需要「綠色」（植物）營養品嗎？

植物營養品聽起來很健康，但通常含有糙米糠或燕麥麩等違規添加物，而且目前仍無足夠科學證據顯示這些營養品對健康有效。吃真正的食物（和蔬菜）才是最健康的選擇，所以加工裝填後的「綠色植物」就別吃了。

我可以吃非處方藥嗎？

如果你重感冒、喉嚨痛或出現其他季節性疾病，你可能會發現你以往服用的非處方藥物完全不符合 30 天全食計劃的規則。雖然我們希望你用更自然的方式來治療疾病（請見下方的秘訣），但若你覺得一夜好眠和呼吸暢通比遵守我們的規則重要，當然可以為了自己的健康而決定吃藥。

⭐ 秘訣：治療感冒的自然方法，包括攝取維生素 C、飲用檸檬草茶或自製骨湯，加上充分休息和補充水分。然而，你的感受與醫師的命令永遠比全食計劃的規矩重要，如果你必須吃咳嗽藥就趕緊吃吧，請保重！

我可以吃處方藥嗎？

醫護人員的指示，永遠比我們的規矩重要，即使你的處方藥含有不符規定的成分，例如小麥或玉米澱粉黏稠劑或添加糖。不過，我們鼓勵你和醫師討論你的 30 天全食計劃，可以詢問醫師，是否有更天然健康的方式來治療疾病，而非只仰賴處方藥物。（這是和醫師分享你健康飲食計劃的好機會！）若你的醫護人員替你開了營養品處方，請詳閱標籤上是否有違反規定的成分。

若有，請詢問醫師能否換成較符合規定的品牌。如果沒有其他替代品，就繼續遵照醫囑。

如果我的營養品有不符規定的成分怎麼辦？

如果你自行攝取營養品，請仔細閱讀標籤！不符規定的成分包括糖份（任何形式）、穀物（任何形式的小麥、玉米澱粉、米糠、燕麥麩或其他穀物副產品）、乳製品（乳清、酪蛋白或其他乳製副產品）或大豆（即使是卵磷脂形式）。另外，有些製造商不願公開產品的「專利配方」，讓你無法得知確切成分，如此一來，此產品形同被自動淘汰。你可以在計劃執行期間暫停服用它，或尋找其他符合規定的同類營養品。

⭐ 秘訣：即使你理想中的營養品符合我們的規範，但還是很難知道它是否能真正有益健康，或是讓你把錢丟到水裡。請使用我們的「營養品評估清單」來協助你確定這些藥丸藥粉到底值不值得吃。

- 此產品的目的，是不是取代你飲食中高品質、新鮮的真正食物？代餐奶昔、綜合蔬菜錠或早餐棒都宣稱效果跟真正的食物一樣好，但世上沒有任何一種粉末、藥丸或奶昔，能取代天然新鮮食物中所含的維生素、礦物質、植物性化合物和纖維。

- 此產品宣稱的療效是否太夢幻？營養品產業全無規範——因此製造商可以無限渲染產品的成分和效果。請小心各種誇大、無根據、過於夢幻、且缺乏長期研究支持的療效。

- 包裝上是否強調改變體態？大多數減肥／瘦身／雕塑藥丸、藥粉和奶昔都含有可能傷害健康的成分，例如興奮劑和利尿劑。承認吧——如果你靠吃藥減了幾公斤，卻沒有改變飲食習慣，你怎麼有辦法維持體重呢？

- 你是否受到強力宣傳話語而驅使？如果你的購買動機是來自激進的大企業行銷活動、恐懼訴求（「如果你不吃，就無法成功！」）或群體迷思（「所有運動選手都喝我們的奶昔！」），請好好三思。

- 是否導致吃高品質食物的預算不足？即便營養品完全符合標準，但若其每日花費讓你必須削減吃真正食物的預算，那就不值得這樣做。

如果你有疑問的營養品通過了以上清單的考驗，現在就請你運用自己的判斷力。最糟的情況是，你的維他命、礦物質或各類營養品讓你花了更多錢，卻沒有帶來宣稱的效果——雖然浪費錢，但至少對健康和體態沒有負面影響。而最好的情況是，營養品讓你的高品質飲食如虎添翼，讓你的日常飲食和生活更加完整。

我能不能抽菸或嚼菸草？

不行，菸草或尼古丁都違反原則。如果你仍在抽菸，可能會想，「我不可能同時戒菸和改變飲食。」你說得有道理。如果你覺得這些改變太巨大，我們建議你先專心戒菸，再回來進行 30 天全食計劃。反之，若你一直在尋找幫助你戒菸的方法，那麼全食計劃可能就是你的解答。許多以前有菸癮的人都告訴我們，他們實行這套飲食法的部分原因，就是想順便戒菸，而同時戒除糖份和其他心理上不健康的食物，讓戒菸過程更容易。無論是何種情況，我們都鼓勵你先解決尼古丁成癮，將戒菸列為優先任務，等準備好了，再進行全食計劃。

我能不能抽大麻或吃大麻？

大麻當然是植物，而且在你居住地方可能已經合法，但它仍不是健康的選項。抽大麻有害健康，更立即的後果是可能增強你對不健康食物的慾望，並且阻礙你的抑制機制。我們希望在這 30 天內能建立好的食物選擇，因此，除非是由醫生開處方，否則，任何形式的大麻都違反原則——當然也不能做成原始人飲食式大麻布朗尼。

你的 30 天全食計劃正餐指南

「第一次實行 30 天全食計劃前，我知道該如何照著包裝食品的指示做菜，每次成功出爐，我就非常自豪。當時，我幾乎不做肉類料理，因為很怕肉沒熟或不好吃。但現在，我的冰箱裡放滿自製肉類料理。我很清楚如何利用手邊食材，如何備料，以及如何讓家人吃到好料理，而不是吃包裝食品。感謝全食計劃的教導，我會繼續學習。」

——金柏莉・H（Kimberly H.）德州，沃斯堡

我是否都該照著你們的正餐範本來進食？

這不是正式規定，但這是很好的整體方針，讓你的飲食計劃維持正軌。我們的正餐範本有均衡的蛋白質、脂肪和碳水化合物，讓你在兩餐之間能維持飽足，又針對你的活動量提供足夠能量，並帶給你健康的微量營養素。當然，不是每餐都要跟第 194 頁的範本一模一樣——有時你也可以把肉類和蔬菜混合，做成燉菜、砂鍋或烘蛋。壓力不用太大，只要算好份量，細嚼慢嚥，等 10 分鐘後看看自己還餓不餓。如果還沒飽，就再吃一些！真正的食物很少會讓你吃過量，而且，30 天全食計劃的每樣食材，都對你的身體有益。

你們的食譜都遵守範本嗎？

不，因為不是每道菜都包含一份蛋白質和一份蔬菜水果配菜。不過，針對未符合範本的菜餚，我們會提供如何將它「變成一餐」的建議，讓你能做出屬於自己的全食料理。舉例來說，如果你要做我們的滷牛腩（第 214 頁），我們會推薦你加入甘藷、白胡桃南瓜或紅蘿蔔，變成完整的一餐。我們也會建議你如何將餐點配對，像是香煎扁鱈佐柑橘薑汁淋醬（第 240 頁）可以和綠色高麗菜沙拉（第 282 頁）及花椰菜燉飯（第 336 頁）搭配。

如果你依據我們的基礎烹飪方法（第 146 頁）來做菜，也必須自己搭配菜色。從正餐範本開始著手，攝取適量且達標的蛋白質，再加入滿滿蔬菜，也可以放些水果，接著加進一些健康油脂，無論是烹調油脂、

添加油脂或兩者併進皆可。例如做香煎雞胸肉（第 157 頁），再依第 361 頁的做法，烤一些四季豆、辣椒、洋蔥和蘑菇，然後用做一份田園沙拉，配上各種油醋醬（第 326 頁）當作添加油脂。

我不該計算熱量嗎？

不應該！這不是好消息嗎？本計劃的其中一個目標，就是讓你回歸身體的自然控制機制——也就是信任你的飢餓感受，並直覺地知道何時該停止進食。換句話說，有限度的進食數週後（同時獲得營養和飽足感），你會在肚子餓時進食，吃飽後就停下來。到計劃結束前，這種訊號會開始起作用，或許是多年來第一次！我們特別在正餐範本中規劃出建議的數量和比例，如此一來，你就不用斤斤計較熱量，或用計算機把關每種食物——即使你想減重也不用。

⭐ 秘訣：請相信我們。你可能犯的最大錯誤，就是聽信網路上那些熱量計算機，卻不相信自己身體的訊號。未來 30 天，不要量體重、量數據和追蹤數據，這樣你就能培養更健康的食物關係，讓吃飯時間更輕鬆享受，而不是變成武斷的數學課。

我能不能吃點心？

這不受限於我們的規定，所以如果你決定吃點心，只要確認符合規則就好。不過，基於一些重要原因，我們大致上並不建議吃點心。因為在正餐之間吃點心，會讓你的日常飲食習慣變成「放牧型」（少量多餐型），影響荷爾蒙的正常功能，不小心攝取過量飲食。

你可能要摸索一陣子，才知道一餐該吃多少份量，然而，如果你發現正餐吃得太少，需要攝取額外營養，那麼我們寧願你吃個點心填肚子，而不是整個下午都覺得暴躁、疲倦和飢餓。理想中，你的點心份量應該比正餐少——而且不要只吃蔬菜或水果當點心，因為它們不夠有飽足感。

如果你發現正餐一直吃不飽，就該開始稍微增加每餐的份量。先從多加一些蛋白質和油脂開始。（你的餐盤上已經充滿蔬菜，所以這方面沒問題。）你可以按部就班——只要逐漸增加餐點，直到找到正餐之間可以維持飽足的份量就好。

⭐ 秘訣：如果你很忙碌，無法規劃迷你餐，那麼請遵循這個經驗法則：每次進食時，都要包含三種微量營養素中的至少兩種。也許是蛋白質和油脂（例如水煮蛋配一點夏威夷豆），或蛋白質和碳水化合物（例如火雞肉片配蘋果），或油脂和碳水化合物（例如紅蘿蔔棒沾酪梨醬）。遵守這個規則，就能靠點心撐到下一頓正餐，全天攝取的總熱量也足夠。

我目前在懷孕或哺乳——那我可以吃點心嗎？

可以，但我們寧願你少量多餐，而不是像羚羊一樣狂吃。在懷孕初期，你吃大餐可

能會反胃。而在後期,你的腸胃可能無法只靠三餐就攝取足夠營養,讓你維持健康。(當你在哺乳時,你的時間表可能會大亂,發現自己為了配合小孩的時間,變成每三小時就吃一次。)在這些特別情況下,請少量多餐,以獲得足夠熱量和營養。可以的話,每餐之間至少間隔二至三小時──對荷爾蒙而言,吃五頓少量餐點,比整天都在吃來得好。(想量身打造懷孕或哺乳期間的 30 天全食飲食方法,請參考第 109 頁。)

正在發育期的小孩一天只吃三餐夠嗎?

小孩也是例外──他們發育得非常快,胃口卻很小,因此更需要少量多餐,或正餐間必須吃點心。我們對於嬰兒和幼童的經驗法則是,如果他們餓了,就讓他們吃!但等他們脫離了幼童時期,就轉換到一天三餐,最好是跟家人一起吃。在每餐之間可以吃點心撐過饑餓感,確保他們攝取足夠熱量和營養。請遵守剛剛提過的點心指南。(替孩子量身打造 30 天全食飲食,請參考第 117 頁。)

我工作了一整天,可以吃三餐以上嗎?

當然,如果你早起又晚睡,可能會需要吃四餐(甚至五餐)才有足夠精神。每餐之間請盡量間隔三至四小時,如果間隔太短,荷爾蒙可能會沒有足夠時間發揮作用。

我的運動量很大或很規律,應該吃三餐以上嗎?

你可以,也應該多吃點,尤其當你參加高強度運動計劃、健身計劃或跑步、腳踏車等耐力運動時。在運動後多吃一餐(請參考第 194 頁的正餐範本)是確保身體獲得額外營養和熱量,以維持活動量的最好方法。計算好運動後的用餐時間(最好是在半小時內),也能讓你更快速有效地啟動身體的復原過程。你可以攝取相當於正餐份量、好消化的蛋白質,例如蛋白、雞胸肉或鮭魚;以及來自一些澱粉類蔬菜的碳水化合物,例如馬鈴薯、白胡桃南瓜或橡實南瓜。(不用擔心添加油脂──這對運動後餐點而言較不重要。)接下來,過一小時至一個半小時後,再吃平常的正餐。

⭐ 秘訣:我們也贊同在運動前吃點心,讓你的身體知道要開始運動了。在運動前的 15 至 60 分鐘,吃一小份蛋白質和一點點油脂,但不要攝取碳水化合物。可以吃水煮蛋和一小把夏威夷豆,或肉乾配一些酪梨。如果你一早起來就先做運動,最好先吃點東西。還是對運動前吃東西有所遲疑嗎?試一週看看吧!你也許會驚訝地發現,肚子裡有點食物,讓運動時感覺更強壯了。

我不喜歡吃早餐,可以跳過不吃嗎?

你是大人了,基本上你可以隨心所欲。但既然你問了,我們必須強力反對你跳過早

餐。如果你一早起床不覺得餓，代表你的荷爾蒙還沒分泌。讓荷爾蒙恢復作用的好方法，就是符合生理時鐘的早上吃點東西。如果你一天太晚才開始進食，你的荷爾蒙可能會大亂，所以到了晚上會想吃更多東西，而且通常不是健康的食物。這代表你吃完晚餐後，可能還會狂翻櫥櫃和冷凍庫找點心吃，讓荷爾蒙更加混亂。總之，起床後一小時內就吃早餐，才能讓你的新陳代謝正常。

⭐ 秘訣：如果你早上起床真的不餓，可參考此經驗法則：吃早餐前不要喝咖啡。我們知道你不喜歡這樣，但咖啡會抑制食慾，可能讓你更不想進食。所以請先加熱平底鍋，再開咖啡壺──這都是為了你好。

我整天飢腸轆轆

這情況很常見，特別是進行全食計劃的頭兩週。你以前也許習慣用糖份來供給動力，但現在你不再大量攝取糖份，因此身體開始需索動力。如此一來就會引發飢餓感，即使你其實不需要熱量。而好消息是，你體內有替代動力來源（脂肪），在接下來一兩週內，身體就會習慣使用它。所以請記得，這情況會過去。如果你餓了，就多吃一頓正餐或點心，只要確認符合我們的規範就好。但如果想靠吃果乾或果昔來提振活力，就等於幫倒忙。

我都不覺得餓

這情況也很常見，特別是進行全食計劃的頭兩週。你現在吃的食物比以往那些難戒口的食物更有飽足感，所以你的身體還不習慣吃得這麼滿足，因此你在靠近午餐或晚餐時可能還不太餓。不過，就熱量或微量營養素而言，一天吃三餐是維持健康的最基本條件，因此請確實遵守。通常到了第二或第三週，你的飢餓感就會自行調整，讓你在早午晚餐前都準備好進食。

吃多少水果算過量？

這要看幾個因素而定。第一，現在是什麼季節？夏天吃大量水果很正常，因為又新鮮又是當季，而且你的活動力也較高（像是健行、騎車、較多戶外活動）。第二，你為何吃水果？如果你突然想吃甜的，所以才拿香蕉或葡萄來吃，那麼請你三思。我們相信你也不想在結束全食計劃後，還是同樣嗜甜。更何況，在大腦發脾氣時，繼續用糖份來安撫它，等於根本沒有改變飲食習慣。第三，你的活動量多大？如果你是運動員、週末熱中運動、或活動量算大，也許就需要刻意每天都攝取水果，以獲取更多碳水化合物。

總而言之，你可以自己決定該吃多少水果。一般來說，我們建議從一天兩份水果開始，並且和正餐一起吃（而非單獨吃），但如果你在炎熱的夏天吃了四五份水果、或在

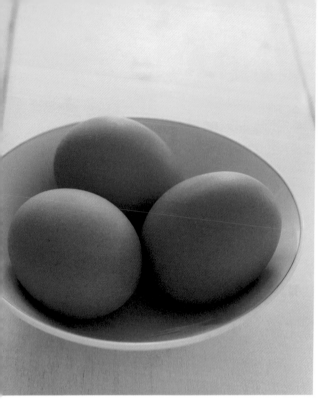

寒冷的冬天完全沒吃水果,也沒有關係。

⭐ **秘訣**:請特別小心水果乾。它基本上就是天然版的糖果──尤其是椰棗──所以等到從事健行或騎車等戶外活動、或忙碌時需要立即進食時再吃。此外,請詳閱蔓越莓或櫻桃等果乾的標籤,確認沒有添加糖份(或是以蘋果汁來調味、而不是糖)。

吃多少蛋算過量?

你很少會一口氣吃太多蛋──達拉斯的早餐有時會用五顆蛋做蛋捲。如果你攝取的是 30 天全食計劃這種健康的抗發炎性飲食,就不用擔心蛋裡的脂肪和膽固醇。當然,你的蛋白質來源應該要多樣化──如果你每天早餐都吃蛋,就會錯過鮭魚、牛排或其他來源所含有的微量營養素。但一次吃兩三顆、甚至五顆蛋真的沒關係。

⭐ **秘訣**:放養和有機雞蛋是很棒的蛋白質來源,買蛋時,尋找紙盒上有「放養」的品牌(「放養」和「散養」或「非籠飼」有很大不同),更好的做法就是詢問當地牧場如何飼養雞隻。

這樣吃好多肉。

這根本不是問題吧?你可能會覺得「這樣吃好多肉」,因為我們要求你每餐都要包括一份動物性蛋白質。但請注意,這樣的份量其實是很適中的(每份約手掌大小,一日三份,和美國建議每日攝取量相同),而且我們還有用大量蔬菜來均衡。此外,不是每餐都必須吃紅肉、培根或香腸──可以加入魚肉、貝類、家禽肉、豬肉和雞蛋,來攝取多樣的胺基酸和微量營養素。

這樣吃好多脂肪。

我們知道你看起來好像每餐都吃下很多脂肪,但這完全是因為我們的想法受到制約,認為脂肪就是不好的東西。如果你想訓練身體有效地將脂肪當作動能,就必須給它一些脂肪對吧?而且脂肪是造成飽足感的重要因素,還能讓你的食物美味程度增加73%(這有科學證據)。所以請不要擔心每餐吃下半顆酪梨或幾大匙食用油。事實上,如果你的體型或運動量較大,可能還得攝取比範本所建議還多的脂肪。

★ 秘訣：我們在規劃時已經有考量如何安全、健康、持久的減重，因為我們知道這是多數人的主要目標——所以你不用將脂肪攝取量降到低於我們建議的範圍。試圖用小聰明來加快減重速度，可能會造成反效果。如果你長期吃不飽，你的荷爾蒙可能會失去平衡而大亂——而且你會一直覺得餓，精神萎靡不振，還會脾氣暴躁，因為老是處於疲倦和飢餓之中。所以你可以維持在我們的最低門檻，但請不要再降低脂肪攝取量。雖然聽起來很扯，但減少食量反而可能讓你的減重計劃功虧一簣。

如果我的蛋白質來源油脂較多，是否該減少脂肪攝取量？

不用。你的正餐中，有些肉類油脂較多（例如鮭魚或肋眼牛排），有些油脂較少（例如雞肉或豬排）。由於你一週內會變換多種蛋白質來源，因此最後平均起來不會差太多。只要遵循飲食指南，無論蛋白質來源為何，每餐都攝取建議脂肪含量即可。

食用油算是添加脂肪嗎？

算，但光靠食用油通常無法滿足「添加脂肪」的需求量。（你一餐通常只會用一兩大匙的油脂，而且有些油最後都留在鍋裡。）如果食用油是食譜中唯一的脂肪，或如果你決定將餐點自然產生的油脂瀝乾（例如牛絞肉），那麼一定要用其他形式再增加一些脂肪。另外，你可以盡情在每一餐中混合不同脂肪，如果脂肪不只一種，只要讓含量偏低即可。舉例而言，如果你想在完美漢堡（第 153 頁）上，加上水牛城美乃滋（第 304 頁）和酪梨醬（第 308 頁），那麼只要各自減少一點份量就沒問題了。

★ 秘訣：不用太糾結於這點！跟隨你身體的飢餓訊號和飽足訊號，並且記得，因為你的食物和餐點非常多樣化，所以即使這餐多了一點脂肪，但過幾天另一餐的脂肪可能會少一些，兩餐均衡起來就剛好了。

我做這些料理時，最後都超出兩人份或不足兩人份。

食譜的份量只是大概——畢竟一種份量不可能符合所有人的需要。如果你發現自己每餐需要更多蛋白質，就每種料理都多加一些——除非你必須把肉加倍，才需要調整調味料、醬汁或香料的份量。如果你發現自己剩下太多菜，再適度減少份量即可。（而且每道菜的蔬菜份量都可以盡情增加！）

食材採購

「身為專業運動員，能量來源非常重要，我必須清楚知道每餐吃了些什麼，我對麩質和乳製品過敏，但我原本都不知道它們可能藏在哪些食物裡。30 天全食計劃飲食法就像是無價之寶，讓我成為食材採購達人！現在我知道如何避開狡猾的糖份、麩質和乳製品。我已經進行了幾次 30 天全食飲食，並學會如何輕鬆採買和準備最美味健康的料理！」

——艾瑞卡‧汀吉（Erica Tingey）國際自行車總會（UCI）職業選手、二度全美冠軍

30 天全食計劃新手最常遇到的其中一項挑戰，就是食材採購。你不能像以前一樣看到什麼就買什麼——在這個飲食計劃中，你必須嚴格檢視每項產品的標籤，而且可能得買一些平常不會買的東西。

而且，你現在的採買花費可能比以往更高。我們想開門見山說明這一點，以建立正確觀點。吃真正的食物，並不會比吃重度加工的速食或便利食品還貴，但剛開始時，你可能會因為要一口氣買下一些較昂貴的廚房常備產品，而花了較多的錢，例如食用油或香料。但跟那一點錢相比，攝取完整、營養且健康的食物，讓你的外表、感受和生活更美好，不是更值得嗎？多數人在感受到效益後，就開始重視起健康食物，也願意在生活中其他方面少花一點錢，挪出更多預算買草飼肉和有機蔬菜。

許多人甚至覺得 30 天全食計劃讓他們省下一些錢，因為他們都自己煮，不再花錢買垃圾食物和酒，也很少外食。無論如何，我們都瞭解你的預算和時間有限，所以請參考我們採購食材的經驗談。

首先，一定要做好規劃。

第一次執行 30 天全食計劃時，省時省錢又省力的重點，可以濃縮成兩個詞：正餐。規劃。

我們已經說過了對吧？（請溫習第 25 頁起的內容。）幾天前就規劃好全食正餐，並列出每餐的採買清單，這樣你就能只買需要的食材，而不會受到誘惑而買了額外的東西——它們加起來也是很可觀的！如此一來，也比較不會浪費食物，因為你買的食材

一定用得到。

事先規劃好正餐也非常紓壓。你知道自己的晚餐已經在鍋中細火慢燉，讓你工作時沒有後顧之憂，也比較不會在又餓又累地回到家時，想訂披薩解決一餐。

你決定要做哪些料理後，就可以列出詳細的採買清單。建立清單比較簡單的方式，是從 www.whole30.com/pdf-downloads 下載免費範本，勾選你需要的食材，然後寫下種類（例如豬肩肉或排骨）和所需數量或總數。

有計劃的計劃

針對習慣及轉變的研究顯示，最好的計劃，是縝密周詳，但不會太過好高騖遠、難以達成。事前規劃得太長遠（例如規劃好一整個月的正餐）十分耗時費力，而且如果你下下星期二突然不想吃牛排怎麼辦？規劃到未來三天至七天最為理想。你不用每天都得思考要吃什麼，但也不會久到覺得自己好像下半輩子都離不開全食計劃了。事先計劃也能讓你的頭腦快速體驗到一些「小成果」——在執行計劃的頭幾天順利完成正餐，會讓你有自信繼續向前邁進。請你依據自己採買的頻率、食物選擇的彈性程度和預算，來決定一次要做幾天的規劃。

現在你已經準備好正餐規劃和清單了，該是出門採買的時候了。但先等等——這件事也需要計劃！

首先，你必須有充足的採購時間，尤其是準備事先「屯糧」時。不要以為你會像平常一樣只花 20 分鐘解決，因為閱讀標籤和尋找新食材會花不少時間。如果你有小孩，請盡量不要帶他們去。空出一小時的時間去採買，會減輕許多可能面臨的壓力，也讓你在下次帶小孩出門買東西前，有機會先好好練習我們的採購方針。

如果你的另一半想要跟你一起採買兼學習，就更完美了——但如果你擔心他們會像嬰兒一樣難帶，那最好也把他們留在家。

聰明採買

現在你已經到了店裡，手上拿著清單，那麼該從哪裡著手呢？

為了最有效運用你的預算，請聰明地採買。我們的清單將蛋白質列為最優先是有原因的——先買肉類、海鮮和雞蛋，並盡可能選擇草飼或放養的產品。如果你的預算實在有限，也許可以參考店家傳單上的特價商品來規劃正餐，或選擇可用較經濟實惠的部位來做的料理（例如第 214 頁的滷牛腩、第 242 頁的鱈魚佐香菇紅椒漬、或第 344 頁的烤豬肩胛肉），而不是買較貴的腰內肉或扁鱈。

採買策略

在人潮較少的時候到商店採買，就能更悠閒自在地尋找食材、閱讀標籤。詢問當地商家的進貨時間和特價周期，並在商品最齊全、價格最低的時候採買。但請不要一下班就過去，因為這時間店裡會擠滿來「順路買個東西」的人潮，最好的策略是先回家吃晚餐，等到晚上七點左右再去採購。此外，週末下午是商店最繁忙的時刻，通常商品也比較不齊全，但許多家庭仍會把週日當成固定的「屯糧日」。重點就是選擇最適合你的策略，並讓它成為每週的例行公事。

可別小看冷凍漢堡肉、冷凍鮭魚或冷凍蝦，它們是取得高品質肉類的另一種經濟實惠選擇。但一定要仔細閱讀標籤，因為很多包裝漢堡肉和肉餅含有不符合規定的成分。最後，雖然放養和有機雞蛋比較貴一點，但它們仍是你攝取蛋白質最便宜的來源。

接下來，來到農產品區，買一些有機蔬菜水果，有餘裕的話再買些新鮮香草。多買些不能剝皮的蔬果（例如萵苣或莓果），再買有皮或可去皮的蔬果（例如酪梨或洋蔥）。在農產品區或許也能買到新鮮香草，它們能為你的餐點畫龍點睛。（香菜和歐芹通常跟青蔥放在一起，而羅勒、蒔蘿、百里香和其他香草較常以塑膠小包裝販售。）

最後，冷凍萬歲！藉由冷凍蔬菜，可以經濟又輕鬆地攝取綠色（和紅色、黃色）蔬菜。只要確認你的綜合蔬菜不要充滿玉米、皇帝豆或其他不符規範的「蔬菜」，也不要浸泡在糖水中就好。而冷凍水果（例如莓果）也是讓你能在二月品嘗夏日風味，又不用花大錢買非當季水果的好選擇。

下一站，前往走道貨架，尋找健康的油脂來源和儲藏食品。計劃好如何隨著時間推進儲備健康的油品，因為它們的價格可能僅次於蛋白質。首先，先買幾種每天都用得到的食用油。優先選擇特級初榨橄欖油、未精製椰子油和奶油（自己將奶油分離純化，比購買印度酥油便宜），因為食譜中最常使用這些油。雖然它們不便宜，但你只要一兩個

蛋白質優先

「有機飲食」並不在我們全食計劃的考量之內，但若你能力許可，我們非常推薦你這樣吃。如果你只有一點預算能買有機食品，我們希望你以動物蛋白質為優先，其次才是蔬菜和水果。農藥當然也不美味，但我們認為工廠式農場對動物（和牠們的肉）更加有害，因此，你必須尋找在飼養在自然環境中、吃天然飼料的動物來源。請挑選包裝上寫了「100% 草飼」、「放養」、「有機」的產品，或向肉店詢問牲畜的飼養方式。

當季優先！

感謝現代的農業技術，讓我們幾乎一年四季都能吃到各種蔬果。但最健康且經濟的採買策略，就是了解每季盛產哪些食材。因為在新鮮、當季時購買的蔬果，營養價值最高。（而非產季的農產品可能由海外運送而來，在長途運輸過程中，難免流失關鍵營養素。）當季蔬果也比較便宜，像是在三月買的葡萄，結合了長時間運輸、高額燃料成本和其他因素，所以價格高得令人咋舌。最後，以當季、天然為原則，能讓你攝取到健康且多樣的飲食，身體就能獲得大量微量營養素。你可以在 www.whole30.com/pdf-downloads 下載我們的當季農產品指南作為參考。

月買一次就好，所以可以當成一種投資。

接著，再添購料理中需要的脂肪，像是酪梨（回到農產品區尋找）、全脂椰奶或椰子片，然後抓幾罐橄欖罐頭備用。最後，買一些堅果和果仁，可以入菜，也可以當成忙碌時即開即吃的脂肪來源。只要買你需要的量即可——因為比一次買一大包便宜——如果你買的是綜合堅果，請注意裡頭不能有花生！

最後一步，就是採買其他會用到的庫存食材，如果可以的話，也買些基本常備品。（可參考第 192 頁的採買清單。）包括幾種常用香料（例如鹽、胡椒、芥末、孜然、辣椒粉、大蒜粉和洋蔥粉），並且視自己的能力慢慢增加庫存。

你可以自己決定該多久採買一次。頻繁採買（一週數次和一週一次相較）有幾個好處。首先，因為你買的食材都是會腐壞的，所以如果較常採買，這些食物比較不會還沒用到就壞掉——這也是省錢妙招。此外，一週採買數次代表你一次只要規劃幾天的正餐，這樣就能較彈性地加入最新的特價商品，或依家人的口味或需求做機動調整。

然而，你可能沒時間每星期做好幾次規劃、準備、和採買。從時間角度來看，一週採買一次當然比較簡單，也比較能控制成本。若是如此，你可以將正餐規劃範圍延長至七天，並仔細列出每道菜的採買清單。

香草小建議

新鮮香草的香氣無與倫比，但如果你想省點錢，可以用乾燥香料來取代。一般來說比例約是 1 比 3（1 小匙乾燥香料等於 1 大匙新鮮香草）。不需要完全按照這個比例——因為香草的彈性很大，而且也許你會喜歡比食譜份量還多的香菜或蒔蘿。在家裡自己種羅勒、百里香或迷迭香也非常簡單！只要準備幾個盆栽，一個照得到陽光的流理台或桌面，和一個澆花壺就夠了。

請從清空冰箱開始做起（把上週的剩菜吃掉），因為你需要空間放下一週的大批食材。最後，告知家人下星期會完全照計劃吃——但你出門採買前會徵詢他們是否有特別需求。

外出用餐

「我實行此計劃 30 天，後來又持續了一陣子。我原本是個需要自行注射胰島素的第二型糖尿病患者，現在我連藥都完全不用吃了（在醫生監督之下）。我以前從未想過會發生這麼好的事，但真的發生了。我想鼓勵大家用 30 天嘗試這個計劃，因為它真的改變了我的人生。」

——瓊恩・H（Joann H.）地點不公開

你執行 30 天全食計劃時，可能會遇到至少一次上餐館的場合。對於工作經常出差、或需要喝酒吃飯的人而言，在餐廳或機場美食廣場吃飯的機會，可能比在家吃還多。剛開始嘗試這種新的飲食方式時，會覺得外食很困難。我們的目標是讓計劃執行期間的商務午餐、家庭聚餐或出國旅行變得更容易（也更美味）。

但首先，我們要先解決一件事。

請接受一個事實，接下來，你可能會覺得自己像個奧客。就是老是在餐廳裡問一堆問題，換一堆食材，然後還是什麼都不滿意的那個奧客。

沒錯，那個奧客很可能就是你。

請聽從我們的建議，別激怒服務生、廚師或和你一同用餐的人。如果採用我們的策略，不僅你滿意，服務生開心，同桌的人甚至根本不會發現你沒吃麵包。真是皆大歡喜。

以下就是我們為 30 天全食計劃之「健康快樂外食之旅」所擬定的時間表。

事前

首先，和一群人用餐前，負起主導責任，並提議一間符合你飲食標準的餐廳。當大家說「你們想去哪吃？」「我不知道，你想去哪呢？」時，你就應該馬上說，「我們去這間吧！餐點很好吃，你們一定會喜歡。」大家會對你的果斷印象深刻，你也能藉此掌握用餐環境。

用餐前稍微研究一下你要去的餐廳。花越多時間做功課，就越了解它。先上網瀏覽餐廳的菜單，看看有沒有桌邊特餐（像是溫麵包或莎莎醬薯片），找找他們是否有過敏原聲明或無麩質菜單，並注意餐廳是否有特

GOOGLE！

小型當地餐廳通常比大型連鎖餐廳更能配合換食材或客製化。如果你對此區域不熟，可在網路上搜尋「有機早餐」、「農場直送」或「草飼漢堡」等辭彙。

殊規定——要是不能換食材，你可能會覺得很棘手。現在就規劃好如何點餐，到時候你就不會被其他比較不健康的菜色誘惑。

如果有時間，也可以直接打給餐廳。詢問他們使用哪些食用油，以及他們是否願意配合你的特殊飲食需求。告知餐廳老闆或經理你即將上門光顧，你會提出特殊要求，並提前感謝他們的體諒。

點餐時

先來段心靈喊話：與其為了提出特殊要求而感到難為情，不如掌握自主權！你一定能夠找到方法明確地提出需求，卻不會表現得像奧客。此外，如果你對自己的「瘋狂飲食」太小題大作，那麼同桌的人也會有同樣感受。如果你自信且平穩地點餐，一副沒什麼大不了的模樣，其他人有可能會自然而然跟隨你的腳步。

讓店家知道你有些飲食限制，所以會問一些關於菜色的問題。如果你知道自己對特定成分過敏或敏感，請清楚表明，並告訴店家你非常感謝他們的協助。（我們晚點會說明如何表達謝意。）如果你對店家有耐心且充滿尊重，他們也會以禮相待。

詢問店家你想點的餐點中，是否有未提及的成分（像是沙拉中的起司或麵包丁）或備料方式。請堅定但和善地表達需求。你可以說，「請問能不能用蒸的，不要用煎的？」或是「請問我能不能把醬料改成橄欖油和檸檬？」

要求蔬菜能否不要用植物油煎，改成用蒸、烘、烤、或用橄欖油清炒。確認所有烤馬鈴薯都是原汁原味，沒有加入未澄清奶油、起司或酸奶油。而蛋捲或炒蛋裡經常含有牛奶或鬆餅粉，目的是讓它們更蓬鬆，因此請點帶殼蛋或水波蛋。請店家提供瓶裝橄欖油、醋和一些新鮮檸檬片，作為沙拉、蔬菜或肉類的醬料。

你可能必須捨棄餐點中所有的醬料，因為其中可能添加了糖。（番茄醬也一樣！）如果你的餐點需要一些調味，請詢問店家能

避免「狼來了」

除非真的會「過敏」，否則別亂說。有些人很愛講「過敏」，卻可能害到真的對某成分有致命程度過敏的人。因為許多人只是不喜歡吃某些食物，卻聲稱自己會過敏，可能產生「狼來了」效應，讓店家逐漸感到厭煩，而疏忽了標準程序。

聰明地替換食材

跳脫菜單，發揮創意！點三明治時，肉換成雙倍，用生菜取代麵包來夾餡料。點義大利麵時以菠菜為配料基底，將薯條換成雙倍蔬菜，或詢問店家能否將你點的主菜配菜換成另一道料理的沙拉。大多數壽司餐廳甚至能提供無米版本的壽司捲！不過，更重要的是你的特殊要求必須在合理範圍內。用烤馬鈴薯來取代炸薯條很合理，但沒有店家會願意幫你把義大利麵換成櫛瓜麵！

否提供新鮮的莎莎醬、酪梨醬、橄欖油、檸檬或萊姆。

送餐

餐點上桌時，請仔細檢查。雖然你已經清楚表明需求，但有時服務生或廚師仍會搞錯。如果只是簡單的錯誤，例如沙拉裡放了麵包丁（而且你對出問題的食物沒有非常敏感），那麼只要把它們挑出來，就可以享用餐點了。如果料理中加了米飯、玉米或麵包，你可以禮貌地退回餐點，或吃的時候盡量避開它們就好（但如果你對它們過敏，就真的得把餐點退回去）。

如果你必須把餐點退回廚房，不要怪罪店家，也不要挑起爭端。因為有可能是你的要求比較複雜，而店家不習慣處理你餐點需要的替換食材或特殊需求。請冷靜且明確地解釋出錯的環節，並感謝店家的配合。

最後，要記得吃飯這件社交活動本來就是為了開心。你可以盡力解決菜單問題，但不用過度要求完美，而且請謹記，雖然你的漢堡很空虛、沙拉很無聊，但你外食的目的是要跟同桌的人交流。（如果你飯後還是沒吃飽，當然可以從「緊急存糧」中拿出蛋白質棒來充飢。）

解決問題

如果同桌的人突然問你想吃什麼，千萬別慌張。首先，要知道現在不是傳達 30 天全食計劃理念的好時機。說真的，看看四周，大家都在吃麵包、洋蔥圈、披薩或三明治，也許還在喝飲料。你真的要在這時候大談發炎性蛋白質和成癮食物嗎？這種行為會讓你瞬間失去朋友和疏遠大眾。

別忘了，一同用餐的重點不是食物本身，而是同桌的人以及社交互動。如果質疑你的點餐選擇，你可以簡單回答，「我這個月在做『營養調整』，所以吃得比較不一樣。」如果他們追問細節，你就熱情地說可以寄信或回公司再跟他們分享詳情。然後可以問大家一個問題來轉移焦點：「有人看了昨天晚上的比賽嗎？」或「有人最近去打高爾夫球嗎？」

熟能生巧

多練習也不一定會比較簡單，所以如果你對第一次外食不滿意，也不要就此封閉自己。你可能會很想放棄社交場合，但這樣只會讓你失去能讓自己維持健康的支持和互動。（此外，這樣你的朋友就有理由說，「你進行這個飲食計劃後變得好無趣。」）等你對全食計劃更熟悉後，就越容易在社交場合或餐廳中運用自如，所以請謹慎規劃、仔細準備、勤加練習！

如果全桌人似乎都對你的新健康飲食計劃很有興趣（而你也樂意分享一些細節），那麼請把重點放在你「吃」什麼，而非「不吃」什麼，並且談談你的個人經驗。「我這30天只吃完整且營養豐富的未加工食品。有點復古——就像你阿祖他們會吃的東西。我覺得很受用，讓我更有活力。」接著，告訴他們，細節等餐後再聊，然後（再次）轉移話題。

如果你覺得有壓迫感，或別人想批鬥你的飲食選擇，請退一步。你可以幽默但禮貌地說，「我很討厭在食物面前聊食物。我們先好好吃飯，晚點再取笑我的怪異飲食。」接著，可以轉移話題或藉故去上廁所，讓餐桌上換個新話題。

結帳

呼，你辦到了！飯吃完了，你得好好感謝辛苦的服務生，請和他們說「謝謝你們接受我的特殊要求。」

如此一來，以後你就可以快樂健康地出門吃飯了！祝用餐愉快！

說謝謝！

你該感謝的不只如此！如果你對這次用餐經驗非常滿意，或用餐地點在你家附近，請一定也要謝謝餐廳經理或老闆，讓他們知道你多麼感激服務人員和廚師的體貼和用心。你的目標是，下一次去那間餐廳吃飯時，他們不會想起你是「那個奧客」，而是「那個好人」。

旅行

「幫我針灸治療偏頭痛的物理治療師，推薦我嘗試這套飲食法，結果對我而言就像奇蹟發生！困擾我一輩子的長期偏頭痛和許多其他健康問題，幾乎全都消失了，現在我也可以減少或取消服藥劑量了。」

——蓋爾·G.（Gayle G.）南卡羅萊納州，薩默維爾

無論你是常搭飛機、常開車，或正在規劃家族露營，要在旅行時繼續遵守規則，其實沒有想像中困難。關鍵就是我們在書裡不斷提及的「規劃」和「準備」。

大致上來說，旅途中最難攝取足量的就是蛋白質，因此請事先計劃並帶夠存糧。出發前一晚煮些雞肉或鮭魚，準備一打水煮蛋，或做好一些蛋白質沙拉（第 161 頁）。在正常氣溫下，這些食物沒冰也能放好幾個小時，因此很適合搭機或坐車時帶在身上。

鮭魚是 omega-3 脂肪酸和蛋白質的絕佳來源。用煙燻鮭魚做成甜瓜鮭魚捲或芒果鮭魚捲，用牙籤固定好再打包，不冰的話，最多能保存三小時，是很不錯的選擇。

水果是旅途中最容易取得的碳水化合物來源，但請不要忽略蔬菜！紅蘿蔔、芹菜和甜椒都是爽脆的碳水化合物食物，跟酪梨醬或莎莎醬也是絕配。如果可以的話，帶著輕巧砧板和尖刀出門，方便你製作即食料理。

旅遊考量

以下是規劃旅程時必須考慮的一些問題：

- 旅行時間多久？（是 3 小時的飛機，還是 24 小時公路之旅？）
- 我會在餐廳吃飯，還是吃自己帶的食物，或兩者皆是？
- 目的地附近有健康食品商店嗎？或者食材都必須自備？
- 我會有冰箱可用嗎？還是能自己帶保冰設備？
- 我有空間準備食物嗎（例如小廚房或露營爐具）？還是都必須拿了就走？
- 我能不能帶一些食物上路？還是沒有空間可放？
- 我帶的東西會不會受限制（例如飛機上的液體規範）？

開車露營

如果你要開車露營，請自備一個超大保冰箱，裡頭放些原始人預製餐（pre-made paleo）。這些是由廚師製作、且符合我們標準的冷凍料理包，可以用明火或小露營爐加熱來吃。想想看你不用吃燒焦的熱狗，而是享用石榴手撕豬肉、克里奧爾烤雞或醃漬側腹牛排。再點一些蔬菜搭配蛋白質，或自備馬鈴薯沙拉、烤根莖蔬菜或湯品來當配菜。還有更厲害的，你可以用營火來烤鳳梨塊，相較之下烤棉花糖算什麼。

（也請攜帶自己的塑膠餐具和紙巾，以免在機場趕飛機或在加油站時沒時間停下來找。）

　　甘藷、白胡桃南瓜等蔬菜罐頭也很適合帶出門，雖然很難通過機場安檢。這時候，小包裝嬰兒食品（100公克或以下）就是另一個好攜帶的碳水化合物選項。如果機場人員檢查你的嬰兒食品，卻發現你沒帶小孩時，請忽視他們的表情。

　　最後，別忘了脂肪！它們讓你維持飽足感，並遠離加油站的糖果貨架。堅果和果仁是旅行時非常方便攜帶的脂肪來源，但缺點是容易吃太多。不妨用橄欖來代替！它們很好攜帶、不需要冰箱，而且一大堆橄欖才等於一盎司堅果的脂肪量。而搭機前記得把橄欖的液體瀝乾，並裝入塑膠袋中。你也可以帶一罐椰奶（搭機時可帶幾盎司）、椰子粉、椰子油或一整顆酪梨。

　　請參考我們的旅遊指南（第195頁）以獲得更詳盡的食物及訣竅建議。

梅莉莎的出差指南

我們經常出差參加研討會和活動，我們會提早做功課，因此連在旅途中也能順利地進行30天全食法。還沒登機前，我已經知道目的地最近的商店在哪，以及該區哪些餐廳最可能有我能吃的餐點。我總是要求旅館房間要有冰箱，最好有小廚房。如果我們要在旅館房間裡做料理，我會裝好一小包椰子油或其他食用油帶去，因為我們可不想每到一個新的地方就買一整罐油。最後，我們已經做好心理準備，旅途中的食物會很無聊。我們經常隨便吃個漢堡充飢（沒麵包、沒起司、沒培根），勉強配點沙拉。因此，我們在家一定會吃得很豐盛，以彌補旅行時缺乏的營養和美味。最後一點，我們一定會帶一些即食點心，以備不時之需，像是牛肉乾、牛肉點心條和蛋白質棒，以免遇到飛機延誤或塞車等狀況。（詳情請參考第195頁。）

點心、食物依賴、體重計

「多年來，我試過多種飲食計劃。這種惡性循環讓我身體開始出問題，還罹患飲食失調症。30 天全食計劃帶給我重大的轉變，因為它改變了我與食物的關係。我不再有暴飲暴食的衝動；這套飲食法不再只是飲食計劃，而是成為我的飲食偏好。我嗜糖的毛病也完全消失了！嗜糖是我以前罹患飲食失調時最嚴重的問題之一。我曾經深受糖的折磨，而現在我完全不需要它了。」

——埃利斯 H.，地點不公開

如果原料都符合規定，為何不能吃烘焙食品或點心？

短版答案：因為餅乾就是餅乾，而 30 天全食計劃不允許任何餅乾（或鬆餅、麵包、布朗尼）。長版答案：你的部分行為讓你變得容易嘴饞、情緒上過度依賴食物、飲食容易失控（我們猜想這可能是你看這本書的主因），而我們的宗旨就是要改變這些行為。你真的想在進行這套飲食法時，還一直吃以往那些高滿足、低營養、讓人停不了口的食物嗎？如果你結束全食計畫之後，對飲食的習慣、嗜好和選擇還是跟以前一樣，那麼你很難獲得改變一生的長遠成功。畢竟那些同樣的習慣、嗜好和選擇，就是一開始讓你健康出問題的原因！請藉由這套飲食法來改變你的習慣，戒除不健康的嗜好，並和食物建立健康的新關係。遵守我們的規矩，你絕對不會後悔，因為你建立的新飲食習慣和

模式，將會守護你一輩子。

但我的鬆餅原料只有一顆蛋和一根香蕉。

真的不要吃鬆餅。規定就是規定，請繼續看下去。

不是應該由我自己決定哪些食物算違規嗎？

嚴格上來說，是沒錯。你已經是成年人了，我們不會跑進你的廚房，搶走你的鬆餅。但我們設立了飲食計劃的規矩，明定哪些食物違規，而你自己決定投入這個計劃。加入 30 天全食計劃後，又抱怨規矩太嚴格，就如同加入足球隊後，卻不滿不能用手接球。如果你想獲得這套飲食法帶來的生理和心理效益，請好好遵守規範，當然也不能吃我們特別強調違規的烘焙食品和點心。請

記住，才 30 天而已。說得誇張點，如果你現在就因為一個月不能吃鬆餅而焦慮，那麼好戲還在後頭呢！

⭐ **秘訣**：這些食物的問題是，它們的味道很接近你以往吃的食物，卻又差了一截。如果披薩皮是杏仁粉做的，披薩上沒有起司，它的味道就是和你愛的那種深盤披薩有差距，卻足夠讓你的大腦一直想「我想吃披薩」。如果你在全食計畫期間，一直吃這種山寨版食物，會讓你的大腦不斷渴望垃圾食物和點心所帶來的滿足感。等到你某天壓力大、心情不好或感到寂寞時，你就會決定這些山寨食物完全沒用，而你是大人了，想吃真正的披薩就去吃……一回過神才發現，你的全食計劃已經結束了，而你又回到原本拚命想打破的愧疚／丟臉／報償循環。這樣實在不值得……而且，才 30 天而已。

除了麵包、鬆餅和冰淇淋，還有哪些食物也不符合這項規定？

不符合這條規定的包括：鬆餅、麵包、玉米餅、比司吉、可麗餅、瑪芬蛋糕、杯子蛋糕、披薩皮、鬆餅、穀片、洋芋片、薯條，另外還有一份食譜也不行，就是將蛋、椰棗糊和椰奶混合成濃稠滑順、類似糖漿的調和物，可以讓苦苦的黑咖啡再次變得香甜可口。然而，雖然這份清單適用於所有人（即使對麵包或鬆餅「沒有問題」的人），但你的違規清單中可能還會包含其他未列出的食物。

等等，還有其他食物也屬於這分類嗎？

不一定。以上這些食物特別明言禁止，但還有其他食物可能處於「灰色地帶」，我們希望你能自己負責分辨。舉例來說，腰果餅乾營養棒基本上符合 30 天全食計劃的標準，也是跑馬拉松或爬山徑時的絕佳選擇。但如果你用它來取代平常下午 3 點時吃的巧克力棒，並且發現你吃它時（或吃後）有點失控，那麼我們建議你將這習慣認定為不健康，並且告訴自己，「我在這 30 天內不適合吃這種食物。它很危險。如果我想改變飲食習慣，就不要碰它。」

為何甘藷「饅頭」、羽衣甘藍脆片和櫛瓜麵就可以吃？它們不也是在模仿不健康食物嗎？

真正的決定因素是：你是否刻意想重現違規食物的外觀、質地和味道？「原始人式」麵包的目的，就是外表和味道要盡可能模仿真的麵包；道理就和用替代麵粉做鬆餅、布朗尼或瑪芬蛋糕一樣。但甘藷饅頭、羽衣甘藍脆片或櫛瓜麵的功用，只是用來取代麵包、洋芋片或義大利麵條，而不是山寨仿製品。當你在吃用兩片甘藷夾餡料的漢堡時，你的大腦不會認為它吃的是麵包——這代表你已有效地打破吃麵包的習慣，而不是繼續滿足這種習慣。

我如何分辨某種食物是否該禁吃呢？

首先，問問你自己，「我是否想用符合標準的食材，來複製某種我嗜吃的不健康食物的外觀、質地和味道？抑或我只是想找一種更健康、更營養的替代食物？」若是前者，請拒絕這種食物。此外，如果你有疑問的食物，是你工作一整天後或遇到壓力時會想吃的東西，那麼最好將它列入黑名單。雖然市售美乃滋並不是最健康的選擇（因為含有植物油和添加糖），但很少會有人忙了一天回家後，會吃一整罐美乃滋來紓壓，因此複製它不太算是個問題。最後一點，如果心存疑慮，就不要吃了。就算 30 天沒吃這種食物，你也活得下去；但如果你覺得自己會活不下去，或一想到它就生氣，那麼你可能需要審視你和這種食物的關係到底健不健康。

但鬆餅對我來說沒有問題啊。

還在糾結鬆餅的事啊？重點是：這只是 30 天全食計劃中的一項規則，像是「不吃穀物」或「不吃添加糖」。無論你認為我們禁止的食物有無問題，都得等到禁吃 30 天後，才能完全確定。你可能也會驚訝於某些烘焙食品或點心對你的影響——你原本完全沒發現，直到你告訴自己的大腦，「不可以。」因此，請你乖乖按照我們的方法執行 30 天，接下來你就能繼續吃鬆餅了，如果你真的很渴望它。但我們猜到時你就不會想吃了。

我才剛開始執行 30 天全食計劃，現在滿腦子都是食物。接下來該吃什麼，明天要準備什麼料理，我能吃／不能吃什麼……這情況健康嗎？

簡而言之，這很正常。這是全新的飲食方式，所以和不健康的嗜好相比，更容易令人有自覺。你投身的飲食計劃，需要規劃和準備、需要仔細閱讀標籤、還必須遵循明確（又不熟悉）的規則。因此第一週一直想食物是正常的，畢竟你一天得吃三餐，而且菜單可能和以前大不相同。要克服這種狀況，提前計劃餐點（第 26 頁），一週兩次集中準備料理，這樣就不用每天都在想要吃什麼；盡快熟悉我們的規則，就能輕鬆分辨食物能吃或不能吃；購買標籤上原料單純的簡單食物——或連標籤都不需要的食物。如此一來，到了第 8 天，你就能自在地選擇食物了。

我吃一些「符合標準」的食物，例如堅果醬、椰棗或冷凍葡萄時，好像會失控。30 天全食計劃期間我是否該停吃這些東西？

對，完全正確。有些成員認為放棄布朗尼或義大利麵沒有想像中困難，卻發現自己每天晚餐後都抱著一罐杏仁奶油猛吃。即使那些食物符合標準，但如果你大吃特吃、過度渴求、或不餓時也在吃，就應該排除它們。

限制飲食不會讓人在 30 天全食計劃後狂吃蛋糕嗎？

很多人在其他限制飲食法結束後，都會狂吃垃圾食物，但這情況不常見於我們的飲食法。首先，本計劃不限制熱量——這是許多快速節食法產生反彈效應的常見原因。而你進行這套飲食法的期間，每天都吃得很飽足，因此不太會覺得受到限制。第二，本計劃專注於改變你的口味和擊敗口腹之慾，所以當全食計劃結束時，你以前熱愛的垃圾食物會突然喪失吸引力。最後，你追求的是長遠目標，而不是速成效果。你想改變自己的習慣，所以這 30 天內你不會一直緬懷不能吃的食物；也就是說，即使你「以為」自己會在全食計劃結束後狂嗑披薩、啤酒和冰淇淋，但有 76% 的人 * 表示，他們到了第 31 天時，完全不想吃那些東西。

為何我在 30 天全食計劃期間不能量體重？

這套飲食法的目的不是減重，而是為了啟動持續一生的健康。體重計上的數字無法代表你的整體健康，反而會使得你與食物的關係惡化。所以你早該放下對體重的執著，好好喘口氣。計劃結束後，如果體重變輕了，那算是賺到了！但在執行全食計劃期間，請把重點放在讓自己更健康，而不是減

輕體重。

有些研究不是說體重計能激勵人減重嗎？

的確，但我們的研究和經驗顯示，量體重會讓全食計劃成員比較容易放馬後砲，並對於體重以外的進步視若無睹。有人會因為這組簡單的數字，而將餐點減量到不健康的程度、上健身房上到超出體能負荷、用負面思考擊垮自己、或因為「覺得沒效果」而放棄整個計劃。如果你要看到持續的進步才有動力，那沒關係，但請找個無關體重的動力來天天督促自己，例如睡眠品質、精神、心情或自信——這些才是真正能增進健康的因素！（但如果你不小心發現衣服變寬鬆了，當然可以跟自己擊個掌。）

但 30 天全食計劃到底會不會讓我減重？

我們的營養計劃會增進你的整體健康，通常也會讓身體組成跟著改善。也就是說，如果你專注於吃得更好、睡得更好、讓自己更健康，你的身體組成就會回到正軌。所以請相信我們，並且保持耐心。我們會讓你用健康的方式——也就是正確的方式——來達到可以受用一生的成就。現在，我們要回答你的問題了。根據一份針對 1600 多名全食計劃成員所做的調查，有 96% 的人表示，

＊ 根據 2014 年針對 1300 多位成員所做的調查。

他們在執行計劃期間，體重有減輕或身體組成改善，甚至兩者皆是。多數人在 30 天內減了 6 到 15 磅。所以，這證明了減重本來就是附加效果，所以你根本不用擔心。

我量了體重，這樣算違規了嗎？我必須從頭來過嗎？

這很難回答。我們的規矩非常明確，這個計劃的目標很長遠，就是全面的轉變，讓你更了解自己的飲食和習慣，並改掉不利生理和心理的因素。如果你違反規則，我們會建議你重新開始進行 30 天全食計劃。（下次體重計呼喚你時，想想回到第一天是什麼感覺！真的值得嗎？當然不值得！）然而，你畢竟是成年人了，可以自己決定該怎麼做。我們只要求你對自己誠實，並努力打敗你對體重計的依賴。

我很想減重。我該如何確定自己方向是正確的？

對多數人而言，除了健康改善，體重也會自然而然減輕，所以我們鼓勵你用更好的健康指標，來衡量自己的方向是否正確。可以參考的指標包括：你嘴饞的毛病是否改善了？你是否更懂得選擇食物？你能否更信任身體發出的「飢餓」訊號？你的精神是否更好或更穩定？你的消化或脹氣有無改善？你的症狀是否減緩？你是否更快樂、更有自信、或更專注？你的運動表現是否變好、

恢復得是否更快？這些都代表你正在改變人生，建立健康的新習慣。

所以我不能管體重計，好吧。那我該如何維持動力？

專注於每天的成果，也就是所謂的「小成果」。你今天是否完全遵守規則？很好！你是否排除萬難，抵抗誘惑？真棒！你是否撐過下午 3 點，沒有再喝一杯咖啡？太好了！你是否找到方法，用食物以外的形式獎勵自己？非常好！這些都是我們希望你在過程中能達成的成就。如果你仔細留意這些小成果，一定會驚訝於自己每天的進步。

我能不能追蹤熱量或主要營養物質？

嚴格來說，避免追蹤熱量或主要營養物質只是建議，不是規則。但我們仍要勸你盡量別這樣做，原因和量體重一樣。你的身體比任何網路上的計算工具還清楚自己該吃多少，只要你吃的是健康食物，就能夠相信身體發出的訊號。此外，有些人過度受到熱量或主要營養物質的制約，即使他明明很喜歡吃到這個量，卻會在看到數值後又逼自己減量。不要讓試算表上的數字控制你的想法或成果。現在，只要遵循我們的飲食指南（第 194 頁），並依據你的身體訊號（飢餓、活力、嘴饞、心情、運動表現和恢復情況）來判斷該吃多吃少。

疾病

「我患有橋本氏甲狀腺炎、雷諾氏症、牛皮癬、氣喘和過敏。身為醫師助理，我知道自己的自體免疫疾病原本正在惡化。我今年 28 歲，以前體力很差，疾病症狀嚴重，頭髮越來越少，幾乎每天都在頭痛、關節痛，經常起紅疹，而且消化不良。我血液中的發炎指標也在上升，但風濕醫師束手無策。那時我第一次嘗試 30 天全食計劃，後來又進行了兩次，接著在過去一年半中都維持這種生活方式。現在我的體力恢復得令我不敢置信，消化系統健康，頭髮濃密，皮膚也很明亮。我的雙手看起來不再乾粗。我不用再吃處方藥控制病情。我每天都向病患和親友宣傳這套飲食法的好處，因為我沒想過，這種生活方式能如此有效地改善我的健康。」

——梅根 M.，紐約

個小小提醒：我們不是醫生，這個段落不是要給予醫療建議。所有人在開始進行新飲食法或養生法前，都應該諮詢他們的醫護人員。患有疾病的人更是如此，特別是正在服用處方藥控制病情的病患。

我們請了醫學博士盧卡·瑞丁傑（Luc Readinger）以他的觀點回答一些問題。身為內科醫師的他，從 2011 年開始運用這套飲食法來成功治療患者的疾病。

自體免疫疾病或慢性病

30 天全食計劃能協助改善過度反應的免疫系統，減緩全身性發炎，並降低或消除自體免疫疾病、慢性疼痛或免疫相關問題（例如萊姆病）的症狀。然而，有些符合規則的食物，雖然對多數人有益，卻可能使症狀惡化或打亂免疫系統。但問題是我們無法列出一個清單來概括可能對慢性病有負面影響的食物。

每個人都是獨一無二的，所以一種食物即使適合其他有同樣情況的人，也不見得適合你，甚至可能讓症狀惡化，反之亦然。因此要擬定一個適合所有免疫功能失調患者的通則實在很困難。蛋、番茄、辣椒、茄子、馬鈴薯、即溶咖啡、堅果和果仁、牛肉、羊肉、柳橙、葡萄柚、檸檬和萊姆……這些都是不利於自體免疫疾病或可能引發腸道屏障

失常的敏感食物。

這些食物還只是一部分。

繼續吃有害你身體的食物容易引發全身性發炎及免疫系統過度反應，意味著你的症狀不會改善。

所以你該如何判斷某些健康的 30 天全食計劃食物可能不適合你？我們也希望有簡單的方法。但如果直接排除它們，就很難知道它們是否對你有影響，也會讓你的 30 天全食計劃限制更多。而且直接把它們列為違規食物的話，就有點像瞎子摸象；你最後可能排除了你需要的食物，卻繼續吃讓你敏感的東西。

如果你有自體免疫疾病、慢性疼痛或慢性疲勞問題，你進行計劃時有兩種選擇：

選項一： 按照基本規範完成（選擇性排除蛋和茄科），然後評估並決定接下來的方向。

選項二： 不進行 30 天全食計劃，直接進行醫療式排除飲食，請經驗豐富的功能性醫學專家替你量身打造飲食計劃。

來看看這兩種選項的優缺點。

選項一：
從 30 天全食計劃開始

這個方法有一些好處。首先，和醫療式排除飲食相比，這套飲食法不用改變那麼多飲食選項，因此更容易遵守，壓力也不會太大。而且你可以立刻開始改變，更快得到紓解和成效。而且這套飲食法的經濟成本便宜得多──理論上你可以自己免費進行，不用支付昂貴的醫療和檢驗費用。

而全食計劃的缺點，則是你可能不會獲得期望中的所有益處，因為你也許仍在攝取一些對你有害的食物。這套飲食法並不是根據你的健康史、症狀和檢驗結果而做的嚴謹排除療法，因此套用在你的特殊狀況時，可能不如在多數人身上有效。你可能會在完成計劃後覺得「根本沒有效！」

我們保證，一定有效果。

我們相信你會從這個飲食計劃中得到其他效益，而且即使沒有完全好轉，但光是免疫系統變得比較平靜，就已經是朝正確方向的一大進展了。就像有些成員雖然體重完全沒有減輕，但只要你開始認真關注自己的轉變，就不算失敗，也不用失望。但如果你期待會發生奇蹟，最後卻沒有發生，那就可能會感到沮喪，這也是此方式最大的風險。

不過綜而觀之，我們仍推薦你開始嘗試這項計劃。

幾乎所有醫療式排除飲食法都會排除精製糖、麩質、乳製品、大豆和酒精（此外還有其他特定食物），所以在你開始求助醫師前，已經很清楚狀況了。另外一個好處就是，如此一來，你在進行極度嚴格的個人化排除飲食前，就能先獲得一些自信，並稍微

改善健康。若你決定進行醫療式排除飲食法，你從這套飲食法得到的進展（因為你一定會發現進展！）將會讓你自我感覺更良好，讓你覺得更有準備、更有動力去面對更嚴格的飲食法。

如果你決定開始嘗試這項計劃，一定要確實遵守標準規則，並記錄你每天的自體免疫症狀。如果你在第 30 天發現症狀有所緩解，就代表你已經步入正軌！如果你的症狀順利解除，你也對進展感到滿意，就可以進入第 42 頁的「重新攝取」階段。如果你覺得成果不如預期，可以延長全食計劃的時程（增加到 60 天甚至 90 天，觀察效益是否

蛋和茄科作物

限制攝取蛋和茄科作物，也許也能增進飲食計劃的效益。蛋白內的蛋白質可能會間接增加免疫系統活動——這是造成免疫媒介疾病的其中一個原因。茄科植物內的成分則會對敏感者引發腸躁症、發炎、關節疼痛或僵硬。茄科包括馬鈴薯（除了甘藷或山藥外的所有種類）、番茄、所有甜椒和辣椒、茄子、樹番茄、香瓜茄、及卡宴辣椒粉、香辣粉、咖哩粉、乾辣椒粉、多香果、紅椒粉等香料。這兩類是最常見會加劇自體免疫疾病、慢性疼痛和其他免疫媒介疾病的食物，因此若你患有這些疾病，請考慮在計劃期間排除它們。

關於消炎藥

關於非類固醇抗發炎藥物（NSAIDs），例如阿斯匹靈、布洛芬（Advil, Motrin）、萘普生（Aleve）和希樂葆，有些事你應該知道。這類藥品已證實會直接刺激腸壁，造成腸道通透性異常（腸漏症），可能導致自體免疫疾病及免疫媒介疾病。如果你必須服用醫師開的非類固醇抗發炎處方藥物來抑制疼痛，請記住，醫囑永遠比 30 天全食計劃的建議重要。然而，由於這些藥物會影響腸道健全和免疫功能，我們鼓勵你和醫護人員討論用其他止痛藥物替代。如果你目前無法停掉非類固醇抗發炎藥物也沒關係——繼續遵守其餘我們的規則，並持續和醫師一起評估你的症狀。或許不久後，你的發炎症狀就開始減緩，你就能逐漸減少消炎藥劑量。

持續出現），或開始諮詢功能性醫學專家，了解你的飲食中是否有誘發性食物。

選項二：
求助醫師

求助醫師的好處就是他／她會根據你的健康史、疾病和目標，為你量身打一個排除飲食規劃，這樣你就比較能夠更有效地長期控制症狀。你也能持續獲得專業協助，除了靠飲食計劃，還能憑藉營養補充、藥物和／

或其他生活建議來控制病情。

　　但此方法的缺點就是執行起來比較困難——很多受全食計劃認可的重要食物都被排除，而且做菜時實在很難不用番茄或印度酥油。此外，看醫生的費用可能很昂貴——掛號費、諮詢費、檢驗費、醫藥費和營養品費加起來會很可觀。

　　如果你決定採用此方法，請找當地經驗豐富的功能性醫學、自然療法或漸進醫學專家。同時，現在請開始排除最常見的誘發性食物（例如麩質、乳製品和大豆），因為這些可能會是他們最先談到的東西。

　　無論你選擇那種方法，我們都鼓勵你保持耐心，並記得自體免疫疾病無法一夜好轉。你的免疫系統過勞及混亂時，可能需要

那麼「原始人自體免疫飲食法」呢？

「原始人自體免疫飲食法」（Paleo AIP）介於 30 天全食計劃和醫療式排除飲食之間。你必須排除一些符合規則的食物，以及其他常見不利於自體免疫狀況的食物。如果你的全食計劃已經結束，但症狀還沒完全解除，也還沒準備好求助醫師時，此種飲食法或許是不錯的折衷方案。請參考 The Paleo Man（www.thepaleoman.com）或 Paleo AIP（www.autoimunepaleo.com）。

進行 30 天全食計劃或醫療式排除飲食半年以上，才能看到效果，所以即使你的症狀沒有在一個月內完全消除，也不用太失望。專注在你「看得到」的進展，並以此作為堅持下去的動力。

糖尿病

　　首先，不要因為你要使用胰島素或糖尿病藥物，就打消嘗試 30 天全食計劃的念頭。我們相信這套飲食法帶來的好處，絕對遠超過與醫師討論及調整藥物的麻煩——我們還曾看過第二型糖尿病患者在 30 天內就完全痊癒。

　　即使如此，進行全食計劃前，還是定要尋求醫師的建議。雖然這套飲食法不必然代表低碳水化合物飲食，但其碳水化合物攝取量仍會比「標準美國飲食」（SAD）來得低，和多數正進行其他較無限制節食法的人相比也偏低。如果你正使用胰島素或胰島素增敏劑，卻在沒有調整胰島素劑量的狀況下就大幅降低碳水化合物攝取量，可能造成血糖過低，引發嚴重症狀。

　　尤其第一型糖尿病患者更是如此——事實上，你和你的醫師也許會決定漸進地嘗試 30 天全食計劃，而不是貿然跳進陌生領域，如此一來你就能更謹慎地監控血糖值，並調整長效及短效胰島素劑量。

　　開始進行全食計劃前，和醫師討論該如

何執行，並約好定期做後續追蹤，以確保血糖正常。

腸躁症（IBS）和發炎性腸道疾病（IBD）

雖然 30 天全食計劃能讓腸道復原並改善消化問題，但針對腸躁症或發炎性腸道疾病患者，我們仍強烈建議要諮詢合格的功能性醫學專家，因為你可能需要專門檢驗和補充益生菌。如果你決定跳過專業諮詢，直接進行全食計劃，那麼除了遵守一般規則外，也請考慮限制「可發酵短鏈碳水化合物」（FODMAP）含量高的食物（第 130 頁），因為它們可能會影響腸道菌，使得腸躁症或發炎性腸道疾病症狀惡化。

抱歉，我們知道這非常困難。但別忘了，撐過這 30 天就好。短期的犧牲，可以讓你更加了解自己和自己的症狀，以及可能的誘發因素。只要你選擇在進行全食計劃前後都諮詢專家，這些資訊一定會非常有價值。為了確保你在計劃期間的健康，我們還有其他建議。

富含纖維素的蔬菜有助消化，但也可能讓你的身體難以負荷，尤其是如果腸道已經受損。想要讓減輕它們對消化道的負擔，可以將其煮到軟爛，或下鍋前先切成小塊。例如將蔬菜做成燉菜，或用食物處理機做成蔬菜濃湯。盡量少吃生菜或大份沙拉，進行這套飲食法時更是如此，因為你的蔬菜攝取量將大增。

攝取水果時更要降低「可發酵短鏈碳水化合物」含量，因為乳糖吸收不良和腸躁症有很大關聯。吃水果時要完全去皮，不要吃無法剝皮的水果（例如葡萄和櫻桃），而且水果越熟就越好消化。另外，有籽的水果或外表粗糙的水果（例如莓果）對消化道不好，因此也要盡量避免。許多腸躁症患者還表示，柑橘類水果會加劇症狀，雖然原因仍不明，但還是能避則避。最後，也不要吃果乾和果汁，因為即使是小包裝，但其中含有的糖份，已經超出嚴重腸胃不適患者的負荷。

接下來我們要宣布最悲傷的消息了：請不要喝任何形式的咖啡，連低咖啡因咖啡也不行。我們都知道，我們也很遺憾——我們真的不想毀掉你的生活。但咖啡很容易刺激消化道，就連低咖啡因咖啡也可能使腸躁症和發炎性腸道疾病患者出現腹部痙攣和腹瀉症狀。此外，含咖啡因的咖啡更是殺傷力加倍，因為咖啡因會加速身體所有系統的活動（包括結腸），所以可能導致腹瀉，隨後又造成便秘。（還真是加倍！）咖啡還會刺激胃酸分泌，進而引發消化道發炎。你可以嘗試用花草茶代替咖啡，並且每天攝取足量的水——但不要和正餐一起下肚，因為這樣可能會稀釋胃酸和消化酵素，抑制了消化作用。

戒除咖啡

突然戒掉咖啡可能對身體帶來壓力，尤其對喝很多的人而言更是如此。瑞丁傑醫師為排除飲食病患提供兩種戒除咖啡的選項：說戒就戒、或逐漸減量。「說戒就戒法」很簡單——從明天早上開始就完全不喝咖啡。頭三天的戒斷症狀可能會非常痛苦，但很快就過了。「逐漸減量法」則是限制自己幾天才能喝一杯黑咖啡。接著，將半咖啡因咖啡和半脫咖啡因咖啡混合，飲用 3 天至 5 天。之後的 3 天至 5 天，再減量為四分之一正常咖啡混合四分之三低咖啡因咖啡。最後一步是在最後的 3 天至 5 天只喝低咖啡因咖啡，此後就完全不喝咖啡。如此一來，就不會因說戒就戒而受戒斷症狀折磨。請依據你的情況、性格和咖啡攝取量，來選擇適合的方法。

最後我們要提醒的是，你的消化系統好轉前，可能會先經歷一段下坡期。當你的消化道開始復原時，黏膜層會自行調節，不健康的腸道菌將開始死去，健康腸道菌則開始重新進駐，腸道內壁開始進行自我重建，填補縫隙和漏洞。這段過程可能導致排氣、脹氣、腹瀉或便秘。對腸躁症和發炎性腸道疾病患者而言，在飲食劇烈改變後，消化問題仍可能持續三至六個月——但這是重拾腸道健康所必需的第一步，因此請務必堅持下去。

你 可 以 在 www.whole30.com/pdf-downloads 下載 30 天全食計劃的「低可發酵短鏈碳水化合物」採購清單。

膽囊

如果你已切除膽囊，可能會被我們這種「高脂肪」飲食嚇到。不過，我們保證這套飲食法或許是你做過最有益消化的事！

首先，膽囊的功能是儲存和濃縮膽汁（一種由肝臟分泌的消化液）。身體用濃縮的方式來儲藏膽汁，是因為肝臟分泌膽汁的速度很慢，是用「滴的」而不是用「流的」。

當你隨正餐吃下大量脂肪時，你的肝臟無法快速地分泌足夠膽汁送到小腸，因此它會改用膽囊中的庫存——這樣就能完全消化你剛剛吃下的脂肪。

膽囊切除後，就不再有地方能儲存膽汁，以供吃下大量脂肪時隨時使用。若你一次攝取過多脂肪（代表所需膽汁比肝臟分泌的要多），那麼部分脂肪可能無法消化，快速通過身體系統，產生油便、腹瀉和痙攣。因此，醫師應該已經提醒過你，飲食要以低脂和全穀為主，或只吃特定種類的脂肪（基本上要避免動物脂肪），最重要的是，請不要進行阿特金斯飲食法、原始人飲食法等高脂肪飲食法或 30 天全食計劃。

然而，全食計劃並不是高脂肪飲食。你

或許會吃下比平常更多的脂肪，但你以前只依賴加工食品、添加糖份的食物和低脂食物，結果怎麼樣呢？我們建議你添加的脂肪量其實很適中，也就是說，即使你的膽囊已經切除，也應該不會影響你的全食計劃太多。

首先，你可能要從一天三餐變成一天四到五次小份量正餐，尤其是如果你體型或活動量大（因此需要更多脂肪作為動力）。如此一來，你就能攝取到足夠一天的脂肪，又不會讓肝臟負擔太大。另外，也不要像羚羊吃草一樣想吃就吃，特別是吃堅果和種子等高脂肪食物時，因為這樣可能會超出肝臟的負荷，無法分泌足夠的膽汁幫助消化。

至於「間歇性禁食」，連想都不要想。你不可能在縮短後的進食時段，攝取到足夠的熱量，然後還能在沒有膽囊的狀況下將脂肪全數消化完畢。（如果你根本不知道何謂「間歇性禁食」，那很好，反正你也不用知道。）

此外，每天要喝大量的水，但不要在進食時一起攝取。吃飯時順便喝水會把可幫助消化的少量膽汁也稀釋掉，影響消化效果。

你也可以實驗不同種類的脂肪。椰子（椰子油、椰子粉、椰子奶油、椰奶）中含有的中鏈三酸甘油酯較容易消化，尤其椰子油不需要膽汁就能消化。少吃一點動物脂肪或許就比較好消化，但吃飯和做菜時也可多加一點椰子油。

最後，牛膽汁營養品通常能提供你的消化所需，即使你是吃類似我們飲食指南中的那種較大份餐點。還有，你或許會發現你消化脂肪的能力在手術後變好了——因為身體很能夠適應新的狀況，你可能在術後一年時發現自己即使吃份量和脂肪較多的餐點，也不會怎麼樣。我們還是建議，開始進行這套飲食法前先和你的醫師聊聊，並在改變飲食習慣時徵詢他／她的意見。

其他需要服用處方藥之情況

還有其他醫療狀況或處方藥物，可能會因為執行這項計劃的飲食改變而受到影響——有時在第一週就會出現。

如果你正在服用高血壓藥物，請在進行這套飲食法前，徵詢醫師的意見。許多人反映，他們結束全食計劃後，已不須再吃高血壓藥，因此在計劃期間，你和醫師必須持續監控你的血壓和藥物劑量。如果獲得醫師同意，你可以買個袖帶型血糖計，在計劃期間兩天量一次血壓。如果你的血壓低於某個數值（標準由醫師事先設定），或開始出現低血壓症狀（例如頭暈，尤其是從坐姿站起身時，另外還有全身性疲乏等），那麼你的醫師可能會決定減少藥物的劑量。這些轉變可能是漸進的，而非突然發生，因此較容易監測並調整用藥。

至於甲狀腺疾病——慢性甲狀腺功能低

下（甲狀腺素分泌不足）對於藥物及飲食改變的反應很慢。請在進行全食計劃前先諮詢醫師，並在飲食計劃前後檢查甲狀腺激素的數值。尤其若你患有橋本氏病這種自體免疫性甲狀性疾病時更是如此。而無麩質和有益腸道的 30 天全食計劃對於橋本氏病特別有幫助。

最後，如果你正在使用立普妥等 statin 類降血脂藥物，在計劃期間也可以持續服用。我們還沒發現 statin 類降血脂藥物和全食計劃等完全食物飲食並行後，會產生任何立即或長期的危險；但如果你尚未和醫師討論過為何要服用 statin 類降血脂藥物，現在也許是個好時機。我們有許多真實案例都表示，他們的膽固醇及三酸甘油酯下降的程度，遠大於醫師事前認為飲食轉變可帶來的降幅，而且很多人結束全食計劃後，就能夠停用 statin 類降血脂藥物。

我們並未涵蓋所有可能被全食計劃影響的醫療狀況和處方藥──要概括全局是不可能的，因為一種能修復腸道及抗發炎的飲食法，對疾病、問題或症狀一定會有正面影響。

總而言之，我們鼓勵你在採取全食計劃前及進行期間，都要徵詢醫師的意見，尤其是發現健康或症狀出現轉變時。

飲食障礙

我們很欣賞你下定決心與食物維持健康的關係，並相信藉由攝取真實且營養的未加工食物，不只有益身體，也能打破不健康的口腹之慾及飲食習慣。然而，如果你確診為飲食障礙（或曾患有飲食障礙），進行這套飲食法時請特別謹慎。

有些飲食障礙患者（無論正在發病或正在康復）曾藉由這套飲食法獲得驚人的飲食自由。我們不須計算或限制熱量，提倡健康食物可以吃到飽足，並拒絕量體重和身材，這些原則也許就能讓你與食物的關係回歸正常。

然而，這套飲食法的嚴格規範和架構，也可能讓很多人回想起他們的飲食障礙。對他們而言，必須按照全食計劃的規定來吃，反而會誘發飲食障礙行為，這時就弊大於利。這些限制可能使厭食症患者攝取的熱量及主要營養物質不足，或誘發暴食症患者產生暴飲暴食行為。

如果你有飲食障礙病史，正在評估 30 天全食計劃是否適合你──我們實在無法回答這個問題。事實上，你也不應該只靠自己找答案。在進行這套飲食法前，你一定要諮詢合格顧問或心理專家，以決定你適不適合這個飲食計劃。

若你和顧問都認為你可以嘗試這套飲食法，你們也可以一起決定如何調整規則、

放寬限制。我們知道──這樣等於違背了前面的理論，也無法按書中的要求完全遵守規範，但這情況不能一般而論。雖然我們堅持一定要完全遵從規則，才能得到完整效果，但這本書並不是為飲食障礙患者而寫的。我們的寫作語氣是為了勸阻那些以為稍微違規沒關係的人。然而，若你患有飲食障礙，而你和醫師必須將此計劃調整成適合你的規則、時間或架構，那麼請盡情去做。如果選擇性遵行我們的健康飲食計劃，就能幫助你復原，我們樂意之至。

不過即使你已經諮詢過值得信賴的顧問，你進行全食計劃的過程中，仍可能遇到危險的心理領域。每個人的徵兆不同，但你可以用以下這些簡單問題來分辨你的 30 天全食計劃是否開始對心理有負面影響：

- 你是否會因為不小心吃到違規食物或覺得自己「作弊」而夜不成眠？

- 你是否覺得自己必須測量、追蹤並分析每一口食物（而且覺得不這樣做會很焦慮）？

- 你是否為了要「更嚴格」而對食物數量或種類變得過度挑惕？（例如覺得紅蘿蔔太甜了，水果和堅果越界了）？

- 你是否曾故意改變飲食計劃（例如藉由減少熱量、脂肪、碳水化合物、或食物種類），使得計劃不再以健康為目的？

- 你是否覺得一定要為了健康以外的目的而修改此計劃？

如果以上任一題你回答了「是」，請審慎思考你想進行的動機，以及你是否真的想繼續進行。如果你回答不止一次「是」，請暫停進行，並在重新嘗試前，先諮詢可信賴的專業顧問。

懷孕及哺乳

「我是脊骨神經醫師，也是兩個孩子的母親。30 天全食計劃將我拯救出產後憂鬱的惡夢。當時我已罹患產後憂鬱症四個月，睡眠剝奪讓我筋疲力盡，更為了體重仍過重 9 公斤而憂鬱。我的飲食也完全失控。而最後一根稻草，就是某天早上我的三歲兒子興奮地跑進房間找我，卻被我痛罵，因為我心情很差。我覺得自己是個糟糕透頂的母親，必須做些改變。隔天，我丈夫和我就開始進行這套飲食法，結果它完全改變我們的生活！我們發現自己一整天的精神變好也變穩定了，睡眠品質更好，也不再嗜吃『壞食物』。我的關節不再紅腫發炎，所以可以運動了。我又穿得下懷孕前的所有衣服，而且我們各瘦了 6 到 7 公斤。這套飲食法也幫助我擺脫憂鬱症，我終於能以正常的媽媽、妻子和醫生形象示人。此外，我更加注意病人的飲食，所以讓他們復原得更快更持久。進行這套飲食法讓我了解，食物就是一切的源頭。」

——米奇拉・梅柯魯爾醫師（Dr. Michaela Mcclure）安大略省，滑鐵盧市

如果你正在懷孕或哺乳，你一定知道母親的營養對嬰兒的健康和發育有多重要。對你最健康的飲食法，對你的小孩也是最健康的——你從飲食中攝取到越多營養，就越能傳送給腹中的小傢伙。30 天全食計劃著重攝取完整及未加工的肉類、海鮮、蛋和大量蔬果及天然脂肪，你的醫師應該想不到比這更健康的飲食法了。但懷孕或哺乳時，若想改變飲食習慣或生活型態，還是一定要徵詢專業人士的意見。

我們詢問了有執照營養師及懷孕專家——史蒂芬妮・格朗克（Stephanie Greunke），並請她建議在這段特殊時期該如何健康地進行 30 天全食計劃。

懷孕期間

雖然不需為了肚中胎兒而改變計劃，你仍得注意幾點建議。首先，超高蛋白質飲食對你的嬰兒並不是最健康的，所以孕婦請限制蛋白質的攝取量，勿超過總熱量的20%。

如果你依據飲食指南中蛋白質含量較少的食譜（第 194 頁）來做菜，就會很安全。（大自然通常會幫我們一把——許多女性

蛋白質入門課

胺基酸（來自蛋白質）分解後會產生有毒的氨（ammonia）。如果氨在體內累積，將可能致命！幸好我們的肝可以將氨轉換為毒性低很多的尿素（urea），接著，其中的毒素會被腎臟過濾，並藉由尿液排出。不過在懷孕期間，身體將氨轉變為尿素的功能會減弱，因此孕婦若吃高蛋白質飲食，可能造成低出生體重、餵食情況差和其他負面影響，甚至可能延續到孩子長大成人。

表示在懷孕期間會對蛋白質感到噁心想吐或沒胃口，尤其是前三個月。）然而，如果你本來就喜歡高蛋白飲食，可能必須刻意吃更多碳水化合物和脂肪，來彌補不足的熱量。另外，如果你很幸運地不會對蛋白質反感，你可能得自覺地減少肉類、海鮮和蛋的攝取量。這時你可以追蹤紀錄你的熱量和主要營養物質數據，直到你更加清楚該如何攝取蛋白質含量較低的飲食。

另外，雖然你不是真的「一人吃兩人補」，但仍一定要攝取足夠的熱量。在懷孕前三個月，你不用吃得比懷孕前多。但三個月後，你應該每天多攝取 300 卡，供你和寶寶使用──大約等於多吃一顆酪梨。在飲食中加入更多澱粉類蔬菜及多一點的健康脂肪，就能確保你和寶寶不會吃不夠。現在不

適合限制碳水化合物或進行低碳飲食──因為你的寶寶需要蔬果中的熱量和營養素，而飲食中的碳水化合物含量過低，可能會讓懷孕期間壓力過大。如果你正從低脂飲食轉變為全食法，或曾有任何節食經驗，你可能得更努力地每餐都要攝取足夠的健康脂肪。如果你懷孕期間仍繼續運動，一定要吃足量的馬鈴薯、印度南瓜、芭蕉和其他水果，以支撐你的運動強度。

最後，你也許得捨棄我們「不吃點心」的建議，尤其是在懷孕進入最後三個月時。所有孕婦都會告訴你，因為寶寶長大了，讓腹部越來越擠，胃部也沒空間塞得下大份量餐點。你可能得採取少量多餐的方式，但請不要想吃就吃。可以的話，每餐請間隔 3 至 4 小時，讓荷爾蒙可以發揮作用。

孕婦勿吃之食物

有些我們為了 30 天全食飲食而推薦的營養豐富食物，可能不適合懷孕時攝取。專家通常會建議不要吃含汞的魚，例如鮪魚、劍魚、旗魚；還有生蛋或生魚（例如壽司），及生肉或未熟肉。也就是說，要避免自製美乃滋等 30 天全食必備品，也要把漢堡肉和牛排煮到全熟。

最後，這些個人選擇最好由你和醫護人員共同決定──畢竟我們無法告訴你放養、有機的本地雞蛋，是否真的不能生吃。（好消息呢？如果你決定避吃生蛋，還是可以做

關於體重增加

懷孕時，正常且健康的體重增加值約是 9～23 公斤。這個範圍很大，但因為每位女性各有不同，身體對懷孕的反應當然也不一樣。重要的是，不要試圖控制體重增加，因為節食對你和寶寶的健康都不好——但也不要以為懷孕就可以毫不忌口地亂吃垃圾食物。攝取優質營養素在懷孕期間非常重要，而體重增加太多或太少都一樣不健康。如果你攝取的都以真實、營養且有飽足感的食物為主（像是我們在計劃中列出的食物），你就能信任身體發出的飢餓訊號。餓的時候進食，飽了就停口，跟隨身體的自然反應。懷孕期間吃得越健康，產後就能越輕鬆地恢復體態。

第 180 頁的無蛋版美乃滋！）

孕吐及厭惡食物

另一個懷孕時進行 30 天全食法會遇到的挑戰，就是你可能無法忍受以前熱愛的雞蛋、肉、某些香料或蔬菜。孕吐（不幸地是可能發生在一天內任何時段）和厭惡食物可能讓你的計劃更加困難，因此我們擬定一些策略，讓你能在這段時期繼續遵行。（請振作，因為多數孕婦都表示，這些症狀在前三個月結束後就大幅改善。）

- **把整間雜貨店搬回家。**你每週厭惡的食物可能會不一樣，但如果你從自己的冰箱或櫥櫃中挑選符合規則的食物，你總會找到想吃的東西。這也代表，你們必須更常去採買——但也才三個月而已，這就是丈夫／伴侶／家人應該伸出援手的時候。

- **有彈性。**剛起床時你可能還討厭雞蛋，但到了早上 11 點多，你又覺得雞蛋好美味。所以，第一餐請找其他東西吃（漢堡、鮪魚罐頭、煙燻鮭魚——你可能會對自己的胃口感到驚訝！），然後晚點再吃雞蛋。評估食物時要有條理——你在中午不想吃雞肉香腸，不代表你下午 3 點也不會想吃。請習慣到最後一刻再規劃餐點（也要警告家人），因為你很可能到了要開始做菜的十分鐘前，才知道自己晚餐到底想吃什麼。

- **份量不用太精準。**在懷孕期間，重點不是要求一天三餐營養均衡，而是要讓準媽媽攝取足夠的熱量，她才不會筋疲力竭。如果每餐的蛋白質都沒有達到手掌大小，別擔心。如果連續三天的蔬菜都只有吃紅蘿蔔，沒關係。如果你需要把食物全部丟進處理機裡打碎，才能勉強吃下東西，請馬上這樣做。善用手邊的東西，盡力而為，並記得你現在吃的東西對寶寶而言都營養又健康，這才是最重要的。

- **知道何時該暫停 30 天全食計劃。** 如果孕吐或厭惡食物的狀況，已經嚴重到讓你吃不飽又疲勞，那麼現在最好暫停。去找任何完整、未加工、營養豐富、而且你可以吃的食物來吃（最理想的是無麩質穀物；全脂、放養乳製品；以及完整、未加工、而且你知道吃了不會有問題的食物），先讓你的精神和體力恢復。接著，等到你準備好，醫護人員也同意了，再回歸全食計劃。

孕婦營養品

首先，服用新的營養品前，一定要詢問醫護人員，尤其如果你懷孕時。不過，我們覺得在懷孕期間，有些營養品也許對你和寶寶的健康有益。

孕婦維他命

多數孕婦綜合維他命的問題，就是含有太多可能傷身的營養素（例如鐵和人工合成葉酸〔folicacid〕），而孕婦真正需要的營養素卻不足（例如維生素 D$_3$、天然葉酸〔folate〕和維生素 K$_2$）。即使在懷孕或哺乳時，也最好盡可能從食物來補充營養需求。不過，在懷孕期間，有些營養素的建議攝取量，像是天然葉酸、維生素 K$_2$ 和維生素 D$_3$，可能很難單從飲食中攝取。因此，服用營養素種類及劑量都適當的孕婦維他命，也許是可作為額外保險。維生素 D$_3$ 含量至少要 1000 國際單位（IUs），500 微克（mcg）的維生素 K$_2$（MK-4 形式），以及 800 微克的天然葉酸（非人工合成葉酸）。

Omega-3 脂肪酸

抗發炎的 Omega-3 脂肪酸 EPA 及 DHA（尤其是 DHA），有益於寶寶的神經系統和早期視力發展，更可能降低子癇前症（preeclampsia）、妊娠糖尿病、產後憂鬱症和早產等妊娠併發症的風險。如果你攝取很多高脂肪冷水魚（像是野生鮭魚、鯖魚、沙丁魚或鯡魚），也許不需要靠營養品；但如果沒有，我們就建議你懷孕時每天補充 300 毫克的 DHA，但 EPA 和 DHA 相加不要超過 1 公克。補充 EPA 和 DHA 最簡單的方法就是吃高品質魚油；產品標籤會列出每顆或每小匙魚油的 EPA 和 DHA 含量。

發酵魚肝油

這種健康的 Omega-3 脂肪來源同樣含有維生素 A、維生素 K$_2$ 和維生素 D，能滿足你的其他營養需求。從魚油補充的 300 毫克的 DHA，可以用 1 至 2 小匙發酵魚肝油來取代。（請注意，無論來源為何，Omega-3 的每日總攝取量都必須低於 1 公克。）

維生素 D$_3$

維生素 D$_3$ 其實不是維生素，而是荷爾

蒙的一種，對健康（尤其是懷孕時）非常重要。研究指出，有補充維生素 D₃ 的準媽媽，發生妊娠糖尿病、早產、妊娠併發症和產後憂鬱症的風險較小。一般而言，維生素 D₃ 可藉由將皮膚暴露在陽光下而製造，但你住的離赤道越遠或皮膚越黑，在凌晨、夜晚和冬天就越難產生。秋冬時節，在喬治亞州亞特蘭大以北的氣候環境中，受到太陽角度的影響，紫外線中的 UVB 無法穿透地球的大氣層，所以皮膚無法產生足夠的維生素 D。（有個好用的方法是，如果你的影子比身高長，代表你沒有在製造維生素 D。）在這幾個月，你只能靠營養品來確保你和寶寶攝取了足夠的量。醫師表示，孕婦最多可以攝取 10000 國際單位的維生素 D，不過美國維生素 D 學會則建議懷孕時攝取 4000 至 6000 國際單位即可。（但若是正值全身都能曬到太陽的夏天，就不用吃營養品。）

大骨清湯

你可能沒想到大骨清湯（第 176 頁）也算是營養品，但它含有豐富的鈣、鎂、磷、膠原蛋白、以及肉中沒有的胺基酸。在孕期的最後三個月，準媽媽體內會有 25 至 30 公克的鈣質轉移給胎兒，因此每天將一至二杯大骨清湯加入媽媽的餐點中，可以確保寶寶身強體壯，母親也不會缺乏礦物質。

替懷孕加分

我們建議做維生素 D 檢測的時間點，除了懷孕前和前三個月，還有剛進入最後三個月時，因為這時胎兒的骨骼成長快速，母親對維生素 D 的需求也最高。你的指數應介於 40 至 70 毫微克／毫升（ng/ml）之間；如果過低，可請醫師替你開適量的營養品。

維生素 B 群

這八種維生素 B 對胎兒的成長及腦部發育非常關鍵，每天一顆 B 群也可能緩解孕婦的孕吐及頭暈症狀，尤其是在懷孕前三個月時。

肝錠

懷孕時多吃內臟對身體很好。特別是肝臟，含有豐富的維生素 A、D、E 及鐵質和膽鹼，都有益孕婦及胎兒健康。如果你不敢直接吃肝臟，可以用草飼且冷凍乾燥的肝錠替代，就不會難以入口。攝取量約為一週數次，共一盎司（等於六顆膠囊）。

最後，請了解在懷孕期間，高品質營養品比我們的規則還重要，尤其如果營養品是醫師開的處方。有些市面上最好的營養品，卻含有少量大豆或乳製品，這時就讓你和醫師決定吃這些營養品或藥物是否利大於弊。（在這情況下，我們相信的確是如此，若必

須吃含有這些成分的產品，我們也只推薦其成分形式沒有太大問題的品牌。）

哺乳

哺乳媽媽可以用這套飲食法為寶寶帶來健康和快樂，也能讓自己健康有活力、並增進睡眠品質（盡可能），並讓你的免疫系統保持健全。當你在哺乳時，身體最重視的就是寶寶的健康。這代表來自體內累積和來自食物攝取的微量營養素，都會經由母乳輸送給小孩。你的身體會犧牲自己的健康和微量營養素，讓小孩獲得足夠營養。因此請攝取符合規則的足量維生素、礦物質、植物營養素和健康脂肪，確保你和小孩都營養充足。

另外，如果母親沒有吃可能引起發炎的食物，嬰兒就不會有發炎症狀！許多哺乳媽媽都表示，她們進行計劃期間，小孩情緒較平穩，餵奶較順利，消化系統和皮膚不太會有狀況，睡眠時間也比較長。

最後一個原因也許可以說服你。相信我們，梅麗莎是兩個孩子的母親，她很清楚不斷餵奶和睡眠被剝奪的感受。事實上，她在兒子四個月大時，做了兩次 30 天全食計劃，結果發現不僅她的母乳量絲毫未減，她和小孩還睡得更好——這代表母親的壓力會減少，也能更輕鬆地分泌健康的母乳。

哺乳調查

哺乳媽媽最常問我們的問題就是，「進行計劃期間，母乳量會一樣多嗎？」事實上，我們 2014 年針對 600 位在哺乳期間進行全食計劃的母親進行了調查，結果有九成媽媽表示母乳量很穩定、甚至還增加了！

在 30 天全食計劃期間維持母乳量

維持足夠母乳量的主要方法很簡單——嬰兒吃奶時吃得越頻繁、越有力，妳的乳汁就會越多。在懷孕時以及產後幾天，乳汁是受到荷爾蒙的影響而分泌，這代表妳是經由產後荷爾蒙的改變來製造母乳。在六週至十二週內，妳的乳汁會變得規律，到了產後三個月，母乳量就會視之前的需求多寡而定。

因此，無論是否進行全食計劃，我們對於想維持母乳量的建議就是，從一開始就採取「餓了就餵」方式！不用拘泥於「定時定量」的時間表，而是讓你的孩子決定何時喝奶、多久喝一次。另外，越快清空乳汁，代表會越快分泌新的母乳，因此每次哺乳時一定要記得，無論是用餵奶、擠奶或兩者並行的方式，都要把乳汁清空。

熱量、主要營養物質和營養素都是母乳質量的關鍵。如果突然減少攝取熱量或碳水化合物，可能會波及母乳。全食計劃的新手

經常吃得太少。你的餐點份量很飽足，但你可能有點害怕脂肪，因此也許會狂吃綠葉蔬菜，卻忘了加入一些澱粉類蔬菜和水果。在這種特殊情況下，我們建議你可以花幾天追蹤你的熱量及主要營養物質攝取量，尤其如果你是新手。一天若攝取不到 1800 卡，可能讓母乳分泌太少，因此請一定要吃得足夠，每天攝取的碳水化合物不要低於 100 公克。

水分也會影響母乳量。你也許會發現自己哺乳時特別容易口渴，但即使不渴，你也要換個大一點的隨身水瓶，平常沒事就喝幾口。

此外，若你照著飲食指南（第 194 頁）一天只吃三餐，可能會無法配合哺乳和睡眠的時間，所以請規劃在方便時就進食，一天吃四、五、六頓份量較少的正餐。每餐都要包含一大塊蛋白質、正常份量的脂肪和碳水化合物。請記住，產後也不需要限縮蛋白質攝取量；事實上，正在發育的嬰兒很需要跟著妳母乳當中的蛋白質，所以別跳過肉類、海鮮和雞蛋不吃！請遵守我們的脂肪建議攝取量低標，確保脂肪量足夠，而且一定要吃馬鈴薯和印度南瓜等澱粉類蔬菜、以及各類水果，以攝取足量的碳水化合物。

最後，要知道還有很多因素可能影響孩子吃奶是否順利、及你的母乳量是否足夠，包括睡眠、壓力、正在進行的藥物治療、以及每次餵奶或擠奶是否有清空乳汁——甚至趴睡或穿了太緊的胸罩，也可能抑制乳汁分泌。由於原因實在太多，因此你最好和醫護人員一起商討對策，讓你一邊進行全食計劃、一邊哺乳及擠奶的同時，也能保持健康（而母乳量也足夠）。

哺乳時的營養品

首先，吃任何新的營養品前，一定要先諮詢醫護人員，特別是懷孕或哺乳時。然而，我們覺得在這個特殊時期，有幾種產品可能對你和寶寶的健康有益。

Omega-3 脂肪酸

持續補充 DHA 在產後尤其重要，因為母親體內儲存的 DHA 會藉由母乳傳輸給孩子。（DHA 有助於嬰兒腦部發展。）每天用魚油或魚肝油補充 300 毫克的 DHA，但 EPA 和 DHA 相加仍不要超過 1 公克。

維生素 D_3

哺乳時期，繼續每天攝取 4000 至 6000 國際單位的維生素 D_3，才能藉由母乳將足量的維生素 D 傳遞給寶寶。（但若是正值全身都能曬到太陽的夏天，就不用吃營養品。）

大骨清湯

哺乳時，大骨清湯能加強免疫系統、補充足量礦物質，讓你維持健康。在你的健康

飲食計劃中加入大骨清湯，每天喝一至二杯。

葫蘆巴

這種香料常作為咖哩粉或加工楓糖漿中的調味料，是較安全的發奶及催奶方式。（梅麗莎在全食計劃期間食用葫蘆巴的效果非常好。）葫蘆巴最快在 24 小時內就能增加你的母乳分泌，一旦達到你想要的量，就能立刻停吃。不過有些研究指出，每天食用的葫蘆巴若少於 3.5 公克，可能不會有效果，而哺乳專家則建議每天攝取 6 公克——也就是 12 顆膠囊——比標示的建議量多得多。更高劑量的葫蘆巴可能會造成血糖過低或胃痛，因此請先詢問醫師的意見。

其他催奶方式

請和你的哺乳顧問或醫師討論，量身打造安全的哺乳計劃，尤其是考慮加入營養品時。

兒童

「30 天全食計劃讓我重獲新生——高血壓或睡眠呼吸中止症都消失了，體重更減了 45 公斤！它也改變了我妻子的人生；她的第二型糖尿病痊癒了，體重也減輕很多。但最重要的是，這套飲食法幫我的孩子們建立了營養且健康的體質，他們往後的人生將受益無窮。我無法用言語形容我的感謝。」

——史蒂芬 S.，北卡羅萊納州鄧恩市

30 天全食計劃有益兒童健康嗎？

首先，我們畢竟不是醫生，所以我們建議你在改變孩子的飲食前，和小兒科醫師或家庭醫師討論，尤其是當孩子患有疾病、行為障礙或感覺統合障礙時。但既然你問了，我們就回答：我們認為 30 天全食計劃對兒童的健康很有幫助！只要想想他們每天會吃下哪些營養豐富的食物：蛋白質、維生素 B_{12}、來自優質肉類的血質鐵、各種維生素、礦物質（例如鈣和鎂）、抗氧化劑、和蔬果內的纖維素；還有能促進腦部發展及體能的酪梨、椰子油和印度酥油。這套飲食法排除了所有熱量高卻缺乏營養、只能填飽肚子卻對健康無益的食物，以及讓兒童活力起伏不定又情緒暴躁的糖，還有所有可能造成氣喘、皮膚問題、過敏或注意力缺失症的問題食物。如果將全食計劃當作全家人的共同實驗，而非限制或懲罰，就能成為你和孩子聯絡感情的橋樑。

兒童不是需要喝牛奶嗎？

兒童必須攝取豐富營養，才能健康發育，但牛奶能提供的所有營養，其實從肉類、蔬菜、水果和脂肪中都能攝取到，而且更符合孩童的生理構造。沒錯，鈣質是打造強韌骨骼的關鍵，但一定要記得它不是唯一的要素。其他維生素和礦物質對骨骼發展也不可或缺，對於活動力和壓力等生活型態也很重要。從各種符合規則的食物中，你們全家人都能攝取足夠的鈣質及其他所需的維生素和礦物質。

我的孩子能獲得什麼效益？

從大人角度來看，孩子的全食成果各有不同，但許多父母都反映在部分領域獲得了相同成效。概括而言，進行全食計劃的兒童活力較穩定、較不會發脾氣（尤其是患有過動症的孩子）、學習注意力增強、較少請病假、睡眠品質也更好。他們的消化也更順暢

——排氣、脹氣或腹痛的情況減少。也有許多案例顯示，氣喘、過敏、第一型糖尿病及注意力缺失症等疾病都大幅改善。還有許多肉眼較難看出的健康效益，像是荷爾蒙更規律、血糖更穩定。

應該立刻進行 30 天全食計劃還是讓他們慢慢適應？

這題沒有標準答案。每個孩子都不一樣——有些很能適應改變，有些勇於接受挑戰，有些天生就熱愛實驗，有些則沈浸在自己的世界。要回答這個問題，你必須了解自己的孩子，但我們可以提供三種建議方式。第一種是「一不做二不休」，也就是「今天開始我們就吃這些東西——想辦法接受吧！」經過一番抗拒後，孩子通常能夠適應，然後你們就能一起向前邁進了。實行這方法的第一週會很辛苦，但很快就能達成目的，也最可能獲得驚人成果。而且我們可以保證，即使你的孩子拒吃一兩餐，也不會真的餓到。第二種方法則是「漸進但堅定的轉換」，也就是把不符規定的食物吃完後，就不再重新購買了。如此一來，遇到的衝突會輕微得多，但你也得花更多時間才能準備好進行全食計劃，等更久才能看到成果。最後一種方式則是「蹣跚學步」，提供孩子更好的選擇，但即使他們拒絕，也不要和他們爭論。他們或許不會就此遵行這套飲食法或獲得驚人成效，但至少過程中你們沒有衝突。

如果之後他們自己決定要改變，就可能細水長流地實行。你可以依據你的孩子、你的家庭及你的壓力程度，從中選擇最適合的方法。

兒童也要遵循同樣的飲食指南嗎？

你孩子的餐點看起來應該跟你的一樣——同樣的蛋白質、同樣的天然脂肪、許多蔬菜、和一些水果。你可以把我們的飲食指南（第 196 頁）當作起點，但如果孩子不想完全照計劃吃，也不要逼他們。每餐都提供多種優質食物，和你的孩子一起決定他們該吃什麼，讓他們的身體（能非常明確地傳達飢餓及飽足訊息）自己找出答案。不過，兒童一天吃三餐可能不夠——他們的胃很小，新陳代謝很快。可以讓他們在三餐之間吃些點心（看起來要像小型正餐），但不要讓他們一整天都餓了就吃。

我的小孩很挑食，該如何讓他們吃蔬菜？

研究顯示，多數孩童面對新食物時，需要經過五到十次，才願意將它吃下肚，所以繼續端出甜菜根料理，然後耐心等待。另外，兒童比大人更容易受色彩繽紛的飲食吸引，因此你可以在孩子的餐盤中放上各式各樣的食物（和各式各樣的顏色）。請盡情運用第 302 頁起的各種醬汁，讓綠色蔬菜看起來更美味。還要記得，他們會觀察大人的

每個舉動，所以你吃蔬菜時，一定要滿臉微笑，滿口稱讚。

我的小孩還是想吃鬆餅

　　這情況不好處理。是否要讓孩子遵守烘焙食品禁令，最終仍要由你決定。一方面，你必須確認孩子以前吃的食物是否會造成皮膚問題、情緒起伏、過敏或氣喘；這比滿足他們對食物的情緒還重要，尤其當孩子年紀還小時。如果這些食物有問題，一定要讓他們遵守這套飲食法，即使這代表週日早上的鬆餅將變成用雞蛋和香蕉做的。另一方面，年紀較長的孩子可能已經過度依賴甜食和點心，因此你規劃全家人的全食計劃時，可能得考量這些因素（心理和生理上）。你做最終決定時，除了考慮孩子的年齡，最首要的是他們應該進行全食計劃的原因，以及你們全家的目標。不過要記住，即使你仍決定做鬆餅給孩子吃，但你自己一口都不准碰。

如果孩子在外面吃了不符規定的食物該怎麼辦？

　　要孩子嚴格遵守全食計劃可能會十分困難。學校老師、熱情的親戚、銀行的陌生人、還有玩伴都可能拿點心給他們吃。在開始進行前，請告知保姆、老師和其他家長，你們家有新的飲食限制。態度要有禮貌，說明你可以幫孩子準備替代食物，並請他們協助你的小孩遵守規則。飲食限制或許不太方便，但如果你想改善疾病、行為問題、或消化毛病，接下來的 30 天就是關鍵。雖然如此，但除非這牽涉到嚴重敏感或過敏問題（或你正在接受醫療測試過敏原），不然即使違規也不用太生氣。和孩子談談這個飲食計劃，以及你認為對他們的健康、行為或情緒有何影響；提醒他們有些食物比較健康（可以盡情吃）而有些比較不健康（偶爾吃或不要吃）；並看看能否說服他們參與這場家庭實驗，一起做些短期的改變。接下來，就繼續進行你的 30 天全食計劃。

我能否幫助孩子了解不健康的食物對健康和行為有何影響？

　　這要視孩子的年齡和自覺程度而定。兩歲小孩很難確切了解食物與健康、行為或情緒之間的關聯，但大一點的孩子應該就能理解。重新攝取以前的飲食時，請建立輕鬆但克制的氛圍，讓你能夠在接下來幾個小時內觀察他們。若你發現孩子有任何消化、活力、心情、脾氣、專注力或症狀上的轉變，請暗自記在心中。接著找出是哪種違規食物導致這種負面結果。幫助你的小孩理解他們的飲食越健康，行為就越規矩，有體力玩更久，心情也會開朗，未來也更可能做出較好的選擇。

素食者與純素食者

「我第一次進行 30 天全食計劃時，是我這輩子第一次開始用不同角度看待食物。當時我努力改掉用吃來慶祝或撫平情緒的壞習慣。我了解到，我吃的東西和我的憂鬱症密切相關。在第一次的 30 天內，我的情緒逐漸提升，也比以往更加穩定。我的口腹之慾減少了，我感受到令人不敢置信的自由。在我進行素食版的 30 天全食計劃前，我有囊腫型痤瘡，但飲食計劃開始後，我臉上的痘痘完全消失了。我的體重還減了 7 公斤。」

——羅瑞絲 B.，加州長灘

我們很歡迎素食者和純素食者的加入，也希望你在實踐道德或宗教理念的同時，可以從這個健康飲食計劃獲益。事實上，這些年來，我們已有一批忠誠的素食／純素食擁護者，我們還在論壇上專門為你們建立了一個專區。雖然這些生活型態看似與我們的健康飲食建議有些衝突（我們建議攝取適量的動物性蛋白質），但請不要排斥本計劃！即使你選擇不吃或少吃動物產品，還是能從這項計劃中獲得許多好處。

來談談 30 天全食計劃及有健康意識的素食／純素食者有哪些共通點。我們都很在乎食物來源要重視道德、負責任、且健康。我們的飲食都含有大量營養豐富的蔬果。我們都拒絕營養不足卻充滿大量糖、油脂和鹽的虛假加工食品。

說真的，我們的飲食真的有很多相同之處——重點就是這種正面心態及連結。

你準備好改變了嗎？

如果你吃素主要是為了健康，我們會希望你重新考慮未來 30 天的方針。我們相信在飲食中包含一些動物性蛋白質（乳製品不算）對健康不可或缺，我們也已經提供合理又有根據的論點佐證我們的立場。所以如果你的目標是健康，請試試我們的計劃！把它當成一場自我實驗：在進行 30 天全食計劃時重新攝取高品質動物性蛋白質。如果你的健康、身體組成和生活品質沒有改善，我們會非常震驚，但如果你的確沒體驗到預期的效益，至少你了解了部分食物對你的效果，之後你大可以回到素食或純素食的生活方式。

如果你的主要考量是道德議題——動物福利、永續、當地經濟或全球經濟因素——請了解你也可以負責任、有道德地獲取肉類、海鮮和蛋。事實上，認真探究這些食物的來源，就是對一些投資工廠式農場的大企業發出強烈訊息（從經濟上及其他方面）；用你的錢來表態，比完全放棄整個體系更有影響力。

如果你就是不喜歡肉的口感或感覺，但仍想重新吃肉，以下是我們的建議：

首先，選擇不會太肥或太油的肉。通常，較輕盈、油脂較薄的魚肉是很適合的選擇。牛絞肉也許比牛排好消化。怕肉的人可能比較能接受瘦肉的氣味（和味道）。

不要吃帶骨的肉，例如肋排或雞翅——因為骨頭只會讓你想起自己在吃動物。準備雞胸肉，先用肉鎚把肉敲得更薄更嫩。料理前，將肉切成小片或小塊，但不要煮得過熟，否則吃起來會太韌太硬，更讓人難以下嚥。

你也可以用點小技巧，在自己的飲食中混入更多肉類。把肉「藏」進你的餐點中，像是煮成湯、燉肉、咖哩、慢燉料理或沙拉。這方法特別適合做成慢燉料理，因為肉會完全隱藏在裡頭，而且口感非常柔軟。

最後，從小份量開始嘗試——一下就吃16盎司的肋眼牛排可能太嚇人，而四分之一磅的漢堡肉就容易許多。

如果你還是想在素食或純素食的框架中進行全食計劃，以下是我們的建議。

嚴格來說不是 30 天全食計劃

請注意，以下提出的飲食計劃，嚴格來說不是 30 天全食計劃。（純素食者無法完全遵守；你只能吃蔬菜、水果、堅果和種子！）不過，我們仍很開心有這麼多素食者想加入這個計劃。我們列出以下的建議，並特別為你們改變了規則，讓我們的健康飲食計劃能配合你們的自我飲食限制。但醜話說在前頭：這不代表你們可以把它變成「素食 30 天全食計劃外加啤酒」。（雖然啤酒的確是素的，但絕對不符合我們的精神。）我們還是希望吃素或吃純素的成員，能遵守關於添加糖、酒精和烘焙食品及點心的禁令，即使你的飲食計劃必須包含一些穀物、乳製品或豆類蛋白質。

魚素者與素食者

如果你可以吃部分動物產品（例如蛋或魚），我們建議你從其中攝取大多數蛋白質，盡量少用植物來源來補充。你一定會對蛋、鮭魚和鱈魚感到厭倦，但請記住，這實驗只有 30 天。即使會經歷一兩週的平淡無味，但實驗結束後，你所獲得的資訊絕對值回票價。

若你可以選擇從乳製品獲取蛋白質（前提是不會引發消化不良、皮膚過敏或其他明顯的負面影響），我們建議優先選

消化酵素

你也可以考慮服用消化酵素。「素食者會永久喪失消化肉的能力」這種說法完全是胡說八道，但剛開始吃肉的前幾天的確有可能出現消化不良。你停止吃肉後，負責消化蛋白質和脂肪的酵素會減少，但當你恢復吃肉，酵素又會快速增加。然而，若你的腸道受損或功能減弱（通常與飲食中的穀類、豆類和乳製品有關），服用消化酵素可以幫助消化，直到腸道內原本的酵素恢復正常。

擇放養、有機來源的發酵產品，例如優格或克菲爾。你也可以用草飼、有機來源的乳清蛋白粉，來攝取所需的蛋白質，因為它的風險低於乳製品（包括所有形式的牛奶和起司在內）。

如果你的運動量不算非常大，只要達到蛋白質建議攝取量的低標就好（第 194 頁）。你的蛋白質來源有限，因此不需要拘泥於「一磅體重等於一公克蛋白質」這種武斷的算法，除非你的生活型態和運動量真的需要攝取這麼多食物。在正餐中多加一點脂肪，以彌補因蛋白質不足而缺少的熱量。研究顯示，高脂肪飲食能保留肌肉，而且你也必須攝取足夠熱量來支撐你的活動量。

素食者

如果你吃素，我們必須明確表達我們的期望。照著全食計劃的原則吃素可以讓你「更健康」，但無法達到「最健康」。植物性蛋白質可能對荷爾蒙平衡、消化道和免疫系統有負面影響，而且從經驗來看，如果缺少動物性蛋白質中才有的營養素（例如維生素 B_{12} 和血質鐵），你的健康將無法達到巔峰狀態。在本章節中，我們將努力協助你實踐全食計劃的原則，盡量配合你的飲食選擇，但我們必須提醒你，不要期待你獲得的效益會像雜食者一樣驚人。

我們絕對不是要酸你或批判你。請你了解，雖然你我對於「健康」的看法不同，但我們仍尊重你的選擇，而且會和你一起找出最健康的折衷方案。因為你想尋求我們的健康飲食建議，所以我們必須認真地分享我們的信念。請繼續閱讀，因為你應該會喜歡我們對於素食飲食的微調計劃。

首先，「蛋白質結合」的概念（一餐中結合兩種植物性蛋白質，以獲得「完整的」胺基酸）已經過時——你的身體能夠儲存這一兩天從食物中攝取的胺基酸。只要從多樣來源攝取植物性蛋白質就好，不用擔心每餐一定要有「完整的」蛋白質。最好選擇加工程度低的發酵大豆產品（例如天貝或納豆）或是有機毛豆（屬於大豆）。你也可以輪流吃未發酵的有機大豆（像是老豆腐）及各種豆類。藜麥等準穀物也是無麩質的蛋白質來

完善準備

如果你要將穀物和豆類當作日常飲食，請將它們浸泡 12 至 24 小時，清洗過後，煮至少 15 分鐘，以減低其中的抗營養物質及易導致發炎成分。韋斯頓 A. 普萊斯（Weston A. Price）基金製作了一支很棒的影片，講解該烹煮穀類和豆類前的準備工作；請到 www.w30.co/w30grainslegumes 觀賞。

源，而且和穀物相比，較不會引發腸道或免疫系統不適。

你也可以選擇大麻籽蛋白質粉或豌豆蛋白質粉，雖然你必須大量吃，才能獲得足夠的蛋白質。（請仔細閱讀標籤，這些蛋白質粉所含有的易導致發炎成分越少越好。）

我們還是強力建議你避開所有含麩質的穀物，包括麵筋（由小麥麩質製成）、非有機大豆、加工大豆食品（例如大豆「漢堡」或大豆「起司」）以及花生。好消息是，你還是可以自製無蛋美乃滋（第 180 頁），當作替蔬菜增添風味的醬料。

最後一個重點──不要吃太多蛋白質，因為我們不希望你攝取的植物性蛋白質超過需求量。如果你想追蹤幾天的攝取量，也沒關係。請參照美國建議每日攝取量：女性每天 46 公克，男性每天 56 公克。這份量或許無法讓你成為舉重選手，但已足夠讓活動量正常的素食者保持健康。

你也會需要吃更多碳水化合物和脂肪，以彌補低蛋白質飲食所缺乏的熱量。（額外的碳水化合物應該從天然蔬果來補充，很多蔬果所含的碳水化合物遠多於蛋白質。）

你可以到我們的網站 www.whole30.com/pdf-downloads 免費下載專為素食者及純素食者設計的採買清單。若需要其他幫助，請至論壇 www.w30.co/w30forum 上尋找素食者及純素食者專區。

維生素 B12

純素食者容易缺乏維生素 B12，因為它只在紅肉、肝臟、乳製品、蛋、魚、海鮮等動物產品中才找得到。你也許曾聽說藻類和部分根莖作物含有維生素 B12，但這是錯誤資訊。（這些植物合成的是維生素 B12「類似物」，對身體功效不同。）若缺乏這主重要維生素，可能導致惡性貧血、心臟疾病、脊神經和周邊神經損傷、神經精神症狀、全身疲勞。你的身體有能力儲存維生素 B12，因此以前吃肉的人，可以撐好幾年不出現上述症狀，但純素食者仍應考慮吃維生素 B12 營養品。買現成的營養品沒有用，因為身體吸收這種維生素的能力有限，所以最好經醫師同意後進行注射或開立處方凝膠。請與醫護人員討論如何檢驗是否缺乏維生素 B12，並詢問他們的建議治療方式。

30 天全食計劃疑難排解

「約八個月前，我丈夫的健康狀況開始下滑。一開始只是外觀上的皮膚炎和掉髮，但做了一系列切片檢查、培養檢查和血液檢查後，皮膚科醫師發現他有嚴重的肝臟酵素升高及非酒精性脂肪肝疾病。當時他的 ALT 肝功能指數超過 600。進行三個月的低脂飲食後，仍不見好轉。我們做了一番研究後，開始進行計劃。我們本來只希望下次回診時，他的肝臟酵素上升情況能有所改善，沒想到他的 ALT 指數竟在計劃進行 23 天後，就一口氣從 660 降到 106！降幅連醫生都感到驚訝。多虧了這套飲食法，才讓我丈夫免於肝衰竭危機。」

——蕾貝卡 C.，地點不公開

我對某些食物過敏，進行 30 天全食計劃時該如何避免過敏問題？

很簡單！只要在第 192 頁的採買清單上劃掉你會過敏的食物即可。接下來，用剩下的食物來規劃餐點，選擇不含過敏原的菜餚，或選擇可以輕易去除該食材的食譜。（舉例而言，如果你對堅果過敏，做第 228 頁的雞肉總匯時，請把核桃去除，仍然會很美味。）好消息是，有些人在進行全食計劃後，腸道和免疫系統恢復健康，因此食物過敏也消失了。（但請不要自行嘗試——一定要在醫師監督下，才能嘗試重新攝取致敏食物。）

我覺得自己好像被卡車撞到一樣難受（第一週）。這就是大家說的「碳水化合物流感」症狀嗎？

「碳水化合物流感」（一段時間的頭痛、疲勞、嘴饞、頭暈和「腦霧」）並不是真的流行性感冒——而是活力降低的症狀。你以前的飲食中含有大量來自穀類、豆類、添加糖和加工食品的碳水化合物。碳水化合物消化後轉變為儲存在體內的糖，作為身體的能量來源。事實上，你太習慣用糖來當燃料，以致於你的身體變得完全依賴它。你開始進行全食計劃後，攝取的碳水化合物（糖份）自然會減少，因為你不再吃麵包餅乾，而改吃蔬菜水果。你的身體失去大量以往作為主要能量來源的糖，接下來會發生什麼事呢？你的燃料不夠用了。少了那些糖（能

量），讓你變得疲倦，開始頭痛、頭腦不清楚、容易飢餓，而且非常渴求糖份。有人說這過程簡直像在「戒毒」，這比喻一點都不誇張。

現在你有另一個很棒的能量來源——脂肪！膳食脂肪和身體脂肪都能當作你工作、和小孩玩耍、唸書或出門辦事時的燃料。但問題是，你的身體不知道如何運用脂肪，因為你一直餵它吃大量的糖。（把你體內的粒腺體——也就是細胞的發電廠——想像成六歲小孩。如果你讓他從糖果和酪梨間二選一，他們會選什麼？當然是糖果。）如果你的身體長期習慣吃糖，它就會一直偏好用糖當燃料。唯有暫停攝取大量糖份，身體才能開始有效地運用脂肪。

簡而言之，你的身體現在得不到以往依賴的能量來源，又還不太會運用現在這種比較穩定的能量來源。所以這幾天（或這一週）你將會像得了流感般孤立無援。

值得慶幸的是，這情況很快就會過去。「脂肪適應」（能夠運用身體脂肪和膳食脂肪作為燃料）的過程幾天後就會開始啟動，不過還要數週才會火力全開。好消息是，情況很快就會開始好轉（通常在第 14 天左右），惱人的頭痛到時已成為過往雲煙。

⭐ 秘訣：事先為一開始這幾天做好準備，因為可能會很難熬。暫時不要上健身房或長跑，提早上床睡覺，清理好櫥櫃（因為你會嘴饞），而且不要少吃脂肪！參照我們的飲食指南（第 194 頁），提供身體足夠的主要能量來源。

全食計劃期間，我的消化為何變差了？

任何劇烈的飲食轉變，都可能讓消化功能出現短期變化。你一定可以想像有害腸道的食物會對消化系統造成什麼影響，但就連「排除」這些問題食物也會引發暫時性的毛病。你無法確知計劃期間的哪項飲食轉變造成了哪種症狀，但在身體適應新飲食的過程中，常常會發生便秘、脹氣或腹瀉。

這些短期轉變可不代表營養豐富的飲食對健康有害！通常這些過渡階段問題，在幾週後就會自行消失，因為你的身體已經適應沒有問題成分或發炎性成分的環境。

而長期壓力也會直接影響你的消化功能，造成消化不良和脹氣，尤其是如果你現在攝取的蛋白質比以前營養、脂肪也比以前天然。所幸，在計劃期間攝取營養食物，以及隨之而來的效益（睡眠品質、活力、自信都提升），能大幅減輕長期壓力，讓你的消化功能回到正軌。

⭐ 秘訣：有一小群人由於長期飲食問題及消化道現狀，可能無法忍受「健康」食物。通常包括富含纖維素或澱粉類的食物，像是蔬菜和水果。你可以將蔬菜煮到熟透，並少量攝取新食物。另外，我們說過，營養素不是唯一會影響消化道健康的因素。如果結束計劃後，你的消化功能仍持續不佳，就該請專業醫師來評估你的飲食、生活習慣和目前的健康狀況了。

為何我的症狀或疾病惡化了？

答案主要牽涉到你的免疫系統功能，以及免疫系統「學習」到如何對付重複出現的

問題食物（或像在「腸漏症」情況中，不該突破腸道限制的食物卻闖關了）。如果你的免疫系統對部分食物已產生抗體，可能需要完全戒斷那些食物數星期，才能讓抗體大幅減少。

如果你在進行計劃前，吃了許多會引發免疫系統產生抗體的食物，那麼在第二週及第三週之間，你的發炎症狀可能會加劇。（沒錯，反應來得有點慢，因為這跟抗體和誘發因素相遇後，刺激免疫反應的機制和時間有關。）這代表你在執行前一晚狂吃的披薩、啤酒、冰淇淋，將在飲食計劃進行到一半時，對你的腸道展開反撲（及體內其他部位）。

每個人的這種免疫反應時程基本上都很一致，好消息是症狀幾乎在第三週或第四週就會好轉，但前提是你這段時間都沒有再吃可能誘發問題的食物（也就是 100% 遵守規則。）我們已經說過，你必須認真看待「不能失誤、不能作弊、沒有藉口」的原則。

總而言之，在進行全食計劃前狂吃不健康的食物，可能嚴重阻礙你進行本飲食計劃後的良好反應，在情況好轉前，還可能讓你本來想改善的症狀或毛病更嚴重。所以請不要在計劃開始前一天大吃垃圾食物。（如果你吃了，可別怪我們沒事先警告你。）

我進行 30 天全食計劃後原本感覺很好，現在卻覺得筋疲力竭，為什麼？

這跟前一題的「症狀惡化」問題有關聯，因為發炎會直接導致疲勞及心神不寧。

然而，較常見的答案是營養食物攝取得不夠——特別是碳水化合物。尤其是活動量大的人（經常運動者）更容易如此。你認真地執行「吃大量蔬菜」，吃的蔬菜也很營養，但花椰菜、菠菜、蘆筍和羽衣甘藍無法作為運動時的燃料。最終，低碳飲食會開始扯你後腿，讓你嚴重精神不濟。

不過好消息是，這狀況很容易分辨，而且解決方法就是吃多一點碳水化物。趕快在每餐中多加一些富含碳水化合物的蔬菜和水果；早餐吃一碗莓果和香蕉配烘蛋，午餐吃一顆烤甘藷和蘋果配蛋白質沙拉，晚餐吃白胡桃南瓜湯和梨子切片沙拉當配菜。你應該很快就會覺得比較舒服，明天就能恢復成「虎血」狀態了。（加油！你的身體所需的碳水化合物，顯然多於你所提供的。）

如果你沒有在正餐中加入足夠的天然脂肪，也可能會發生同樣狀況。（脂肪不足代表熱量不夠，也就等於體力不夠。）請複習第 194 頁的飲食指南，確保你有從營養豐富的食物攝取足夠能量（蛋白質、碳水化合物、脂肪），供給日常活動及運動所需的燃料。

最後，請不要在計劃期間加入其他高科技營養策略（例如間歇性禁食或碳水循環飲食法）。一次改變太多，會讓你無法得知是哪項行為導致哪樣結果。而且這套飲食法的意義，就是要作為獨立的學習經驗和排除計劃。等計劃結束後再進行其他嘗試，這樣你更能夠評估它們對健康、活力和身體組成有何影響。

⭐ 秘訣：這比較像是提醒：30 天全食計劃並不是快速減重法。如果你在計劃期間刻意限制熱量、碳水化合物或脂肪，只會（很諷刺地）讓計劃更難成功，也更難達成長期的身體組成管理。請遵守我們的飲食計劃，並相信自己能夠獲益，因為已有數十萬和你一樣的人已經辦到了。

全食計劃期間，我的睡眠品質為何變差了？

難以入睡和半夜醒來是不同的問題，後者是太早醒來但無法再睡著。和全食計劃最可能直接相關的是半夜醒來的問題。如果你在進行計劃前都睡得很好，但執行計劃時每天凌晨 2 點就自己醒來，那很可能是血糖波動造成的。（你的身體還不太擅長管理血糖，讓血糖值上下波動，連在半夜也一樣。）睡前一小時，吃一份點心大小的蛋白質，例如蛋、雞肉或鮭魚，能幫助身體在夜間穩定血糖。（雖然我們通常不建議在睡前吃東西，但過渡期可以運用這個方法。）持續嘗試一週，接著試試睡前若不吃點心能否睡得安穩。

如果還是沒用，或者你的睡眠問題包括在晚上會「疲倦但亢奮」、或早上太早起床，那麼請接受以下的壞消息：你不能再喝咖啡了。如果你現在仍在攝取咖啡因，這些睡眠問題正在告訴你該停止了，至少要停個幾週。即使距離上床還有很久、也只喝了一點點咖啡因，仍可能讓頑固的睡眠問題惡化。雖然這不是我們的正式規則，不過既然你詢問該如何增進睡眠品質，我們就只能如

實回答。（你是不是後悔問了這題？）

⭐ 秘訣：營養不是決定睡眠品質的唯一因素。事實上，若在進行計劃時睡得不好，不一定是受到目前的營養攝取方式所影響。你是否為了金錢或即將到來的工作內容感到擔憂？你是否晚上從事激烈運動或跑步？你睡前是否剛用過電腦或智慧型手機，或邊看電視邊睡覺？這些因素都可能讓睡眠品質下滑。若需要更多改善睡眠的建議，請上 www.w30.co/w30sleep。

我的運動表現為何變差了？

這情況很常出現在第一週，原因我們解釋過了。如果你正處於全食計劃的頭十天，請不要期待能打破個人紀錄或參加重要比賽。事實上，這一星期很適合休息，或用來做低強度運動、練習技能、和復原。

如果你的整體體能進步了，但跑步、健身或比賽時仍很辛苦，那麼一定是碳水化合物（或整體食物）攝取不足的關係。我們很高興你吃了很多花椰菜、蘆筍和菠菜，但這些食物無法作為跑步的能量來源——因為高強度運動需要足夠的碳水化合物。如果你活動量很大，就必須在每日飲食中加入澱粉類蔬菜（馬鈴薯、印度南瓜、芋頭或樹薯）以及各類水果，以維持足夠的能量。

另外，在運動表現出現進展之前，你可能會先發現其他成果。請注意體適能相關表現，若是你睡得更好、肌肉痠痛減少、行動變靈活、關節疼痛減輕、且激烈運動後恢復得更快，這些都是全食計劃正在發揮效用，而且你的運動表現很快也會開始受益。

我剛開始進行全食計劃一兩週，但體重完全沒變輕，為什麼呢？

在回答之前，我們要先問你一個問題：你為什麼量體重了？全食計劃明確規定進行期間不能量體重，這就是原因！你把重點擺在體重數字，卻忽略了飲食計劃的其他面向。體重計無法代表你的整體健康，而且這套飲食法也不是減重計劃——它的宗旨是為你往後的人生開啟最佳健康狀態。所以請給你自己一段久違且必需的休假，從體重的執念中解脫，專注於健康本身。請翻到第 43 頁，記下較有效的事物，並相信只要健康改善了，體重自然也會輕鬆且長遠地減輕。（好了，現在請你立刻離開體重計。）

⭐ **秘訣**：近期一份針對 1600 多位成員進行的調查顯示，96% 的人都表示體重減輕及／或身體組成改善。多數人在 30 天內減了 6 至 15 磅。所以這證明了全食計劃本來就有助減重，你根本不用操心。

我的體重不能再變輕。

如果你的情況是如此，我們的第一個方法顯而易見，但必須經過詳盡解釋——那就是多吃一些。你也許覺得自己已經吃很多了，但還是吃不飽。把穀類和甜食換成蔬菜水果，會讓你攝取的熱量大不如前。你必須想辦法彌補缺乏的熱量——也就是攝取健康的脂肪和澱粉類蔬菜。但如果你對脂肪有點恐懼，那麼可能也會害怕藉由多攝取脂肪來維持健康的體重。另外，如果你對碳水化合物有點恐懼（因為有人說吃太多碳水化合物可能導致肥胖和糖尿病），你就有可能刻意限制馬鈴薯、印度南瓜和水果的攝取量。如果你的身體組成本來就屬於偏瘦或極瘦，就絕不能只吃綠葉蔬菜和低碳蔬菜。

一天至少要吃三餐，即使你想少吃也不行。如果你在正餐之間覺得肚子餓，就吃些點心——最好包含足量的蛋白質和脂肪。（只吃一顆蘋果當點心沒什麼用。）請攝取更多脂肪，務必達到或超過飲食指南中脂肪建議攝取量的高標。也要攝取更多碳水化合物，不要只吃沙拉和大量花椰菜，否則肚子會裝不下肉和脂肪。攝取更多蛋白質，以富含蛋白質的牛排等肉類為優先，蛋白質含量較低的蛋等食物則為次要。而且完全不用考慮間歇性禁食，這點應該不需要再說明了吧？

其他生活上的因素，例如訓練、復原和壓力，也會直接影響體重能否維持、是否增加。如果你每天慢跑十英里，每晚睡眠六小時，且長期有工作、課業、家庭或經濟上的壓力，那麼飲食可能不是影響肌肉量的主要因素。（而且，我們必須再度強調咖啡。咖啡因會抑制食慾，所以如果你的身體很難攝取足夠的營養食物，那麼咖啡因就是你的敵人。）請考慮諮詢功能性醫學專家，以分析壓力荷爾蒙、甲狀腺功能和腸道健康等因素，讓你對於體重控制有更全面的了解。

口很渴正常嗎？

你可能會口渴，尤其是在全食計劃初期，但很難解釋確切原因。可能和鈉有關：當你戒除所有加工食品時，也排除了日常飲食中含有的大量鈉。鈉可能幫助身體留住水分，因此換成以完整食物為主的低鈉飲食後，可能會讓身體開始調整攝取量。也或許是你不再喝違規的飲料（例如果汁或汽水），卻沒有多喝水來取代這些液體。此外，飲食攝取量和碳水化合物及脂肪的新陳代謝改變，都可能造成人體短暫缺水。還有，如果你沒有按建議吃足量的蔬菜水果（「含水」食物），可能也會導致水分不足。無論原因為何，請傾聽你的身體。一整天都要努力多喝點水和符合規定的飲品（請參考第 70 頁），多吃蔬菜，並在料理中加入一些食鹽或海鹽。別擔心，身體通常很快就會讓體內水分平衡，所以過一陣子你就不用再帶著那罐大水壺走來走去了。

我超想吃甜食的！我該怎麼辦？

第一步：深呼吸。首先，釐清你是想吃甜食，還是單純餓了。我們最喜歡的方法就是問自己，「我餓到可以吃蒸魚和花椰菜嗎？」（若聽起來不吸引人，請選用一個直接蛋白質來源，例如水煮蛋。）如果答案是「對」，那麼你就只是餓了！你應該吃正餐，或吃些點心墊墊肚子。

如果答案是，「不，但我可以吃一些香脆點心／鹹點／甜點。」那麼代表你嘴饞了

——但不用因此感到驚慌。從抽菸者抗拒點菸衝動的調查來看，嘴饞平均只會持續三至五分鐘。你的大腦一開始會瘋狂渴求糖份，但如果你轉移自己的注意力，就能讓這股口腹之慾消失。所以請去散散步、打電話給朋友、關心運動賽事分數、或洗洗衣服——只要能撐過這一小段時間就好。

但千萬不能用符合規則的甜點來滿足你的嘴饞。如果你習慣在每天下午 3 點吃甜食，你的大腦就會開始期待這項獎賞。但你的大腦並不知道巧克力棒和果乾堅果棒之間的差別，它只知道現在是下午 3 點，甜點獎賞該登場了！因此這樣的行為無法幫助你改掉壞習慣，反而是讓它更根深柢固。請記住，你每次成功抵禦嘴饞，你的糖份怪獸就會減弱，所以千萬不要依賴水果奶油或堅果奶油當作為糖份來源。

⭐ **秘訣**：你是否會在晚餐後翻箱倒櫃，只為了找些「小東西」來吃？我們嚴格控管飯後甜點，雖然你用較健康的藍莓配椰奶來代替冰淇淋，你的大腦仍認為它是飯後點心。有個很棒的飯後儀式不會讓糖份怪獸茁壯，那就是泡一杯南非國寶茶。它不含咖啡因，具有天然甜味，但完全不會讓你嘴饞，因此你不會因為糖份而對它產生依賴。

我完成了 30 天全食計劃，但我的消化系統還是怪怪的。

還有其他食物可能造成發炎或消化不良。最常見的兩種就是可發酵短鏈碳水化合

物及組織胺含量高的食物。

可發酵短鏈碳水化合物（FODMAPs）：也就是發酵性寡糖（Fermentable Oligosaccharides）、雙糖（Disaccharides）、單醣（Monosaccharides）與多元醇（Polyols）——這些可發酵碳水化合物和糖醇在許多食物中找得到，例如穀類、豆子、蔬菜和水果。可發酵短鏈碳水化合物包括果糖（出現在所有水果中，含量各異）、乳糖（出現在乳製品中）、聚果糖（出現在小麥、大蒜、洋蔥、朝鮮薊、蘆筍和龍舌蘭蜜中）、聚半乳糖（出現在豆類、包心菜和球芽甘藍中）、和多元醇（出現在蘋果、梨子、桃子等水果、及山梨糖醇、木糖醇等甜味劑中）。這些可發酵短鏈碳水化合物不容易消化，而且若食用過量，可能被細菌「消化」。對較於敏感的人而言，細菌消化食物時的發酵作用，可能導致排氣、脹氣、痙攣和消化不良，造成腸道細菌數量不平均，引發全身性發炎。

高組織胺食物：部分食物含有名為「組織胺」的天然化學物質，或可能刺激人體分泌組織胺。身體過敏時也會釋出組織胺，造成發癢、打噴嚏、呼吸喘鳴和腫脹等過敏症狀。（許多治過敏的成藥都含有抗組織胺。）當易敏感的人吃了太多組織胺含量高的食物，就可能誘發類似過敏的症狀，例如頭痛、皮疹、尋麻疹、發癢、腸胃不適、氣喘或濕疹。這就稱為「組織胺不耐症」。

你的消化不良也可能源自不在清單上的某種未經診斷的食物敏感症（或多種敏感症）。如果你進行了 60 天的全食計劃，卻仍有消化不良或其他免疫相關症狀，就該諮詢功能性醫學專家來為你量身打造治療計劃（包括診斷檢驗工作和營養補充計劃），以治療你的特殊狀況或症狀。

⭐ 秘訣：你也可以藉由飲食日記，找出看似「健康」卻可能誘發不適症狀的食物。記錄一週內你吃的所有餐點和點心，以及每次症狀發生時的程度和種類，以找出可能的因果關係。這些資訊在你求助醫師時將會特別有幫助。如果你想在進行全食計劃排除飲食之餘，再嘗試低可發酵短鏈碳水化合物或低組織胺飲食，可以到 www.whole30.com/pdf-downloads 下載特殊版本的採買清單。

如果全食計劃對我沒效怎麼辦？

你原本可能希望特定方面（疾病、運動表現、某部分身體組成、或臉潮紅症狀）能獲得改善，但到了第 30 天，你沒有看到好轉跡象，因此覺得很失望。我們了解，也感到很遺憾。雖然全食計劃對絕大多數參與者都助益良多，但它畢竟不是完美的（沒有一個飲食計劃是完美的），也無法讓所有人百病全消。

我們要強調的是，即使這套飲食法對你沒效，也不代表你失敗了，這完全不是你的錯。我們希望你認同全食計劃帶來的其他成果（你真的獲得改善的事物），並且能看到自己過去 30 天的進步。請花點時間替自己感到驕傲，並為自己的努力喝采！

現在，無論你希望改善的領域為何，都來看看全食計劃的成果為何不符合你的期待：

- **你做錯了**。這叫愛之深責之切：對於全食計劃等排除式飲食而言，這點是最不中聽、但最常見的失敗原因。你也許遵守了所有字面上的規則，但並未敞開心胸接受計劃的精神或目的。你不小心犯錯、對自己放水、或自行調整規則，因為你必須、你想要、或你認為沒什麼大不了。你也許為了一時嘴饞、為了社交、為了你自以為的「健康」而改變飲食計劃。你只用了兩週時間，就認定這套飲食法沒有用。

- **30 天不夠**。健康可能在一個月內就快速改善，但對某些人來說，長達數十年的不健康行為，無法用 30 天就完全消除。想要治癒長期壓力、疾病和經年累月的不健康飲食習慣和相關情緒，通常是長期抗戰。許多有這些病史的成員都表示，他們要等到第 45 天、第 60 天、甚至更久，才能看到「神奇」效果。

- **你還在吃有害你健康的食物**。有些看似「健康」的食物，可能並不適合你。若你患有未診斷出的食物敏感症、可發酵短鏈碳水化合物不耐症、或組織胺不耐症，可能就必須排除更多食物，來找出誘發症狀的來源。請你諮詢功能性醫學專家，依照你個人的健康狀況來量身打造治療計劃。

- **你的重點放錯了**。你真的很想藉這套飲食法來減重，但最後體重沒變（或減得沒有預期多），所以你認為這計劃失敗了。但你有注意到進行計劃期間的其他進展嗎？你的睡眠、活力、運動表現、復原速度、疾病症狀、嘴饞毛病、情緒或自尊是否進步了？體重計上的數字是否變小，不是衡量計劃成功與否的唯一標準——事實上，我們得坦白地說，和其他改變人生的成果相比，體重不過是九牛一毛。（請見第 43 頁的超長清單。）

- **其他生活型態阻礙了你的進步**。如果你有多年的長期生理、心理或情緒壓力，即使一口氣進行 365 天，也無法完全解決問題。睡眠不足、吃得太少、營養不良、運動過度（或完全不運動）、慢性病、財務壓力、婚姻壓力、工作壓力、未解決的創傷……這些都可能嚴重影響你的荷爾蒙、腸道、及免疫系統。如果計劃沒有達到預期成果，那麼飲食可能並不是你最大的問題。我們曾在數十場座談會中說過，「若生活型態出問題，不要把營養當解藥。」這時你應該諮詢專業人士，找出其他應該優先處理的生活型態因素或疾病。（但務必繼續實行 30 天全食計劃——因為所有優秀的功能性醫學專家都會先從飲食開始談起，而且他們通常都很喜歡這套飲食法。）

30 天全食計劃重新攝取常見問題

「我開始這套飲食計劃時，體重是 188 公斤。以前我只要走路超過 5 分鐘，下背就會抽筋，並感到火燒般地疼痛。從我有記憶以來，身體只要受到些微壓力，就會感到疼痛。我還有其他許多病症，像是多囊性卵巢症候群、經期不穩、脹氣、經常性疲勞和頭痛。我從 2014 年 5 月 5 日開始了執行 30 天全食計劃。只過了 4 個月，我就能輕輕鬆鬆地走完 8 公里，身體一點也不會感到疼痛。我甚至還能在步行過程中加入 15 到 20 秒的衝刺慢跑。至今我瘦了 30 公斤，也體驗到了 20 年來前所未有的活力！我覺得如獲新生，這套飲食法真的改變了我的人生！」

——安妮瑪莉 L，來自馬里蘭州非德里克

我已經 30 天沒碰我最愛吃的東西了，現在你要我再撐 10 天？

沒錯，你之後就會感激我們了。這套飲食法是要讓你知道，你過去所吃的食物對你的影響有多大：包括你的消化、體力、睡眠、情緒、專注力、渴望、運動表現和疾病病症。如果你在第 31 天就開始大啖披薩、啤酒和冰淇淋，你就無從得知究竟是哪種食物造成之後的病症了。系統性的重新攝取計劃，是診斷不適合你的食物的關鍵，以及這些食物對你身心的影響，因此，千萬別省略這步驟或操之過急。你已經為了改變人生努力了這麼久，再撐 10 天也不為過吧？

⭐ 秘訣：重新攝取方案其實是一生的課題。你越是關注自己吃了某些特定食物後，你的外表、感受、表現和生活方式的改變，就越是能發掘這些食物的微妙影響。對有些人來說，麩質會讓他們沮喪，奶類則會讓某些人情緒崩潰，但要攝取兩到三天才會發生。其他案例中，吃一小片麵包不會引發什麼明顯的副作用，但連吃三天麵包，會讓人腫的像懷胎三月一樣。當你吃了違反規則的食物，就算你正式結束了 10 天的重新攝取方案，也請務必持續關注身心狀態和本來的症狀。

我需要照順序重新攝取你們之前介紹的食物群嗎？

並非必要，但我們建議你這麼做。我們根據科學文獻和數千名參與者的反饋，重新安排了你的食物群攝取，並根據對身體可能造成的影響，依輕微到嚴重順序排列。我們

把麩質類排在最後，因為它最可能對你的身心造成嚴重而長久的影響。如果你一開始就吃麩質穀物，就可能要多等個幾天，讓身體系統重新適應了，才能開始重新攝取下一種食物群。

已經過了 3 天，上一階段的重新攝取方案後，我依然覺得不清爽。在攝取下一種食物群之前，我是否應該再等待一段時間？

沒錯，是應該再等等。重新攝取方案的重點，就是要一次一項地仔細評估每種食物群的影響。如果你攝取了 3 天的乳製品，依然有蕁麻疹、過敏或脹氣的毛病，表示你的腸道和免疫系統仍處於發炎狀態，這時再攝取更多的潛在發炎性食物非常不智。只要謹守這套飲食法，直到這些症狀消失後，再多等一天，準備一個「乾淨」的身體環境，方能重新攝取下一種食物群。你只有一次機會實施重新攝取方案和評估食物的影響，所以務必持之以恆，確實執行。

可以重新攝取糖類嗎？

這個問題很棘手，因為其他食物群中的許多飲食都含糖類。舉例來說，如果你選擇在麩質攝取日重新開始吃鬆餅，那你就很難得知，你的嗜睡、暴躁和腦袋昏沉是來自鬆餅還是楓糖，或是兩者皆有（這可能性最高）。重新大量攝取糖分會讓你重犯癮頭，

並造成體力下滑，這點無庸置疑，但番茄醬裡那區區 3 克的糖卻是無關痛癢的。若你想針對糖類本身的影響來評估，請把它排在第一個，在重新攝取方案表中增加一步驟（外加另外 3 天）。30 天全食計劃的其他部分維持不變，但在早餐的咖啡中加糖，中餐的地瓜上加印度酥油和蜂蜜，並在晚餐後的水煮蜜桃甜點上，淋上大大一匙的楓糖。看看這些額外的糖份會讓你身體感覺如何，評估糖類對你的體力、心情、食慾，還有特別是對於糖的癮頭，會有什麼影響。

⭐ 秘訣：若在咖啡裡加糖，會讓你更嗜飲咖啡，捫心自問，這樣真的好嗎？

在第一階段裡，我能在重新攝取方案中飲用什麼酒類？

首先，若你不懷念酒的話，大可跳過這一步，許多這套飲食法的參與者都表示，他們其實不怎麼懷念酒。如果你選擇要重新開始飲酒，在這階段要避免含麩質的酒類（像是啤酒、黑麥酒、蘇格蘭威士忌或是威士忌），因為你的目的是要評估酒精的影響，而非麩質，而專家也還無法認定蒸餾的穀類飲品是否真的無麩質。如果一定要喝的話，把那些飲品留到重回麩質食物日吧。（你那時已經會得知酒精對你的影響，所以如果你出現像是脹氣、消化不良或是冒痘痘等新症狀，你就知道兇手是麩質而不是酒精了。）在這階段，你可以喝葡萄酒、龍舌蘭或是馬

鈴薯釀的伏特加，以評估酒精對你的外表、感受和生活的影響。但要特別注意，酒精是否讓你變得傾向選擇劣質的食物。請務必留意酒精造成的「減少抑制」的現象！

⭐ 秘訣：如果喝葡萄酒，也會攝取到一些亞硝酸鹽，除非你刻意挑選有機釀造的葡萄酒。在這階段結束後，如果你感到頭痛、皮膚發紅或有其他不快的症狀，就很難判斷是酒精還是亞硝酸鹽的關係了。你之後可以飲用無亞硝酸鹽的飲品（像是百分百純釀的龍舌蘭）來比較兩者的影響差異。但在兩個實驗中務必要間隔 3 天。

我能再將這些食物細分嗎？例如將大豆從豆類中分出

這麼做並非必要，但你越仔細，越有系統地實行重新攝取方案，就越能了解每種個別食物的影響。如果你早已懷疑自己對某種特定食物過敏（像是玉米、大豆、花生等等），那麼就能考慮將該種食物個別劃分出來，並在標準的重新攝取方案中多加一步驟。舉例來說，如果你要評估玉米的影響，你本來的規劃會變成以下這樣：

第一天：評估含酒精的（可省略）無麩質飲食，其他部分飲食要繼續遵守規則。

第四天：評估豆類，其他部分飲食要繼續遵守規則。

第七天：評估玉米，其他部分飲食要繼續遵守規則。

第十天：評估其他的無麩質穀類（稻米、經認證的無麩質燕麥、藜麥等等），其他部分飲食要繼續遵守規則。

第十三天：評估奶類製品，其他部分飲食要繼續遵守規則。

第十六天：評估麩質穀類，其他部分飲食要繼續遵守規則。

如果你繼續 30 天全食計劃，你也可以「測試」特定的食物，只要在食用時特別留意就行了。（但若你之後又經常吃含麩質、奶類、大豆的食品，效果可能就不會太好了。）

我之前對某種特定食物（如柳橙、酪梨或雞蛋）過敏，現在我的腸道和免疫系統比較健康了，我能試著再接觸這些食物嗎？

首先，在你要重新接觸之前會令你過敏的食物之前，務必徵詢醫師的建議。對於過敏絕對不能掉以輕心，千萬不能一意孤行。第二，30 天並不足以平復你的免疫系統，讓你能重新攝取之前嚴重過敏的食物。依據我們的經驗法則，在你想要重新攝取該食物前，一定要整整一年完全不碰該食物（我們說的完全不碰，意指這罪魁禍首的食物，一整年中你連一丁點也不能沾。）如果你已經努力一整年完全不碰讓你過敏的食物來修復腸道，這時你才能跟醫生討論是否能重新攝

取該食物，如果這真的對你至關重要的話。

⭐ **秘訣**：如果你沒有被診斷出對特定食物過敏，但食用後總有負面反應（像是吃了特定水果會脹氣，或是吃蛋引發蕁麻疹），你的醫療機構或許能重新評估，是否有辦法能重新測試這些食物。要注意的是，要看出改變，腸道可能仍需要 30 天以上的時間來修復，而且最後你還是可能發現，大量或重複攝取該食物仍然不妥。

重新攝取方案應該注意些什麼？

我們很難列出一個詳盡的清單，因為每個人對於自己身體所無法適應的食物，都有不同的體驗。但是，如果你要攝取飲食計劃以外的食物，還是有幾大點值得注意的：

消化：食物消化得過快還是過慢？是否出現放屁、脹氣、疼痛或抽筋的症狀？胃灼熱或胃食道逆流是否復發？

精力：你是否到了下午三點又開始昏昏欲睡？早上又開始起不了床，或單純覺得昏昏欲睡？你在健身時覺得痛苦不堪嗎？抑或是完全失去運動的動力了呢？

睡眠：你是否睡得更不安穩了？或者是難以入睡？是否會在午夜十分驚醒，或是大清晨地就起床？

癮頭：你心中那頭嗜甜的心魔是否東山再起了？你很難抗拒糖類或是碳水化合物的誘惑嗎？是否只要有食物放在面前，你就忍不住去吃呢？

心情與心理狀態：你是否變得暴躁易怒？或是跟以前相比更不快樂？你的焦慮、憂鬱、注意力不集中或是強迫症狀是否復發？

行為（特別針對孩童）：亂發脾氣、回嘴、情緒或行為失控、注意力不集中或是專注時間縮短這些症狀是否加劇？

皮膚：是否有爆痘痘、起皮疹、蕁麻疹的狀況？或是濕疹、牛皮癬及其他皮膚病症復發？

呼吸：是否有鼻塞或鼻竇疼痛的症狀？你的「換季過敏」是否又復發了？是否有呼吸短促或氣喘的現象？

疼痛和發炎情況：你是否有犯偏頭痛或頭痛？你的慢性疼痛、肌腱炎或關節炎是否復發？你的關節是否更痠痛、僵硬或是更腫脹了？是否出現其他有形的症狀或是發炎情況？

醫療狀況：你的症狀是否復發或惡化？

有些症狀難以忽略，但有些症狀卻難以察覺，需要經過幾次「測試」才能準確找出病因。危機意識才是關鍵，確認食用了某食物的當下、當天以及之後幾天，務必密切注意以上各大點。

我以前吃（自行填入某種食物）都沒事，但現在吃完感覺卻糟透了。30 天全食計劃是否造成了我的食物過敏？

　　30 天全食計劃並不會造成食物過敏。這些食物以前吃了沒事（只是你認為而已），現在卻會讓你不舒服，原因有以下幾點。首先，經過了 30 多天的飲食計劃洗禮，你對於食物造成影響已經有更深刻的認知。這種食物很有可能之前就刺激你的消化系統，讓你冒痘痘，或是帶來一些鼻竇症狀，但你只是以前沒有注意到罷了（就像是抽菸者聲稱自己身體感覺極佳，但他是真的感覺好呢，抑或只是抽菸對肺造成的影響成了新的「正常狀態」，習以為常之下從未注意過呢？）你過去這幾週感覺都很健康舒適，因此身體系統受到任何刺激，都會強烈造成你偏離所謂的「新正常狀態」，這種反應難以忽略。當你重新開始食用刺激你消化系統、皮膚或鼻竇的食物時，因為你離這些症狀已經有些時日，所以才會特別有感。

　　第二，當你吃了你身體排斥的食物時，身體會產生各種抵抗機制來保護你。你的腸道菌體量會改變，在腸道裡打造出一層更大的黏膜內裡（作為緩衝層），而你的免疫系統也會進入高度警戒。當你移除了這些過敏物質，身體又能重新開始適應。由於身體不再需要保護你不受那些過敏食物的侵害，你的腸道和免疫系統因而能「放鬆」並開始修復。這樣的狀態是比較健康的，但同時也意味著，當你重拾那些過敏食物時，本來那些防護機制也都無法及時應戰。總之，這項飲食計劃只會顯示出本來就有的問題，並加以放大讓你留意。如果重新攝取方案對你產生負面影響，你可以肯定的是，這些影響過去多多少少都存在的。

我發現我吃了（某食物），就會感到（某種負面影響）。這意味著我再也不能吃該食物了嗎？

　　我們無法替你回答這個問題，你需要自己做決定。我們只能說，如果你的身體明確表示了抗議：「我不喜歡這種食物！」最好聽取諫言，徹底把它移除你的生活。畢竟，你想要靠這套飲食法所扭轉的，不就正是因為輕忽這些警訊而引發的症狀嗎？然而，如果吃冰淇淋會讓你放屁或脹氣，但你真的很熱愛冰淇淋，那就放膽去吃吧。只有你能替自己做決定，但記住了，後果也要自行承擔。

我發現我吃了（某食物），完全不會有負面反應。這表示這種食物對我來說很健康嗎？

　　或許是。記住，重新攝取方案不只是 10 天的事情，有時需要更多時間（或是更多攝取量）才能判斷出食物對你身體造成的負面反應。舉例來說，梅麗莎可以在晚餐吃一小塊麵包，而不會感到任何不適，但如

果她吃了三塊麵包，就會感到嗜睡且沮喪。其他案例中，這些食物的負面影響是累積性的，食用的第一天並不會看出影響，但一連吃到第四天，症狀就會浮現出來。（一開始）你所感受到的症狀也可能是「沉默」的，一時之間看不出什麼特別的影響，直到一週之後某一天，你才發覺自己體力下滑，膝蓋又開始痛了。這教了我們什麼呢？持續關注飲食計劃外的食物給你帶來的感受（生心理皆然），若你選擇要在每日飲食中重新加入這些食物，務必謹慎選擇，切勿冒險。

⭐ **秘訣**：各種科學文獻反對麩質、花生和額外添加的糖，內容是那麼的有說服力，讓我們不禁相信日常飲食應該遠離這些東西，不管這些食物有沒有造成病症。如果只是蕃茄醬裡的幾克砂糖，或是一年一度的老媽手工聖誕餅乾，其實是無關緊要的，但整體說來，我們相信這些東西的確對健康無益，所以即使你已經結束了這項計劃，還是要閱讀食品標籤，大快朵頤（如果有的話）時也要謹慎。

我能在重返現實飲食計劃中加入「原始人飲食」的點心嗎？

當然可以，雖然我們還是會建議你將這些食物，從剩下的重新攝取方案中隔離出來，並特別留意這些食物對你造成的影響。舉例來說，當你完成了基本的重新攝取方案，盡管去吃香蕉和蛋做的煎餅當早餐，晚餐後再來幾片杏仁粉製的餅乾，但在吃完這些甜品後，務必要嚴格審視你的形貌、感受和生活變化。對許多人來說，這些甜品會喚醒心中那頭嗜甜的心魔，讓你渴求那些飲食計劃外，你已經知道對你健康無益的食物。其他有些人則會從其他門路中尋求糖分（即使這些糖的來源「天然」），還是會對食慾、心情和體力造成負面影響。

我在第 31 天要去度假／結婚／度蜜月，我要怎麼進行重新攝取方案呢？

這個問題有點棘手，因為要是我們先知道了，一開始就會在你的計劃中做些微調。理想狀態下，你會有充裕時間完成整個飲食計劃以及重新攝取方案，之後才會碰到這種美食當前難以抗拒，非要將眼前食物吃個精光的特殊狀況。但是若天不從人願，我們要先來解決眼前的情況。如果我們要順從渴望，在漫遊義大利時無法完成預定的重新攝取方案。如果真的辦不到，那也沒有關係。不必為了全食計劃而放棄難得的旅遊體驗，但也不代表你可以毫無顧忌地大啖義式冰淇淋。如果你大吃所有你之前沒碰過的食物，可能會毀掉你的假期，所以請謹慎地吃。密切留意食物帶給你的感受，並依據上一餐的結果選擇下一餐。如果義式冰淇淋讓你覺得油膩不清爽，就沒必要再度嘗試實驗了。最後，你一回國，就盡快重新開始 30 天全食計劃（即使你的旅行只有一兩週），因為你的大腦可能會徹底重開「舊習慣」模式，你可不希望旅程結束幾個月後，你也因此偏離了健康飲食。

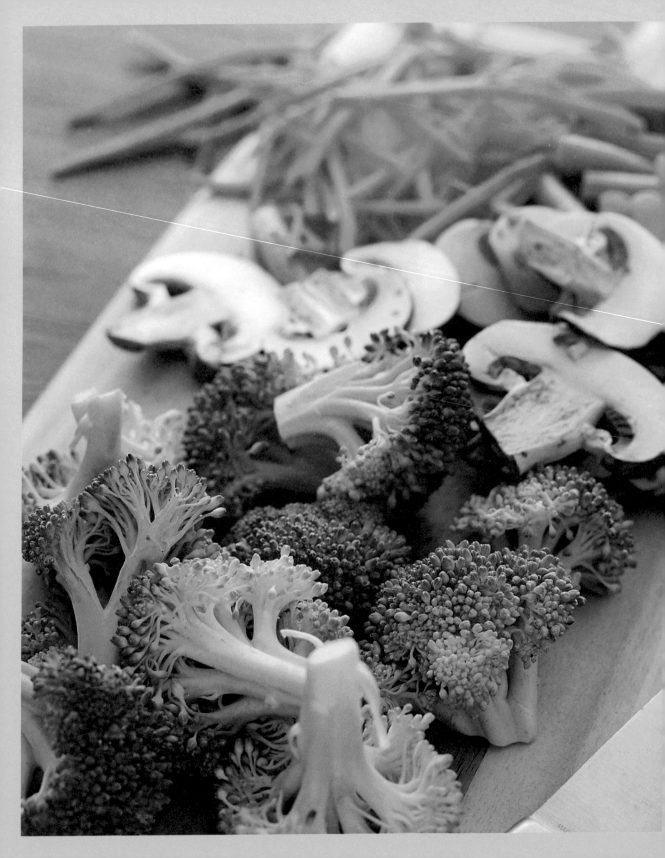

第三章

30 天全食計劃基本要點

30 天全食計劃烹飪的基礎原則是：不需花俏食譜與繁複步驟，只要新鮮食材和基本烹飪技巧。事實上，許多美味的全食料理都很簡單，甚至完全不需要食譜。

想像一下，蓋著一顆煎蛋的漢堡、烤地瓜條和田園沙拉；烤雞肉、甜椒、用沙沙醬和酪梨醬燉煮的洋蔥，再配上切片芒果；或是鮮蔬上搭配罐頭鮪魚，上面撒上豆薯、藍莓和杏仁片，最後再淋上自製的奶香油醋。

我們已經聽到你的胃在咕嚕咕嚕叫了。

在這一章裡，我們會教你所有基礎烹飪技巧，包括如何處理肉類、海鮮和雞蛋、處理蔬菜的技巧，烹調家常清湯及調味品，以及實用的烹飪和廚房秘訣。

我們會提供烹飪時間和溫度的方針，製作詳細圖表，讓你善加利用你的肉類溫度計，並提供幾個簡單的食譜，如果你的烹飪經驗豐富，很容易就能自行發揮出多種創意。

必備品

「我今年 50 歲,被診斷出有賀爾蒙失調、甲狀腺低能症和關節黏連性脊椎炎。我從 1998 年就開始和僵直性脊椎炎對抗,並且一直使用一種叫恩博的藥品,我很想斷藥,因為我相信這種藥品就是我疲勞、暴肥、膚色黯沉、失眠、食慾失調、失去耐心、肌肉流失和身體疼痛的主因。我在 2013 年 2 月進行了第一次 30 天全食計劃。30 天過去,我的膽固醇和三酸甘油酯數值大大改善,體重少了 9 公斤,膚色不黯沉了,運動時間拉長了,運動完感覺也更好了,睡眠品質更是大大改善。簡直是百利而無一弊,所以我就繼續堅持這飲食計劃!三個月之後,我徹底脫離了恩博。你們真的改變了我的人生!」

——黛安 W,來自印第安那州艾凡士維

以下列舉出一些必備品和值得擁有的良品。但我們也了解,在開始全食計劃之前,你可能無法一口氣買下一堆新的廚房用品,這也無所謂。你可以參照本書,用自己手邊的工具即興發揮,跳過那些需要用到你沒有的器具(例如食物調理機)的食譜。我們刻意將這些食譜設計成備料簡單、烹調、上桌簡易,大家都可以做到。你會大量使用手邊唯一那塊砧板,但重點是,一切都很值得。

湯鍋和平底鍋

在整個 30 天全食計劃中,你會使用到很多種湯鍋和平底鍋。關於湯鍋,我們建議買那種三到四個不同容量組合的。這些就足以讓你應付所有菜餚,無論是醬汁還是大盤菜餚。

你需要兩個平底鍋,一個必須是鑄鐵或是可進烤箱的材質。這種鍋子很適合烹調我們的烘蛋,可以直接從瓦斯爐上連鍋送進烤箱,而且可以使用一輩子。另外再買一個不沾鍋,如果你只要買兩個,請都購買大尺寸的。(兩個大鍋用途會更廣。)

此外,一個大容量附蓋的煎炒鍋,是料理花椰菜燉飯或義式燴雞的絕佳選擇。

過濾器

過濾器有兩種功用,一是讓你濾乾水煮

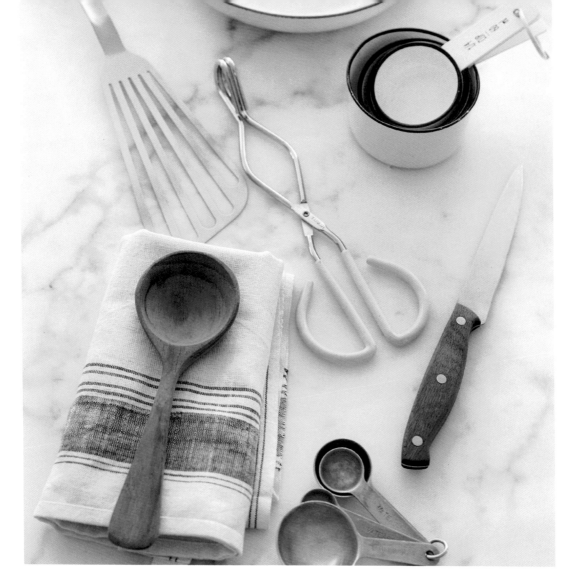

蔬菜的水份，或是清湯裡的渣滓，二是可以放在大鍋裡充當蒸鍋（如果你希望廚房配備更時髦的話，也可以直接買一個附蒸鍋或過濾器的大鍋）。

　　擁有兩個過濾器是個不錯的主意，一個細網手持過濾器，用來過濾食物中的小顆粒，一個孔隙較粗的大過濾器，用來過濾較大的物體和蒸食物用。

量杯和量匙

　　你至少需要一組基本的量杯匙，但我們大力建議你準備兩組，尤其是你目測還不夠準確的話。

　　買一個附嘴的大玻璃量杯也很不錯，一

次可以盛三到四杯的量。在我們任何一道需要用到一杯以上清湯的食譜，這量杯都能派上用場。

烤盤

我們不會讓你做巧克力餅乾，但你會用烤箱烤許多肉和蔬菜。確保你手邊至少要備有兩個烤盤，這樣你的烤地瓜在烤箱中就不會太擁擠。

砧板

為了確保你不用一直穿梭在流理台和水槽間，最好準備至少三塊砧板，備有不同尺寸就更理想了。（何必為了切一瓣大蒜就動用最大的砧板呢？）

基本上我們不太喜歡塑膠砧板，即使塑膠材質便宜又好洗。近年的研究發現塑膠表面較木頭材質更易孳生細菌，而且塑膠材質容易被刀具破壞，使塑膠進入食物。這樣可不太妙。但若你只是需要一塊汽車露營用或備用的便宜砧板，塑膠材質的就可以了。

竹砧板也是不錯的選擇，價格也比較實惠，但竹製質地很硬，容易使刀具加速變鈍。楓木材質砧板所費不貲，但放在廚房裡多賞心悅目啊，而且對刀具的損傷也比較小。我們最推薦的材質是再生木纖維，不但環保，容易清洗，也十分快乾。

刀具

投資幾把優質、鋒利的刀具，會讓整個全食計劃體驗更加美好。

選刀具這門學問可比選湯鍋和平底鍋複雜的多，所以我們只談基礎的部分。你要準備三把刀：一把削皮刀，用來切小東西（例如蘋果切塊用）；一把 8 吋主廚刀，主要功能是切塊；還有一把細長的切片刀，用來切片，例如滷牛腩和火雞肉。

你要選購的是一體成形的刀，不是那種刀葉和刀柄組合在一起的劣質品，在刀具部分要捨得投資。相信我們，每次你下廚，都會感覺到這筆投資的可貴。

別忘了磨刀器。如果你像我們一樣，也會對於刀具鋒利度變得有些偏執，會希望你的刀切蕃茄像切奶油那般滑順。

食物調理機

我們知道這玩意兒聽起來所費不貲，不過市面上有許多很棒的產品，你可以依照自己的經濟能力去設定預算。

首先，食物調理機和攪拌機有什麼不一樣？攪拌機只能攪拌柔軟的食材，而且還要有足夠的濕潤度才行；我們的食譜中有許多醬料或食物泥都沒有足夠水分可供攪拌。你可以用手持攪拌機，這種攪拌器超實用，像基礎美乃滋這種小東西，可以輕鬆完成，幾秒鐘就能清潔溜溜，但這種攪拌器不像食物調理機能把食材切的那麼細緻，有時還是會

遺留下塊狀的食材。

食物調理機能切斷剁碎固體食材，將它們攪拌得均勻完美。你可以用來將製作青醬的香菜和歐芹切得細碎，將莎莎醬的蕃茄切丁，或是將酸甜烤肉醬攪拌滑順。

如果你通常是準備一人份菜餚，你可以用大約新台幣 800 多元買到一台迷你食物調理機。但這種尺寸一次只能處理小量食材（通常是兩到三杯的量），若你要替一家四口準備雙倍份量的花椰菜泥，食物調理機的小馬達可能就會運作過度。但這也不代表你一定要購入高達 12,000 元的專業級機器，有許多種容量落在七到十杯的食物調理機，價格在 1,500 到 3,000 元之間，有些甚至兼具攪拌機和食物調理機功能，讓你不但能省錢，也省了廚房空間。

肉類溫度計

肉類溫度計是新興主廚最重要的利器。要將肉類和家禽類烹煮得恰到好處，不致太生或太熟，需要時間、專注力和許多練習，但使用肉類溫度計是高明的偷吃步。我們會提供你完美的烹調溫度，例如烤全雞、烤牛排和烤豬排。不用再猜測肉品烘烤完成的時間，你越有機會在第一次就完美達陣，再也不用硬吃不小心烤焦的昂貴肉品。

確定你買的是肉類溫度計（測量肉品內部的溫度）而不是烤箱溫度計（測量烤箱內部的真實溫度）。買那種顯示「即時測溫」的（雖然實際上要測到準確溫度，還是需要約 20 秒時間），這種溫度計一支大約新台幣 300 元就能買到。

烘焙紙

你過去可能習慣用鋁箔紙墊在烤盤或餐盤上，因此你可能也受夠了食材沾黏在鋁箔紙上。現在你不用忍受這些了，因為我們有了烘焙紙！這種防水的紙是特別設計給烤箱使用的，能讓你的盤子保持乾淨，並讓你的鮭魚煎餅、雞肉丸子或義大利黑醋烤地瓜能輕輕鬆鬆用鍋鏟鏟起來。

推薦小物

以下用品並非必備品項，但它們可以縮減你的烹飪準備時間，精進你的廚藝。而且這些品項都很便宜，能讓你的烹飪過程變得輕鬆容易，很划算！

搗蒜器

剁蒜頭是我們最不愛的苦差事之一，要把蒜頭剁得細碎實屬不易，過程又無聊的很。就讓搗蒜器來代勞吧！先把蒜瓣剝皮，放入搗蒜器中，再壓下手柄，十秒內你就能輕鬆得到完美的蒜末了。使用搗蒜器的唯一技巧，就是一壓完蒜頭，就得馬上把搗蒜器內剩餘的蒜末洗乾淨（在蒜末變硬變乾之前），並用廚房清潔刷或牙刷把搗蒜器的孔洞清乾淨。

或者是乾脆購買現成的罐裝蒜末。花費較多，但絕對是最方便的選擇。

刨絲刀

要讓你的菜餚更豐富，蔬菜麵是個簡易的選擇，也適合闔家同樂。我們的烤金線瓜擁有渾然天成的條狀麵體，但像是櫛瓜或小黃瓜這類的蔬菜，就需要你想辦法把它們變成麵條了。

於是，我們有了刨絲刀。

萬用削皮刨刀外型就像普通的削皮刀（用法也相同），但它特殊的溝槽能把蔬菜削成瘦長的麵體形狀。有了它，削完一整條櫛瓜，只需要一分鐘。

如果你想再奢侈一點，還有一種時髦的小工具叫做螺旋切絲器。這新奇的小工具能將任何蔬菜切片、磨碎或削皮，過程簡單有趣，保證你的孩子也能來幫忙準備，讓你能輕鬆烹調像是梅麗莎雞肉總匯這類的菜餚。

榨汁器

相信我們，用手擠檸檬和萊姆絕對會弄得髒兮兮，而且無法榨出所有的汁。買一只手持檸檬／萊姆榨汁器，一切迎刃而解。

削皮屑器

我們有許多食譜都會用到柑橘類皮，也就是削碎的檸檬、萊姆或橘子皮，把這些直接灑在菜餚上。你會很驚訝地發現，一點點的果皮屑能替料理增添多少風味，但沒有正確的工具，削果皮可是件苦差事。你可以用蔬菜刨刀將果皮削成長條狀，再大費周章地將它們切成細絲或碎屑。或者是入手一支削皮屑器，在三秒內得到一樣的效果。

削皮屑器上的細小孔洞，在你削過柑橘類水果的外皮時，就能削出細長的果皮絲，不必再另外用刀切。或者是買一把刨絲刀，

這種多功能的小型刨絲器是削果皮、刨香料（例如肉豆蔻）或根莖類（例如薑）的完美良伴。

肉錘

這個便利平價的廚房用品外表就像一隻錘子，有著長長的握把，一端是平滑的，一端則有刻紋。顧名思義，這個工具就是用來捶打你的牛排、雞胸肉或是豬肩肉，用以打斷肌肉纖維。

這過程可以說成是「預先把肉嚼軟」，只是乾淨俐落的多。

這個簡單的方法可以讓你的肉更好切，或是讓那些偏愛全熟肉品的人，不用嚼個老半天。這也是加快烹飪時間的妙招，並讓肉品的熟度更均勻。你知道為什麼雞胸肉總有一端比較硬嗎？不先把肉打平，最後等到比較厚的那一側熟了，比較薄的那一端也焦了。善用肉錘來烹調我們的完美香烤雞胸或是豐收雞肉沙拉，能讓雞肉厚度更一致，烹調時間會更快速，整體熟度也更平均。

為了避免弄得髒兮兮，在你開始錘打之前，先把肉品用保鮮膜或是蠟紙包住，並在錘打完後，一定要馬上將肉錘清洗消毒。

烤肉網夾

最後提到的這個烤肉網夾真的沒什麼必要，但若你要烤蔬菜，這就很好用。先將蔬菜切好，淋點油，丟進烤肉網夾，接著就把網夾放上烤架，你就能抽身去處理其他食物了。每隔一陣子去搖晃一下網夾就好，沒錯，就是這麼簡單。

烤肉網夾很便宜，有些還附隔熱把手，方便你把烤夾放上或拿下烤架。這邊再教你一個更能善加利用這項工具的小技巧，在預熱時就先把烤夾放上烤架。溫熱的烤夾能加快蔬菜烤熟的速度，也較冷的烤夾更能減少沾黏。

我們可能還會提到其他廚房用品，像是過濾澄清奶油的棉布，或是用在小排骨上的塗抹刷，若你沒有這些工具，還是有其他的替代方案。

總之，還有更多廚房小器具、家電和工具，你會希望能更常派上用場的，哪種對你來說比較重要，哪種符合預算，決定權都在你。（我們很喜歡酪梨保鮮器這個小工具，即使我們都覺得這工具有點笨。）在你嘗試這些食譜之餘，把那些你沒有的，或是會讓你的烹飪準備過程更簡單的工具筆記下來。接著決定哪種對你來說最為重要，再慢慢在能力許可範圍內增加你的收藏。

別急著把工具一次買齊。

你還有大半輩子可以補充廚房裝備，因為 30 天全食計劃只是你邁向長久、值得用美味的烹調（享用）真實美食之旅的第一步。現在你的廚房已經具備了完整的基礎廚具，該開始大顯身手啦！

基礎烹飪方法

「我一直都很不擅於烹飪，煮飯會讓我精神緊繃，我也很嫉妒那些熱愛烹飪的人。30 天全食計劃督促著我去尋找我能力可完成的食譜。我開始追蹤執行這項計劃的美食部落客，並入手新食譜。我開始一週下廚多天。現在我和我的家人都吃的健康又美味！多虧了這套飲食法，我的廚藝絕對精進不少，對自己的手藝也更有自信了！」

——安德莉亞，來自田納西州納士維

在這一節中，我們要教你如何烹調肉品、海鮮、雞蛋和蔬菜，還有一些基礎食材，像是大骨高湯、美乃滋和澄清奶油。

我們還會大略介紹一些基礎刀功，因為你會有一堆東西要切。

我們要建立起你對自己手藝的信心，讓你的烤肉、烘焙、蒸煮、香煎和燒烤的技巧臻於完美。你會學習到怎麼把牛排煎烤到完美的溫度，如何讓雞胸肉多汁柔軟，並發掘你對美乃滋的愛（你會的，相信我們）。你會嘗試四種烹調蔬菜的方法（讓你瘋狂愛上球芽甘藍），發現熬大骨清湯其實非常簡單，並學習到要烤那些你垂涎不已的鳳梨片，用哪種技巧才最對味。在開始烹調本書第四部分上百種食譜之前，這一章就是你最完美的入門練習。

刀功

細切（緞切）

這個源自法文的單字「細切」原意是「小緞帶」，意指像是菠菜、萵苣、羽衣甘藍類的綠葉蔬菜，或是羅勒類的香草植物，被切成長條帶狀的樣子。

要細切，首先把蔬菜或香草植物從大到小，由上而下堆疊好，並捲成一隻雪茄狀。接著，把捲狀青蔬垂直細切，就能得到長條帶狀成品。

切丁

切丁意指將食材切成大小一致的小塊狀。切丁的食材大小一致，所以烹煮的速率也會相當。這邊我們會提到三種切丁的尺寸：大塊（2.5 公分的方塊）、中（或是未特別指名大小）塊（1 公分的方塊）、小

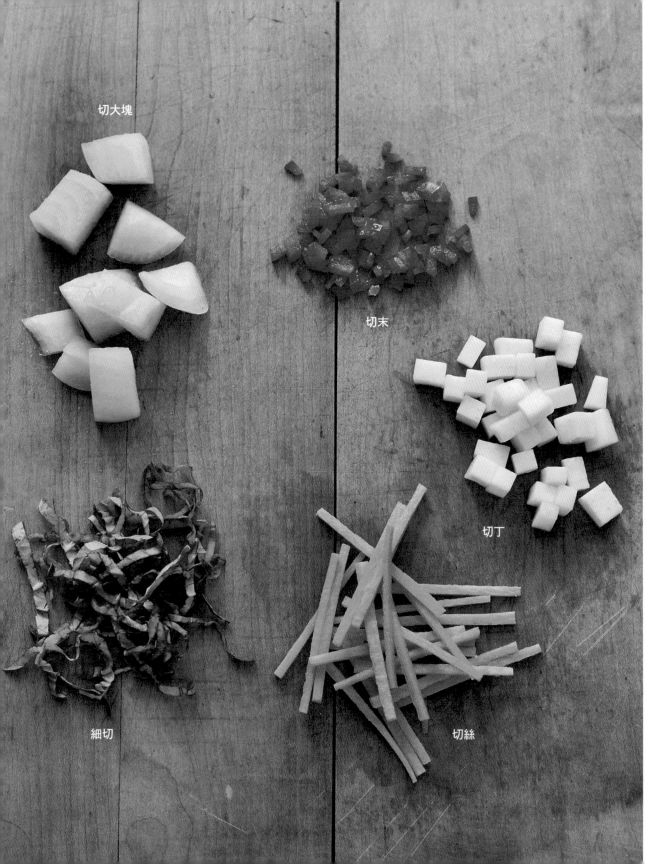

切大塊

切末

切丁

細切

切絲

（或是細小）塊（0.5 公分的方塊）。

要切丁，首先把蔬菜 0.5 公分厚的長方條狀（切小塊）、1 公分厚能切出中塊，2.5 公分厚則能切出大塊。將蔬菜長條排列好，依相同間距切成大小一致的塊狀。你不需要出動量尺，你切出的塊狀大小是否一模一樣並不那麼要緊，重要的是每塊的型狀要相似。

切絲

這種刀功能切出細長條狀（像火柴那樣），適用於像胡蘿蔔、馬鈴薯、豆薯和甜椒類的長條型蔬菜。嚴格說來，標準的切絲成品會是長 5 公分寬 0.2 公分的細絲。

要切絲，首先把蔬菜邊邊多餘的部分修掉（必要時），讓每一面都呈平滑狀，整條蔬菜會變成類似長方體（修掉的邊邊角角可以用在沙拉、湯品或其他料理上）。把蔬菜縱向切成 0.2 公分的長條狀。把切好的長條堆疊起來，再依縱向切出雙倍的 0.2 公分長條，如此便能切出火柴狀的細絲。再次提醒，別糾結於精準的尺寸，只要把絲切細，粗細一致就行。

切末

切末的意思是要切得非常細碎。通常用於大蒜、洋蔥或是墨西哥辣椒類的辣椒。

要切末，首先把蔬菜切成非常細的長條狀。將長條狀蔬菜排列好，再橫切過細長條，將細絲切成小碎塊。要將大蒜切末，你還能用搗蒜器來完成，比手切快速多了。

我們還會要你「細切」像是芹菜、磨菇或其他蔬菜等食材。成品大小大約介於切丁小塊和切末之間，只要將碎塊切的夠小，不用在意形狀或確切尺寸。

切大塊

切大塊是最為容易的刀功了，因為這不像切丁或切絲需要精確計較。切大塊的技巧適用於煮湯、燉肉，或是要丟進食物處理機的蔬菜，反正也不用計較蔬菜切出來美不美觀。

要切大塊，把蔬菜橫綜各切一半，接著再度切半個幾次，讓蔬菜都呈現大塊狀。不用想太多！直接拿起蔬菜切下去就對了。

完美水煮蛋

2 人份
準備時間：5 分鐘
烹調時間：7 至 10 分鐘
整體時間：12 至 15 分鐘

---

4 顆大雞蛋

無論是煮 2 顆蛋或 12 顆蛋，烹調方式和時間都一樣。可以一次煮多一些，隨時都能補充蛋白質或加進蛋白質沙拉（第 161 頁）中。

取一小碗，裝半碗冰水。

在小醬汁鍋中裝半鍋水，水滾後，用木匙盛雞蛋，輕輕滑入鍋中。

若想吃半熟水煮蛋，請以大火煮 7 分鐘。（這種水煮蛋真的是半熟，蛋黃還會流動。）若想吃半熟但蛋黃不會流動的水煮蛋，請煮 9 分鐘。若要吃全熟蛋，則須煮 11 分鐘。

把火關掉，立刻將蛋放進冰水中冰鎮 5 分鐘，以免煮過頭，還能讓殼更好剝。

剝殼時，敲裂水煮蛋底部的殼，並在流動的冷水下剝殼，利用中間那層殼膜當作剝殼的依據。

⭐ 專業秘訣
用最老的雞蛋來做全熟蛋，因為比較容易剝殼。

完美煎蛋

2 人份
準備時間：3 分鐘
烹調時間：2 至 5 分鐘
整體時間：5 至 8 分鐘

---

2 小匙烹調用油
4 顆大雞蛋
鹽和黑胡椒

將烹調用油放入中型平底鍋中，以中火加熱，左右搖轉鍋子，使油均勻分布於鍋底。待油充分加熱，將蛋一顆顆打進鍋中。這時退後一步，因為可能會濺油。盡量別讓蛋黃破掉，但如果破了，請繼續照指示進行。

如果你喜歡不熟的蛋黃，請用湯匙小心舀起鍋中的油，淋在蛋黃上。重複五至六次，讓蛋黃表面更快熟。等蛋白變成幾乎不透光時，用鍋鏟將煎蛋盛盤，蛋黃朝上。

如果你比較喜歡蛋黃熟一點，請不要用湯匙淋油；等蛋白變成幾乎不透光時，小心地用鍋鏟將蛋翻面。煎 1 至 2 分鐘，即為「蛋黃微熟」（over easy）；煎 3 至 4 分鐘，為「蛋黃半生熟」（over medium）。若你喜歡「蛋黃全熟」（over hard），請小心地將蛋再次翻面，多煎 30 秒至 1 分鐘。

將煎蛋起鍋，蛋黃朝上放置於盤上，趁熱撒上鹽和胡椒上桌。

⭐ 專業秘訣
你可以用鑄鐵鍋煎蛋，但很容易黏鍋，所以還是最好擁有至少一個不沾鍋。

完美水波蛋

2 人份

準備時間：3 分鐘

烹調時間：3 至 5 分鐘

整體時間：6 至 8 分鐘

---

2 小匙白醋

1 小匙鹽

4 顆大雞蛋

在大平底鍋中加入 5 至 8 公分高的水，並放入醋和鹽，以大火將水煮沸。

等待水滾時，小心地將每顆蛋各自打進不同小碗中。

水煮沸後，輕輕將蛋一顆顆倒進水中，待所有蛋都入鍋後，將火關掉，蓋上蓋子，靜置 3 分鐘（蛋黃不熟）或 5 分鐘（蛋黃全熟）。

用漏勺將蛋撈起，將多餘水分瀝乾，趁蛋仍溫熱時上桌。

⭐ **專業秘訣**

做水波蛋時，雞蛋愈新鮮愈好，因為蛋白較稠。也可使用煮蛋杯或煮蛋器；這兩種廚房用具都不貴，而且讓煮蛋過程更加簡單。（使用這些工具時，烹調時間可能不同。）

完美炒蛋

2 人份

準備時間：3 分鐘

烹調時間：5 至 7 分鐘

整體時間：10 分鐘

---

4 顆大雞蛋

1 大匙椰奶（可省略）

1/2 小匙鹽

1/4 小匙黑胡椒

2 大匙烹調用油

將蛋打入小碗中，加入鹽和胡椒，並視情況選擇是否加入椰奶。以攪拌器或叉子將蛋液攪拌得均勻蓬鬆（因打入空氣）。

在中型平底鍋中以中火熔化烹調用油，左右搖轉鍋子，使油均勻分布於鍋底。油夠熱時，將蛋液倒入鍋中。用鍋鏟將邊緣的蛋折向中間，再將與鍋底的熟蛋刮起，讓未熟蛋液能接觸熱鍋，約每分鐘重複此動作一次。

煮 5 至 7 分鐘，待炒蛋色澤呈微微發亮（但蛋液不會流動）時，即可起鍋，趁溫熱時上桌。

⭐ **專業秘訣**

關火後，蛋仍持續熟化，因此請在炒蛋看似已完成前就起鍋。

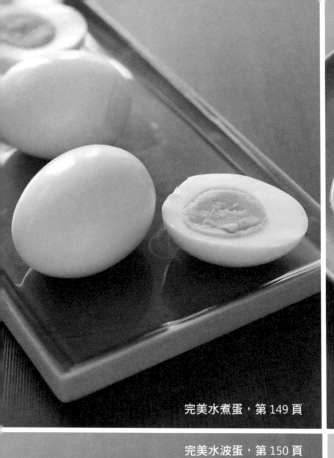
完美水煮蛋，第 149 頁

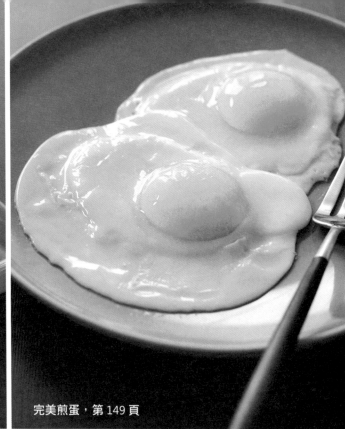
完美煎蛋，第 149 頁

完美水波蛋，第 150 頁
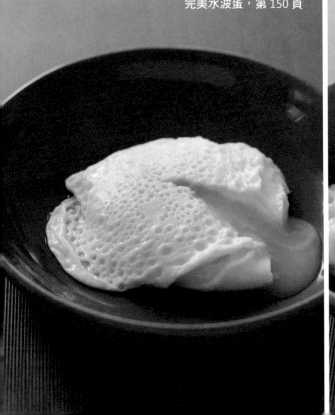

完美炒蛋，第 150 頁
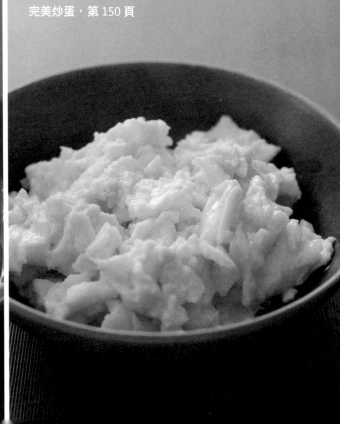

完美絞肉

2 人份

準備時間：5 分鐘
烹調時間：5 至 10 分鐘
整體時間：10 至 15 分鐘

烹調用油，視需要而定
450 公克絞肉

絞肉（牛、野牛、水牛、羊、雞或火雞）是可以
快速簡單攝取蛋白質的來源，而且非常有變化。
重點是鍋中的烹調用油份量要正確，並多方嘗試
不同調味料，就能換換口味，不會吃膩。

將大鍋放置於中火上，視需求加入烹調用油，左
右搖轉鍋子，使油均勻分布於鍋底。絞肉入鍋，
用鍋鏟或木匙切成大塊。肉開始變色的同時，持
續將肉壓散得更小塊，並持續拌炒，直到肉均勻
熟透。煎 7 至 10 分鐘，待絞肉完全變色，無任
何血色殘留為止。

用漏勺（若想將油脂瀝掉）或大湯匙（若希望肉
上的油脂多一些）將絞肉起鍋。

⭐ 經驗談

肉愈瘦，鍋中加愈多烹調用油。

牛絞肉，80% 為瘦肉：不需烹調用油

羊絞肉：不需烹調用油

牛絞肉，85% 至 90% 為瘦肉：每 450 公克加 1
大匙烹調用油

雞腿絞肉：每 450 公克加 1 大匙烹調用油

牛絞肉，95% 為瘦肉：每 450 公克加 2 大匙烹
調用油

野牛或水牛絞肉：每 450 公克加 2 大匙烹調用
油

雞胸絞肉：每 450 公克加 2 大匙烹調用油

火雞絞肉：每 450 公克加 2 大匙烹調用油

晚餐若煎絞肉，可做雙倍的量，將未調味的一半
絞肉裝進容器內冷藏，隔天午餐或晚餐再拿出來
做成其他料理。舉例來說，你可以將一半的牛絞
肉做成甜椒鑲肉（第 222 頁），當作今天晚餐；
隔天再將另一半牛絞肉加熱，加上莎莎醬（第
319 頁）、酪梨醬（第 308 頁），再淋上田園沙
拉醬（第 316 頁），就是一頓簡單的午餐。

你也可以用絞肉來做方便的一鍋到底料理。絞肉
煎至變色後，起鍋暫放於盤中，再利用鍋中剩餘
的油脂來煎綜合蔬菜。待蔬菜熟透後，將絞肉放
回鍋中拌炒，重新加熱並均勻混合，加上喜歡的
醬汁（第 302 頁起），即可上桌。

⭐ 專業秘訣

嘗試用各種調味料來改變料理風味。

墨式風味：1/2 小匙香辣粉、1/4 小匙孜然、1/4
小匙鹽、1/4 小匙胡椒、 小匙辣椒粉、 小匙乾
辣椒粉、並撒上香菜末。

亞洲式風味：2 瓣大蒜切末、1 大匙芝麻油、1
小匙米醋、1/2 小匙薑末、並撒上芝麻。

義式風味：番茄醬汁（第 324 頁）、或加入 1
大匙義式綜合香料、1 小匙新鮮的切碎香草（奧
勒岡、百里香或羅勒）、1/4 小匙鹽、1/4 小匙
胡椒。

泰式風味：咖哩醬汁（第 307 頁）

烤肉風味：烤肉醬（第 322 頁）

完美漢堡排

3 人份

準備時間：5 分鐘

烹調時間：15 分鐘

整體時間：20 分鐘

---

450 公克絞肉

1 小匙鹽

1/2 小匙黑胡椒

1/2 小匙芥末粉

1/4 小匙香蒜粉

烤箱預熱至攝氏 180 度。

取一大攪拌碗，將所有材料均勻混合，並分成三塊同樣大小的漢堡排，放進冷凍庫冷卻 15 分鐘。

將漢堡排放上烤盤，中間可鋪上烘焙紙，再進烤箱烤約 15 分鐘，直至漢堡排內部溫度達到攝氏 60 度。

⭐ **主廚秘訣**

若想增添風味，可用烤架大火烤漢堡排雙面各 4 分鐘，再放入攝氏 180 度烤箱烤 4 至 5 分鐘。

牛排、牛絞肉、野牛絞肉、水牛絞肉、羊絞肉的烹調溫度指南：

一分熟：攝氏 49 至 52 度

三分熟：攝氏 54 至 57 度

五分熟：攝氏 57 至 60 度

七分熟：攝氏 60 至 66 度

全熟：攝氏 68 度以上

為達最佳溫度，請在肉類內部溫度與理想溫度相距攝氏 2 度時即出爐，因為它靜置時仍會繼續熟化。例如，若你希望牛排為五分熟，請在溫度達攝氏 55 至 58 度間就從烤箱取出。

請注意：為確保安全，美國農業部建議將牛絞肉烹調至攝氏 71 度以上，牛排及烤肉則為至少攝氏 63 度。

完美烤牛排

2 人份
準備時間：3 分鐘
烹調時間：16 至 22 分鐘
整體時間：19 至 25 分鐘

---

2 份（一份 140 克）牛排（沙朗、紐約客、肋眼、牛腰肉）
1/2 小匙鹽
1/4 小匙黑胡椒

料理前至少 30 分鐘，將牛排從冰箱中拿出。將烤架預熱至高溫，烤箱預熱至攝氏 180 度，並在烤盤鋪上鋁箔紙。

在牛排的雙面均勻抹上鹽和胡椒調味，置於熱烤架上，擺放時與烤網呈 45 度角，烤 2 至 3 分鐘。觀察烤痕時，用夾子來輔助——如果烤得夠熟，就不會沾黏烤架。但先別急著翻面，將牛排平移旋轉 90 度繼續烤 2 分鐘，以製造出格狀烤痕。接著將牛排翻面，重複同樣兩個步驟。

將牛排拿下烤架，放上烤盤，送進烤箱。視牛排的厚度和預期溫度（請參考溫度指南），烤 8 至 12 分鐘。還在學習此訣竅時，請使用肉類溫度計。

牛排上桌前，靜置 5 分鐘。

⭐ 專業秘訣

為了讓牛排烤得均勻，千萬不要半途翻起來偷看烤痕！請等烤到指定時間後，再用夾子輕輕測試是否能夾起牛排。

牛排溫度指南：

一分熟：攝氏 49 至 52 度
三分熟：攝氏 54 至 57 度
五分熟：攝氏 57 至 60 度
七分熟：攝氏 60 至 66 度
全熟：攝氏 68 度以上

為達最佳溫度，請在牛排內部溫度與理想溫度相距攝氏 2 度時即出爐，因為它靜置時仍會繼續熟化。例如，若你希望牛排為三分熟，請在內部溫度達攝氏 52 至 55 度間就從烤箱取出。

請注意：為確保安全，美國農業部建議將所有牛排烹調至攝氏 63 度。

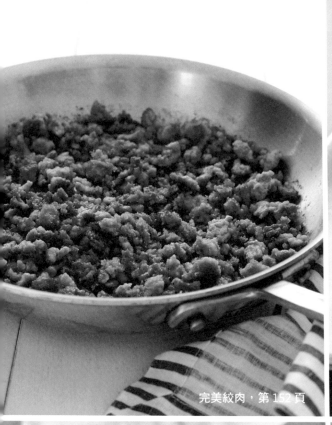

完美絞肉，第 152 頁

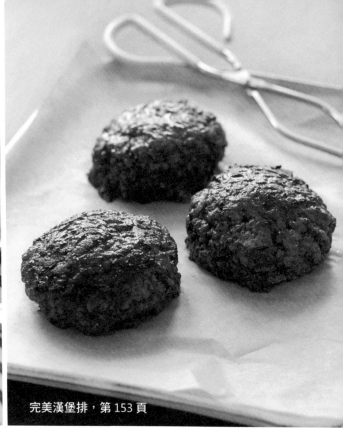

完美漢堡排，第 153 頁

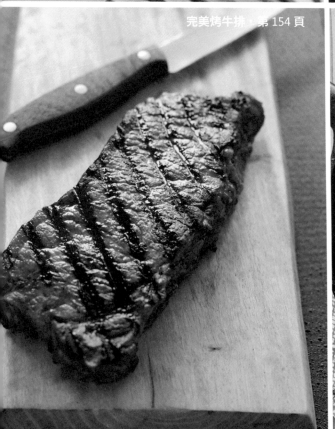

完美烤牛排，第 154 頁

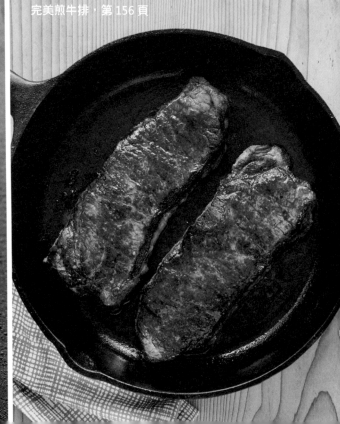

完美煎牛排，第 156 頁

完美煎牛排

2 人份

準備時間：3 分鐘
烹調時間：11 至 16 分鐘
整體時間：14 至 19 分鐘

---

2 份（一份 140 克）牛排（沙朗、紐約客、肋眼、牛腰肉）
1/2 小匙鹽
1/4 小匙黑胡椒
2 大匙烹調用油

烤箱預熱至攝氏 180 度。

在牛排的雙面均勻抹上鹽和胡椒調味。取一個可進烤箱的大平底鍋，以中大火熔化鍋內的烹調用油，左右搖轉鍋子，使油均勻分布於鍋底。等油脂夠熱時，放入牛排，煎 3 至 4 分鐘。若煎得恰當，牛排應能輕易拿起，不會沾鍋。用夾子將牛排翻面，並連同平底鍋一起放進烤箱。

視牛排的厚度和預期溫度（請參考溫度指南），烤 8 至 12 分鐘。還在學習此訣竅時，請使用肉類溫度計。

牛排出爐後，靜置 5 分鐘再上桌。

⭐ 專業秘訣
如果你沒有能進烤箱的平底鍋，請將煎過的牛排移到鋪了鋁箔紙的烤盤上，再放入烤箱。

牛排溫度指南：

一分熟：攝氏 49 至 52 度

三分熟：攝氏 54 至 57 度

五分熟：攝氏 57 至 60 度

七分熟：攝氏 60 至 66 度

全熟：攝氏 68 度

為達最佳溫度，請在牛排內部溫度與理想溫度相距攝氏 2 度時即出爐，因為它靜置時仍會繼續熟化。例如，若你希望牛排為三分熟，請在內部溫度達攝氏 52 至 55 度間就從烤箱取出。

請注意：為確保安全，美國農業部建議將所有牛排烹調至攝氏 63 度。

完美香煎雞胸肉

2 人份

準備時間：3 分鐘

烹調時間：13 到 19 分鐘

整體時間：16 到 22 分鐘

---

2 份（一份 140 克）去皮去骨雞胸肉

1/2 小匙鹽

1/4 小匙黑胡椒

2 大匙烹調用油

烤箱預熱至攝氏 180 度。

在雞胸肉雙面均勻抹上鹽和胡椒調味。取一個可進烤箱的大平底鍋，以中大火熔化鍋內的烹調用油，左右搖轉鍋子，使油均勻分布於鍋底。等油夠熱時，將雞胸肉帶皮面朝下入鍋，煎 3 至 4 分鐘。若煎得恰當，雞肉應能輕易拿起，不會沾鍋。用夾子將雞肉翻面，並連同平底鍋一起放進烤箱。

視雞肉的厚度和預期溫度，烤 10 至 15 分鐘，直到雞肉內部溫度達攝氏 71 度。還在學習此訣竅時，請使用肉類溫度計。雞肉上桌前，先靜置 5 分鐘。

⭐ **專業秘訣**

如果你沒有能進烤箱的平底鍋，請將煎過的雞肉移到鋪了鋁箔紙的烤盤上，再放入烤箱。

完美烤全雞

2 人份（含剩菜）

準備時間：10 分鐘

烹調時間：1 小時 30 分鐘

整體時間：1 小時 40 分鐘

---

1 隻全雞（2 到 3 公斤）

3 大匙熔化烹調用油

1 小匙鹽

1 小匙黑胡椒

烤箱預熱至攝氏 220 度。

視需求移除內臟，以流動冷水沖洗雞身內外，雞胸朝上放入烤盤。在雞皮上均勻抹上烹調用油，並以鹽和胡椒調味。（若還想加入新鮮香草及大蒜等等，可先用手指塞進雞皮下，將皮與肉分開，再於皮肉間抹上調味料。）

全雞不需包覆，烤 1 小時 30 分鐘。檢查內部溫度時，將肉類溫度計插到雞肉最厚處（但不要碰到骨頭），數值應達攝氏 71 度。

烤雞上桌前，先靜置 5 分鐘。

⭐ **專業秘訣**

留下雞骨架，可做成雞骨清湯（第 177 頁）。

完美烤鮮蝦

2 人份

準備時間：10 分鐘

烹調時間：5 分鐘

整體時間：15 分鐘

1 又 1/2 小匙香蒜粉

1 又 1/2 小匙大蒜鹽

1 又 1/2 小匙乾燥奧勒岡

3/4 小匙乾辣椒粉

3/4 小匙黑胡椒

2 大匙初榨橄欖油

450 克大蝦，剝皮去腸

蝦雖然看似難度高，但料理起來其實快速又簡單。

照本書食譜烹煮蝦子前，請剝皮去腸——這步驟其實也比想像中容易。剝皮時，用手指從蝦頭到蝦尾剝除外殼，然後一手捏住蝦身，一手輕輕拔掉蝦尾。（不要太用力，否則可能會有一大塊蝦肉留在蝦尾中。）接下來，取一把鋒利的削皮刀，上半部小心地刺進蝦背，找到一路延伸到蝦尾的黑腸，然後用刀或手指拉出黑腸並丟棄，現在可以開始烹調了！

將烤架預熱至高溫（攝氏 260 度）。若要使用竹籤，請先在水中浸泡 30 分鐘至 1 小時，以免竹籤在烤架上著火。

製作乾抹醃料時，將香蒜粉、大蒜鹽、奧勒岡、乾辣椒粉和黑胡椒於塑膠袋或加蓋大碗中均勻混合，再加入橄欖油及蝦子。將塑膠袋封口、或將大碗蓋上蓋子，接著持續搖晃，直至醃料完全覆蓋蝦子。

將蝦子取出，插在金屬烤肉叉或浸濕的竹籤上，置於烤架上烤 2 至 3 分鐘，直到蝦子烤熟，接著翻面再烤 2 至 3 分鐘。

將烤肉叉或竹籤取下烤架，趁熱上桌。

⭐ 專業秘訣

若蝦子捲曲成 C 字型，即代表已熟透。如果已呈 O 字型，表示烤過頭了，口感可能會變得較硬。

⭐ 主廚秘訣

如果你沒有烤架，可用烤箱來烤蝦。將烤箱預熱至攝氏 200 度，照食譜製作乾抹醃料、並均勻覆蓋於蝦上，接著將蝦子排列在烤盤上，烤 6 至 8 分鐘，直至蝦肉變成不透光，蝦身捲曲成 C 字型。

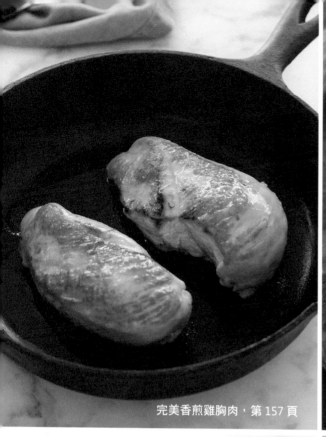

完美香煎雞胸肉，第 157 頁

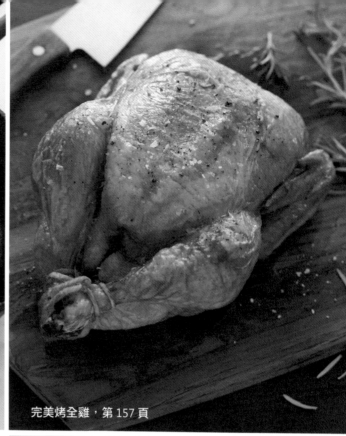

完美烤全雞，第 157 頁

完美烤鮮蝦，第 158 頁

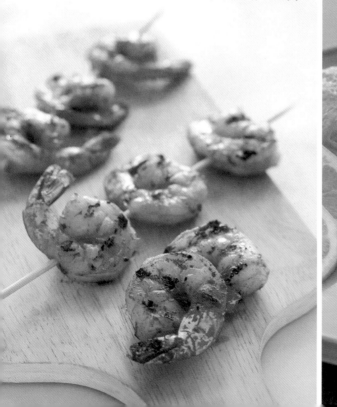

完美烤鮭魚，第 160 頁

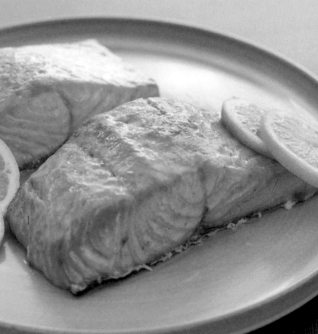

完美烤鮭魚

2 人份

準備時間：5 分鐘
烹調時間：12 至 15 分鐘
整體時間：17 至 20 分鐘

---

1 大匙熔化的烹調用油
2 片鮭魚（每片 140 克）
1/2 小匙鹽
1/4 小匙黑胡椒
1 顆檸檬，切成角狀

烤箱預熱至攝氏 230 度。在金屬烤盤或玻璃烤盤上鋪烘焙紙，上頭淋上烹調用油，並用刷子或手指抹勻。

將鮭魚的魚皮朝下，放上烤盤，並均勻抹上鹽和胡椒調味。

進烤箱烤 12 至 15 分鐘。鮭魚熟透時，外側會出現白色凝固物（蛋白質），用叉子試圖將魚肉分開時，魚肉最厚處看起來不會未熟、潮濕，觸感也不會軟綿綿。

此時可將鮭魚拿出烤箱，並放到共食盤或分食盤中，與檸檬角一起上桌。

⭐ 專業秘訣

你也可用此方法來烤白肉魚（例如鱈魚、黑線鱈、扁鱈等等）。只要將烤箱溫度調整為攝氏 180 度，多用一大匙烹調用油抹在魚身上，並烤 10 至 12 分鐘。等魚肉變得不透光，即表示完

成，但可別等到魚肉可輕易用叉子分離時才出爐——因為若魚肉可輕易分離，代表上桌時可能會過乾。

完美蛋白質沙拉

進行 30 天全食計劃時，廚房應該常備幾樣東西：基本美乃滋（第 179 頁）、大骨清湯（第 176 頁）、完美水煮蛋（第 149 頁）和一些蛋白質沙拉。為何我們特別注重好攜帶的蛋白質食物呢？因為蔬菜、水果和健康脂肪都很容易帶了就走，但蛋白質很難在趕時間時快速準備好。而且我們實在不希望你跳過蛋白質不吃——因為它是最能帶來飽足感的主要營養物質。

換句話説：它能讓你在午餐和晚餐間維持飽足，比較不會受到同事的糖果罐誘惑。

這時，就該讓簡單又多變的蛋白質沙拉登場了。可運用剩下的雞肉、鮪魚、鮭魚或雞蛋，並且平時就多囤積一些雞肉罐頭或魚肉罐頭，以供需要時使用。用濃稠的基底醬汁及酸味，將所有食材（和味道）融合。把沙拉放在冰箱，隨手就能快速攝取到蛋白質，或帶到公司當午餐。蛋白質沙拉通常最多能冷藏 3 至 5 天，視食材而定，所以可以一次做多一些，每餐都加入不同變化，就比較不會吃膩。

另外，請用大碗來吃，而且要比你以為夠吃的大小還大。這是我們的經驗談——有時候我們會不小心對蛋白質沙拉上癮。

將剩菜自由混搭，運用手邊食材——混合水果、蔬菜、核果和種子、新鮮香草和香料，就是一道菜了。以下是我們最愛的沙拉組合：

傳統風：使用傳統做法常見的切片葡萄、芹菜、洋蔥和杏仁片。

希臘風：使用希臘風味的卡拉瑪塔橄欖、烤番茄、松子和羅勒，並以紅酒醋加入酸氣。

亞洲風：使用橘瓣、芹菜、羽衣甘藍碎末和香菜，並搭配米酒醋或萊姆汁。

夏季風：以水果為主軸，結合草莓切片、藍莓、青蔥、胡桃和新鮮歐芹。

秋季風：展現秋季特色，加入蘋果丁、烤地瓜或白胡桃南瓜、甜洋蔥、一把葡萄乾和烤核桃，並以蘋果酒醋帶出酸氣。

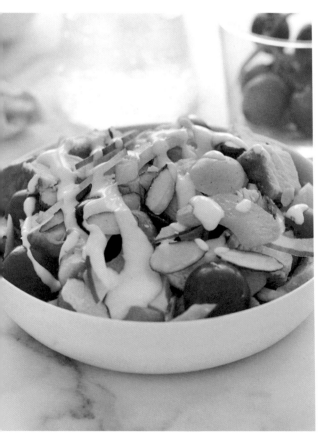

蛋白質沙拉

2 人份（加上剩菜）

準備時間：10 至 15 分鐘

---

450 公克煮熟或罐頭雞肉、鮭魚

1/4 杯濃稠基底醬汁，例如基本美乃滋（第 179 頁）

2 大匙酸味醬汁，例如檸檬汁

1/4 小匙鹽

1/8 小匙黑胡椒

可自行添加其他食材

如果要用罐頭雞肉、鮪魚或鮭魚，請使用 3 罐（每罐 5 至 6 盎司）。一開始先加入 1/4 杯美乃滋和 1 顆檸檬或萊姆的汁（或 2 大匙醋）即可。如果想讓沙拉口感更濃稠或香氣更強烈，當然可以再加些醬汁。上菜時，可用萵苣葉鋪在底部，也可塞入挖空的番茄或甜椒中，或填入芹菜梗內。

需要時，可將肉類切成塊狀或條狀。在大碗中均勻混合肉類和美乃滋，然後加入檸檬汁、鹽、胡椒和其他食材，然後翻攪混合。

⭐ **專業秘訣**

濃稠基底醬汁可選用基本美乃滋、無蛋美乃滋（第 180 頁）或酪梨泥。酸味醬汁則可使用檸檬汁、萊姆汁、蘋果酒醋、白醋、紅酒醋或米酒醋。

完美香腸肉餅

2 人份
準備時間：10 分鐘
烹調時間：11 至 13 分鐘
整體時間：21 至 23 分鐘

---

2 大匙烹調用油

1/2 杯白洋蔥末

450 公克絞肉（豬絞肉、雞絞肉、火雞絞肉）

1/2 小匙乾燥鼠尾草

1/2 小匙鹽

1/4 小匙黑胡椒

1/4 小匙香蒜粉

烤箱預熱至攝氏 180 度。烤盤鋪上烘焙紙。

取一厚重平底鍋，以中火加熱 1 大匙烹調用油。待油夠熱後，加入洋蔥翻炒約 2 分鐘，直至軟化。取一大碗，將炒過的洋蔥和絞肉、鼠尾草、鹽、胡椒和香蒜粉混合，並用手攪拌均勻，再將肉餡分成 8 等份的 2.5 公分厚肉餅。在同一個平底鍋中，以中火加熱剩餘的 1 大匙烹調用油，左右搖轉鍋子，使油均勻分布於鍋底。待油夠熱後，加入香腸肉餅，雙面各煎 2 分鐘。接著將肉餅放上烤盤，進烤箱烤 5 至 7 分鐘，直到肉餅內層全無粉紅色。

⭐ 專業秘訣

此肉餅極適合冷凍，只要放入加蓋容器中，並以蠟紙分隔、防止相互沾黏即可。下次要製作美式早餐（第 208 頁）時，前一晚先將肉餅解凍，就能縮減一半的料理時間。

完美培根

2 人份
準備時間：2 分鐘
烹調時間：15 至 20 分鐘
整體時間：17 至 22 分鐘

---

225 公克符合標準的培根

符合標準的培根不好找，所以除非你願意大量訂購、或在當地的健康食品市集有找到，否則這 30 天內，你可能和培根無緣了。幸好，沒人會因為吃不到培根而死掉（這是有科學根據的）。如果你還是很渴望那又鹹又油又脆的滋味，那麼可以考慮用幾種食物來代替。你也許能在家裡附近的肉舖找到五花肉，並請教他們如何烤得外脆內軟。

烤箱預熱到攝氏 190 度，並在烤盤上鋪鋁箔紙。

將培根在烤盤上平均鋪成一層，這樣培根的口感會中央有彈性，邊緣焦脆。如果你比較喜歡整片培根都脆脆的，可在鋪了鋁箔紙的烤盤上方，架上烤網，並將培根平均鋪上。但請注意培根不要重疊，若需要可使用兩個烤盤。

視培根厚度和期望脆度，烤 15 至 20 分鐘。出爐後，將培根放上鋪了擦手紙的盤子，並立刻上桌。吃剩的培根可以在冰箱冷藏約一星期。

⭐ 專業秘訣

符合標準的帕瑪火腿也不會那麼難找，而且烤起來和培根一樣香脆。在烤盤上鋪烘焙紙，烤箱加熱到攝氏 190 度。將帕瑪火腿平鋪，烤 12 至 15

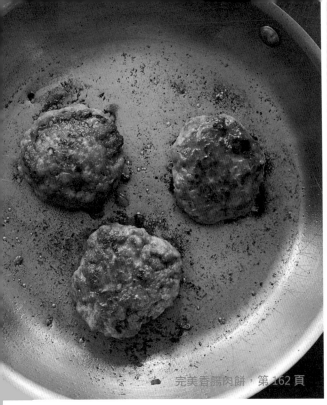

完美香腸肉餅，第 162 頁

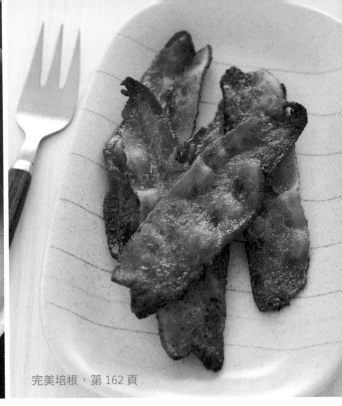

完美培根，第 162 頁

分鐘，直到肉色變深。出爐後靜置 5 分鐘，讓火腿冷卻時繼續脆化。火腿剝碎後可撒在沙拉、湯品或烤地瓜上，添加類似培根的鹹脆口感。

如果你可以找到符合標準的有機放養培根（真是幸運），那麼事後可以將煎培根時逼出的油，倒入玻璃罐中，冷藏在冰箱備用，之後可當成烹調用油或食材來使用。

燒烤蔬果

　　燒烤是讓蔬果增添甜味、煙燻味或焦糖風味的最好方式，備料方法有三種：切成長條片狀直接放在烤架上、切大塊串起來、或切大塊放進烤籃。除了菜葉類外，幾乎所有蔬菜都能拿來烤。最受歡迎的種類包括甜椒、辣椒（波布拉諾辣椒或哈奇辣椒）、洋蔥、小番茄、櫛瓜、美國南瓜、蘿蔔、茄子、蘆筍、球芽甘藍、蘑菇和白胡桃南瓜。也可以把水果放上烤網或串起來一起烤，例如鳳梨、芒果、桃子、蘋果、梨子、哈密瓜和葡萄。（但不要把水果放到烤籃中，不然水果汁液會讓蔬菜變得潮濕軟爛。）

完美燒烤蔬菜

2 人份
準備時間：10 分鐘
烹調時間：4 至 20 分鐘
整體時間：14 至 30 分鐘

450 公克綜合蔬菜或蔬果
2 大匙特級初榨橄欖油
鹽和黑胡椒

烤架預熱到高溫（攝氏 260 度）。

直接放上烤網：
將蔬菜切成扁平大塊，以免掉下烤網。（使用此烤法時，不要放小番茄、蘿蔔、蘑菇和球芽甘藍等小型蔬菜。）具體而言，就是切成 5 公分寬、1.2 公分厚的長條狀。（若是要烤蘆筍，只要把末端切掉，整根保留即可；而洋蔥、蘋果或梨子則切成六等份的大塊。）

將切好的蔬菜放到大碗中，淋上橄欖油。用手翻攪拌勻蔬菜，直到均勻裹上油，並以 45 度角放上烤網，以免掉落。

按照下方表格的指示來烤蔬菜。（不同烤架的烹調時間可能會相差很多，所以請多方嘗試，還在熟悉燒烤技巧時，請勤加注意烤架上的蔬菜。）準備翻面時，請使用夾子，沿烤網中心線將蔬菜翻面，以免沾黏或拉扯。將蔬果烤到表面微焦，內部則達到可輕鬆用叉子插入的柔軟度。

加入喜愛的醬料（第 302 頁起）攪拌，或撒上鹽、胡椒和我們建議的調味料，趁溫熱時上桌。

做成串烤：
如果要用竹籤，請先在水中浸泡 30 分鐘至 1 小時，以防竹籤在烤架上燒起來。

將蔬菜水果切成 2.5 公分左右的大塊，小番茄、蘑菇、蘿蔔和葡萄等小型蔬果則不用切。

將切好的蔬菜放到大碗中，淋上橄欖油。用手翻攪拌勻蔬菜，直到均勻裹上油，然後串起來。將燒烤串以 45 度放上烤架，以避免較小的蔬果沾黏。

烤 10 至 15 分鐘，每隔幾分鐘就將蔬果串翻面，讓各面均勻受熱，烤到最紮實的蔬菜（例如甜椒、洋蔥和蘑菇）邊緣微焦、內裡柔軟可食，但不要讓較脆弱的蔬菜（例如櫛瓜和美國南瓜）烤焦或乾掉。

加入喜愛的醬料（第 302 頁起）攪拌，或撒上鹽、胡椒，淋上一大匙特級初榨橄欖油，趁溫熱時上桌。

放入烤籃中：
將蔬菜水果切成 2.5 公分左右的大塊，小番茄、蘑菇、蘿蔔和葡萄等小型蔬果則不用切。

將切好的蔬菜放到大碗中，淋上橄欖油。用手翻攪拌勻蔬菜，直到均勻裹上油，然後放入烤籃中。

將烤籃放上烤架，烤 15 至 20 分鐘，時不時晃動烤籃。烤到最紮實的蔬菜（例如甜椒、洋蔥和蘑菇）邊緣微焦、內裡柔軟可食，但不要讓較脆弱的蔬菜（例如櫛瓜和美國南瓜）烤到乾掉。

加入喜愛的醬料（第 302 頁起）翻攪，或撒上鹽和胡椒，淋上一大匙特級初榨橄欖油，趁溫熱時上桌。

燒烤蔬果

蔬果種類	燒烤時間	調味建議
蘆筍	4 至 6 分鐘（不需翻面）	擠入檸檬汁、撒上檸檬皮屑
甜椒	每側 5 至 6 分鐘	灑上義大利黑醋
白胡桃南瓜	每側 7 至 8 分鐘	乾燥百里香
茄子	每側 6 至 7 分鐘	新鮮番茄丁、乾燥奧勒岡
哈奇辣椒或波布拉諾辣椒	每側 5 至 6 分鐘	簡單以鹽和胡椒調味
洋蔥	每側 8 至 10 分鐘	擠入檸檬汁、撒上檸檬皮屑
美國南瓜	每側 4 至 5 分鐘	檸檬皮屑、乾燥細香蔥
櫛瓜	每側 4 至 5 分鐘	檸檬皮屑、乾燥細香蔥
蘋果	每側 6 至 8 分鐘	擠入檸檬汁、少許肉桂
哈密瓜	每側 2 至 3 分鐘	原味就很完美，不須調味
芒果	每側 2 至 3 分鐘	原味就很完美，不須調味
桃子（半顆）	3 至 4 分鐘（不需翻面）	原味就很完美，不須調味
梨子	每側 3 至 4 分鐘	淋上熔化印度酥油、少許肉桂或香草莢
鳳梨	每側 5 至 8 分鐘	原味就很完美，不須調味

烘烤蔬菜

烘烤是非常簡單的烹調蔬菜方式，而且也很美味。對於不喜歡吃青花菜、球芽甘藍或蘆筍的人，我們鼓勵你試試用烘烤的——我們保證你會改變心意。

烘烤可以完全展現蔬菜的天然原味，使其表面焦脆、內裏香甜柔軟。此外，烘烤只須花一點點時間動手烹調，所以你可以一次準備一整週的蔬菜，同時還一邊做家事。

烘烤就是以高溫乾烤，我們以攝氏 220 度為標準。為防止蔬菜黏盤，請在烤盤上鋪烘焙紙。不要使用邊緣較高的烤鍋，否則水氣可能會出不去，最後變成蒸蔬菜，而非烤蔬菜。

完美烘烤蔬菜

2 人份（加上剩菜）

準備時間：10 分鐘
烹調時間：15 至 50 分鐘
整體時間：25 分鐘至 1 小時

---

450 公克蔬菜
2 大匙熔化的烹調用油
鹽和黑胡椒

幾乎所有蔬菜都能烘烤，就連部分質地紮實的葉菜也可以。非常適合烘烤的蔬菜包括紅蘿蔔、馬鈴薯、歐洲防風草和甜菜根等含澱粉的根莖類；

球芽甘藍、青花菜、花椰菜、洋蔥、茴香、甜椒和茄子等質地紮實的蔬菜；還有白胡桃南瓜、橡實南瓜、金線瓜等南瓜類。甚至連四季豆、番茄、羽衣甘藍等較嬌嫩的蔬菜也可以烘烤呢！

烤箱預熱到攝氏 220 度。取 1 或 2 個烤盤，並鋪上烘焙紙。

若有需要，將蔬菜去皮削整，或切成相等大小（請參考我們的建議表格）。將蔬菜放入大碗，淋上熔化的油脂，並翻攪至蔬菜均勻裹上油。

將蔬菜平均鋪在烤盤上，不要擺得太擠，也不要重疊，否則最後可能變成蒸蔬菜，而非烤蔬菜。接著以鹽和胡椒調味。

依據表格建議，將蔬菜放入烤箱烘烤，中途翻面或翻攪一次，確保每側都均勻受熱。（烹調時間各有不同，因此請多方嘗試，還在熟悉烘烤技巧時，請勤加注意烤箱中的蔬菜。）將蔬菜烤到表面微微焦脆，內側柔軟到叉子可輕易插入。

如果蔬菜外表已呈現焦黃色，但內層還不夠柔軟，請將溫度降至攝氏 180 度繼續烘烤，每隔 5 至 7 分鐘檢查一次熟度。

加入喜愛的醬料（第 302 頁起），淋上義大利黑醋（第 326 頁），或參考我們的調味建議。

烘烤蔬菜

蔬菜種類	備料方式	烘烤時間	調味建議
橡實南瓜	切半	45 至 50 分鐘	淋上印度酥油、加少許肉桂
蘆筍	整根	25 分鐘	淋上特級初榨橄欖油、擠入檸檬汁、撒上檸檬皮屑
甜菜根	切成 2.5 公分塊狀	35 至 45 分鐘	擠入柳橙汁、撒上柳橙皮屑和新鮮百里香
甜椒	切成 2.5 公分塊狀	25 至 35 分鐘	灑上義大利黑醋
青花菜	切成 2.5 公分朵狀	20 至 25 分鐘	擠入檸檬汁、撒上檸檬皮屑
球芽甘藍	切半	35 至 40 分鐘	擠入檸檬汁、撒上檸檬皮屑
白胡桃南瓜	切成 2.5 公分塊狀	45 至 50 分鐘	淋上印度酥油、撒上百里香或迷迭香
甘藍菜	切成 8 大塊	25 至 30 分鐘	擠入檸檬汁、撒上乾燥細香蔥
紅蘿蔔	切成 2.5 公分塊狀	20 至 25 分鐘	擠入檸檬汁、撒上新鮮歐芹及薄荷末
花椰菜	切成 2.5 公分朵狀	20 至 25 分鐘	擠入檸檬汁、撒上乾燥細香蔥
茄子	切成 1.2 公分片狀	20 至 25 分鐘	灑上義大利黑醋、加入新鮮番茄丁和乾燥奧勒岡
茴香	切成 2.5 公分塊狀	30 至 40 分鐘	擠入柳橙或檸檬汁、撒上皮屑
四季豆	整根	12 至 15 分鐘	灑上義大利黑醋
羽衣甘藍	切成 5 公分塊狀	10 至 12 分鐘（羽衣甘藍脆片！）	淋上特級初榨橄欖油、加入蒜末
蘑菇	切半	30 至 35 分鐘	灑上義大利黑醋、撒上細香蔥
洋蔥	切成 8 大塊	20 至 25 分鐘	擠入檸檬汁、撒上檸檬皮屑
歐洲防風草	切成 2.5 公分塊狀	20 至 25 分鐘	撒上乾燥百里香
馬鈴薯（所有種類）	切成 2.5 公分塊狀或 1.2 公分條狀	35 至 40 分鐘	淋上印度酥油、撒上新鮮迷迭香
蘿蔔	切半	15 至 20 分鐘	擠入柳橙汁、撒上新鮮歐芹
金線瓜	切半	1 小時	淋上印度酥油、撒上粗鹽
番茄	切成 4 等份	30 至 40 分鐘	淋上特級初榨橄欖油、撒上粗鹽
蕪菁	切成 2.5 公分塊狀	45 至 50 分鐘	淋上特級初榨橄欖油、撒上乾燥細香蔥

清炒蔬菜

清炒就是在溫度較高的少量油中翻炒。這種烹調方式能釋放蔬菜的風味和水氣,並藉焦糖化過程來濃縮蔬菜的甜味(雖然焦糖化程度絕對比不上用烘烤的)。

清炒的優點在於所需時間比烘烤短,而且只要一爐一鍋即可完成;而缺點是比烘烤更需要勤加注意,因為你得將不同蔬菜分次入鍋,還必須頻繁地拌炒。(清炒 sauté 這個單字在法文中意為「跳躍」,所以請記住要讓蔬菜在鍋中不斷跳躍!)

完美清炒蔬菜

2 人份(加上剩菜)
準備時間:10 分鐘
烹調時間:5 至 20 分鐘
整體時間:15 至 30 分鐘

---

450 公克蔬菜
2 大匙烹調用油
鹽和黑胡椒

清炒的成功關鍵就是在下鍋前準備好所有食材,這樣就能精準控制烹調每樣食材的時間。由於每種蔬菜的烹調時間都不同,所以要煮較久的請先下鍋。

備料,視需求將各種蔬菜去皮削整、或切成相等大小。(請參考建議表格)。取一大平底鍋,將烹調用油以中火加熱,左右搖轉鍋子,使油均勻分布於鍋底。待油充分加熱,將蔬菜依照烹飪時間由長至短依序下鍋。

按照表格的建議炒蔬菜,頻繁翻炒,讓蔬菜均勻受熱且避免黏鍋。(烹調時間各有不同,因此請多方嘗試,還在熟悉清炒技巧時,請勤加注意鍋中的蔬菜。)將蔬菜炒至外表微焦,內層則柔軟到可用叉子輕易插入。

如果蔬菜外表已呈現焦黃色,但內層還不夠柔軟,請轉成中火繼續翻炒。

加入喜愛的醬料(第 302 頁起),參考我們的調味建議,或撒上鹽和胡椒,再淋上一大匙特級初榨橄欖油,趁溫熱時上桌。

清炒蔬菜

蔬菜種類	備料方式	翻炒時間	調味建議
蘆筍	整根	5 至 10 分鐘	擠入檸檬汁、撒上檸檬皮屑
甜菜根	切成 2.5 公分塊狀	15 至 20 分鐘	擠入柳橙汁、撒上柳橙皮屑
甜椒	切成 2.5 公分塊狀	5 至 6 分鐘	灑上義大利黑醋
青花菜	切成 2.5 公分朵狀	5 至 7 分鐘	擠入檸檬汁、撒上檸檬皮屑
球芽甘藍	切半	6 至 8 分鐘	炒前撒上乾燥百里香和檸檬皮屑
白胡桃南瓜	切成 2.5 公分塊狀	7 至 9 分鐘	炒前撒上乾燥百里香
甘藍菜	切成 8 大塊	8 至 10 分鐘	擠入檸檬汁、撒上乾燥細香蔥
紅蘿蔔	切成 4 公分塊狀	6 至 8 分鐘	擠入檸檬汁、撒上新鮮歐芹和薄荷末
花椰菜	切成 2.5 公分朵狀	5 至 7 分鐘	擠入檸檬汁、撒上乾燥細香蔥
茄子	切成 2.5 公分塊狀	6 至 8 分鐘	加入新鮮番茄丁、乾燥奧勒岡
茴香	切成 2.5 公分塊狀	8 至 10 分鐘	擠入檸檬或柳橙汁、撒上皮屑
四季豆	整根	5 至 6 分鐘	灑上義大利黑醋
羽衣甘藍	切成 5 公分塊狀	6 至 8 分鐘	擠入檸檬汁、撒上檸檬皮屑
蘑菇	切半	4 至 5 分鐘	灑上義大利黑醋和細香蔥
洋蔥	切成 1.2 公分片狀	5 至 7 分鐘	擠入檸檬汁、撒上檸檬皮屑
歐洲防風草	切成 4 公分塊狀	6 至 8 分鐘	撒上乾燥百里香
馬鈴薯（所有種類）	切成 2.5 公分塊狀	7 至 9 分鐘	淋上印度酥油、撒上迷迭香
菠菜	切成 5 公分塊狀	4 至 6 分鐘	擠入檸檬汁、撒上檸檬皮屑
豌豆／荷蘭豆	整根	4 至 5 分鐘	灑上芝麻油、加入蔥花
番茄	切成 2.5 公分塊狀	3 至 4 分鐘	淋上特級初榨橄欖油、撒上粗鹽
櫛瓜／美國南瓜	切成 2.5 公分厚圓片	5 至 6 分鐘	擠入檸檬汁、撒上乾燥細香蔥

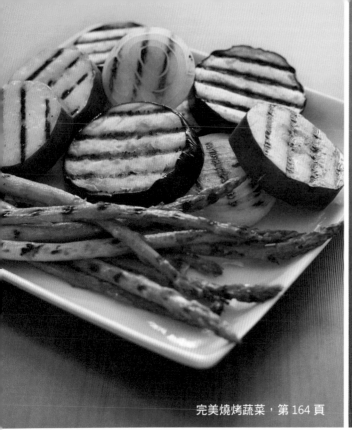

完美燒烤蔬菜,第 164 頁

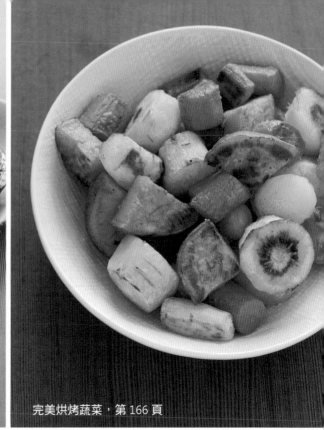

完美烘烤蔬菜,第 166 頁

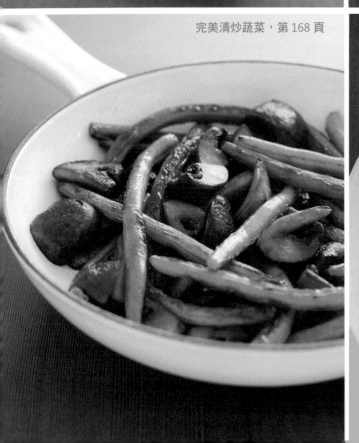

完美清炒蔬菜,第 168 頁

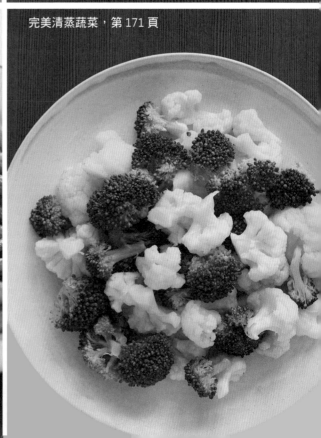

完美清蒸蔬菜,第 171 頁

清蒸蔬菜

清蒸蔬菜是「健康」的代名詞，但也常被認為「無聊」。

現在我們要打破這個迷思。

蒸過的蔬菜很健康，而且非常美味，保留了新鮮爽脆的口感，沒有任何煙燻味或焦味。因此清蒸蔬菜很適合搭配我們所有的醬汁（請參考第302頁），也可以擠入檸檬汁或萊姆汁、撒上鹽和胡椒，成為清爽鮮美的配菜。

幾乎每種蔬菜都可以清蒸，不過番茄、蘑菇、甜椒、茄子和大蒜用烘烤或翻炒的會美味得多。

我們推薦的兩種清蒸蔬菜方法包括用瓦斯爐蒸和用烤箱蒸。雖然瓦斯爐是我們的首選，但當爐上「鍋滿為患」時，有個備案也不錯。

完美清蒸蔬菜

2 人份（加上剩菜）

準備時間：10 分鐘
烹調時間：3 至 50 分鐘
整體時間：13 分鐘至 1 小時

---

450 公克蔬菜
1/2 顆檸檬或萊姆的汁
鹽和黑胡椒

雖然可以同時蒸好幾種蔬菜，不過要記得它們的密度不同，蒸煮時間也有差異。馬鈴薯、印度南瓜和蕪菁等根莖類蔬菜，和青花菜、美國南瓜等較輕盈的蔬菜相比，需要較長時間才能蒸熟。每種蔬菜蒸完後，都要達到能用叉子輕易插入的柔軟程度，所以請將類似蔬菜放在一起，一次蒸一批，或先讓需時較久的蔬菜入鍋，幾分鐘後再放入較快蒸熟的蔬菜。由於清蒸不需要加烹飪油，因此請記得另外在餐點中添加油脂，例如醬料或其他額外油脂。

蔬菜備料，視需求去皮、削整、並切成相等大小。（請參考建議表格。）

用烤箱蒸：

烤箱預熱到攝氏 180 度。用小鍋、電熱水壺或微波爐，將 2 杯水煮沸。取一焗烤盤，大小必須能輕鬆容納所有蔬菜，別讓它們堆疊過高。而且焗烤盤要有能完全密合的蓋子。

在焗烤盤倒入 2.5 公分高的沸水，然後放入蔬菜，蓋上蓋子，放進烤箱蒸，直到達到能用叉子輕易插入的柔軟程度。（常見時間指示請參考表格。）多試試味道，以檢查蔬菜是否已蒸熟——如果蒸的是綜合蔬菜，只要檢查質地最紮實的食材即可。

可加入喜歡的醬料（參考第 302 頁），也可參考我們的調味建議，或簡單擠上檸檬汁或萊姆汁，再撒上鹽和胡椒，趁熱上桌。

在瓦斯爐上蒸：

取一大鍋，將 2 杯水煮沸。鍋中放入濾盆或蒸鍋，放入蔬菜後蓋起來蒸，直到達到能用叉子輕易插入的柔軟程度。（常見時間指示請參考表格。）多試試味道，以檢查蔬菜是否已蒸熟。

可加入喜歡的醬料（參考第 302 頁），也可參考我們的調味建議，或簡單擠上檸檬汁或萊姆汁，再撒上鹽和胡椒，趁熱上桌。

清蒸蔬菜

蔬菜種類	備料方式	清蒸時間	調味建議
蘆筍	整根	7 至 13 分鐘	淋上特級初榨橄欖油、擠入檸檬汁、撒上檸檬皮屑
甜菜根	切成 2.5 公分塊狀	35 至 50 分鐘	擠入柳橙汁、撒上柳橙皮屑和新鮮百里香
青花菜	切成 2.5 公分朵狀	5 至 7 分鐘	擠入檸檬汁、撒上檸檬皮屑
球芽甘藍	整顆	8 至 15 分鐘	擠入檸檬汁、撒上檸檬皮屑
白胡桃南瓜	切成 2.5 公分塊狀	7 至 10 分鐘	淋上印度酥油、撒上乾燥百里香
甘藍菜	切成 8 大塊	6 至 10 分鐘	擠入檸檬汁、撒上乾燥細香蔥
紅蘿蔔	切成 4 公分塊狀	7 至 10 分鐘	擠入檸檬汁、撒上新鮮歐芹和薄荷末
花椰菜	切成 2.5 公分朵狀	5 至 10 分鐘	擠入檸檬汁、撒上乾燥細香蔥
茴香	切成 2.5 公分塊狀	8 至 10 分鐘	擠入柳橙或檸檬汁、撒上皮屑
四季豆	整根	6 至 10 分鐘	灑上義大利黑醋
羽衣甘藍	切成 5 公分塊狀	4 至 7 分鐘	淋上特級初榨橄欖油、加入蒜末
洋蔥	切成 1.2 公分片狀	8 至 12 分鐘	擠入檸檬汁、撒上檸檬皮屑
歐洲防風草	切成 4 公分塊狀	7 至 10 分鐘	撒上乾燥百里香
馬鈴薯（所有種類）	切成 2.5 公分塊狀	8 至 12 分鐘	淋上印度酥油、撒上新鮮迷迭香
蘿蔔	整根	7 至 14 分鐘	擠入柳橙汁、撒上新鮮歐芹
豌豆／荷蘭豆	整根	5 至 6 分鐘	灑上芝麻油、撒上蔥花
菠菜	完整葉片	3 至 5 分鐘	擠入檸檬汁、撒上檸檬皮屑
瑞士甜菜	切成 5 公分塊狀	3 至 5 分鐘	淋上特級初榨橄欖油、加入蒜末
蕪菁	切成 2.5 公分塊狀	8 至 12 分鐘	淋上特級初榨橄欖油、撒上乾燥細香蔥
櫛瓜／美國南瓜	切成 2.5 公分圓片	5 至 8 分鐘	擠入檸檬汁、撒上乾燥細香蔥

「漢堡麵包」

進行 30 天全食計劃期間不能吃麵包（圓麵包也不行），但誰說你的完美漢堡（第 153 頁）一定得衣不蔽體呢？讓我們將「圓麵包」重新定義，從「經過精製及過度加工的麵粉製無味低營養價值、作用僅為夾著漢堡排」變成「健康繽紛營養且美味、為漢堡排錦上添花」。

聽起來好多了，對吧？你可以盡情享用這些非麵包漢堡，也可以創造自己的漢堡，還能用番茄切片、結實的萵苣菜葉（例如波士頓萵苣、貝比萵苣或蘿蔓萵苣）、或切半的烤紅椒來取代麵包。

等等——還有一個超酷的想法：誰說不能用肉排來夾漢堡？試試把餡料夾入兩片漢堡排間——雖然會弄得髒兮兮，但滋味絕對值得。

茄子漢堡

2 人份（加上剩菜）

準備時間：5 分鐘
烹調時間：20 分鐘
整體時間：25 分鐘

---

1 根茄子
3 大匙烹調用油
1/2 小匙鹽
1/2 小匙黑胡椒

烤箱預熱至攝氏 220 度，烤盤鋪上鋁箔紙。

將茄子切成 2 公分厚的相等圓片，在煎鍋上鋪成一層，然後在茄子上均勻淋上一半烹調用油。接著翻面，在茄子另一面淋上剩餘油脂，並用鹽和胡椒調味。

茄子進烤箱烤 20 分鐘，直到表面焦黃、內裡可用叉子輕易插入。出爐後放涼，在兩片茄子中間夾漢堡肉及餡料即可上桌。

將剩餘茄子片置於鋁箔紙或密閉容器中冷藏，最久可保存 3 至 5 天，可以再做更多漢堡，也可以加進廚房雜燴炒蛋（第 202 頁）中做為配料。

你也可以將茄子片拿來燒烤，參考第 164 頁的「完美燒烤蔬菜」步驟即可。

波特菇漢堡

2 人份

準備時間：5 分鐘

烹調時間：20 分鐘

整體時間：25 分鐘

---

4 朵大波特菇

3 大匙熔化的烹調用油

1/2 小匙鹽

1/2 小匙黑胡椒

1 瓣大蒜切末

你也可以將波特菇片拿來燒烤，參考第 164 頁的「完美燒烤蔬菜」步驟即可。

烤箱預熱至攝氏 200 度，烤盤鋪上鋁箔紙。

以冷水沖洗或用濕擦手紙擦拭菇傘，去除髒污，接著徹底擦乾。將波特菇頂端朝下，放置於烤盤上。輕輕摘除菇蒂，並均勻淋上烹調用油，再以鹽、胡椒和蒜末調味。

入烤箱烤 10 分鐘，然後翻面再烤 10 分鐘，直到叉子可輕易插入菇肉。出爐後放涼，在兩片波特菇中間夾漢堡肉及餡料即可上桌。

地瓜漢堡

2 人份（加上剩菜）

準備時間：5 分鐘

烹調時間：6 至 10 分鐘

整體時間：11 至 15 分鐘

---

2 根地瓜

2 大匙烹調用油

鹽和黑胡椒

你也可以將地瓜片拿來烘烤，參考第 166 頁的「完美烘烤蔬菜」步驟即可。

地瓜去皮，切成 1.2 公分厚圓片。（請挑選外型粗圓、而非瘦長型的地瓜）。在大平底鍋中將烹調用油以中火加熱，左右搖轉鍋子，使油均勻分布於鍋底。待油夠熱時，將中段較大片的地瓜入鍋，在鍋中排成一層。（可以一次煎一大批）。兩面各煎 3 至 5 分鐘，直到等到地瓜變得外焦內軟，接著撒上鹽和胡椒。放涼後，在兩片地瓜中間夾漢堡肉及餡料即可上桌。

將剩餘地瓜片置於鋁箔紙或密閉容器中冷藏，最久可保存 3 至 5 天，可以再做更多漢堡，也可加入隔天早餐的烘蛋（第 206 頁）中做為配料。

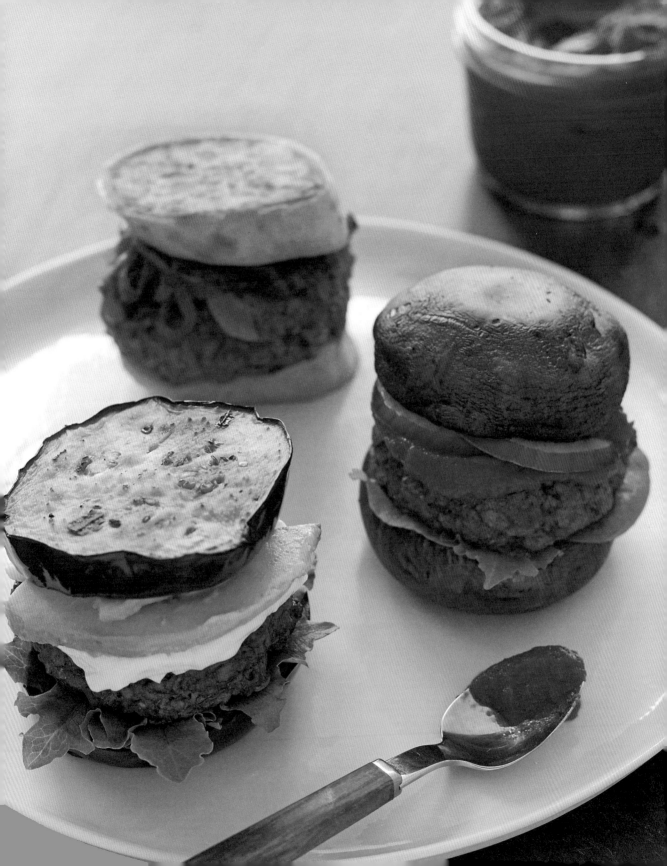

大骨清湯

大骨清湯是 30 天全食計劃的必備品，不僅是一種食材，更是進行這項計劃時的營養補充品！它能以身體容易吸收的形式，為人體補充多種礦物質，像是鈣、磷、鎂、鉀。大骨清湯還富含甘胺酸和脯胺酸，這兩種胺基酸在一般肉類（我們吃的大多數肉類）中含量並不多。它還含有硫酸軟骨素及葡萄糖胺，這兩種成分被做成營養補充品，功效是緩解發炎、關節炎和關節疼痛。此外，「湯骨」含有一種名為「膠原蛋白」的蛋白質，在骨頭、骨髓、軟骨、肌腱和韌帶中特別多。（大骨清湯中的膠原蛋白水解後即產生明膠）。

大骨清湯有助於治療腸漏症，調節消化、肌肉修復和生長；幫助平衡神經系統；並加強免疫系統。（所以媽媽總是在你生病時燉雞湯給你喝）。清湯中的明膠還能緩解關節疼痛和發炎，預防骨質流失，讓皮膚、頭髮和指甲強健。

然而，市售的「清湯」或「高湯」很多是以高溫快煮而成，無法帶來同樣的功效。更糟的是，很多還含有易上癮的添加物（例如味精）和成分（例如糖）。如果你只需要少量作為食材，可以使用符合標準的市售產品，但如果你希望獲益於大骨清湯的療效，就必須自己製作。

作為營養品時，最好一次喝一大杯，就像喝咖啡或茶一樣。一杯溫熱的大骨清湯，是很好的早晨例行公事——可以試試每天喝 8 盎司。當然，你也可以將它用於需要清湯或高湯的食譜，加入你喜愛的湯品中作為基底。湯骨可向家裡附近的肉鋪購買，或詢問當地的農場（在農夫市集到處問問）、友善的獵人、或健康食品店（如果他們有肉品區的話）；也可以在網路上訂購。你

也能將烤全雞、烤火雞、烤鴨或烤鵝的骨架留下來使用。

幾乎任何動物的骨頭都能燉湯——像是牛肉、小牛肉、羊肉、野牛肉或水牛肉、鹿肉、雞肉、鴨肉、鵝肉、火雞肉或豬肉。骨頭可盡量多樣化——可指名買髓骨、牛尾和「湯骨」。請記得要買關節、腳部（例如雞腳）等較大塊的骨頭，因為軟骨含量較多，代表膠原蛋白更多。你還可以在同一鍋湯中混合不同動物的骨頭——一些牛肉、一些羊肉、一些雞肉——但請注意味道也會隨之改變。（多數人還是喜歡一次一種味道。）

如果你打算燉雞湯，事前做好規劃，可以讓你一雞三吃。首先，買一隻 1.3 至 1.8 公斤重的雞，並參考第 157 頁的食譜做成烤全雞。接著，將骨肉分離乾淨，雞肉用來做蛋白質沙拉（第 161 頁）或田園烤雞肉沙拉（第 232 頁），最後再將骨架用來熬雞湯。

最理想的湯骨是來自放養或草飼的有機飼養環境，因為動物要健康，營養價值才高，所以請你盡力尋找當地的放養雞骨或百分之百草飼牛骨。

我們提供的是基本食譜，不過你可以自行在清湯中加入各式各樣的香草、香料或蔬菜，來改變風味。可考慮加青蔥、韭菜、蘑菇、大蒜、紅椒粉、月桂葉、迷迭香、鼠尾草或薑；但請不要加青花菜、蕪菁皮、甘藍菜、球芽甘藍、青椒、芥蘭菜葉或芥菜，否則熬出的清湯會有苦味。

若想在料理中加入少量清湯，可在製冰盒中倒入清湯冷凍。一顆冰塊約為 1 盎司（2 大匙），因此食譜若需要加 1/4 杯清湯，就等於加 2 顆清湯冰塊，1/2 杯清湯則相當於 4 顆冰塊，

以此類推。你也可以用玻璃罐來存放更大量的清湯，但裝罐前務必讓湯完全冷卻。最後，請在玻璃容器中留下足夠空間，因為湯冷凍後會膨脹──否則玻璃容器可能會破裂。

雞骨清湯

4 公升

準備時間：15 分鐘
烹調時間：12 至 24 小時
整體時間：12 至 24 小時

1.3 至 1.8 公斤烤雞的骨架
2 根紅蘿蔔切大塊
3 根芹菜切大塊
2 顆洋蔥切大塊
5 至 6 株新鮮歐芹
1 枝新鮮百里香
2 大匙蘋果酒醋
10 顆黑胡椒粒
1 小匙鹽

取一大湯鍋，放入所有食材，加水蓋過食材後煮沸，然後蓋上鍋蓋，轉小火，燉 12 到 24 小時，中途不要翻攪。（也可使用慢燉鍋，先以高溫煮沸，接著將溫度降低，燉 12 至 24 小時。）

以細篩網過濾清湯，並將雜質丟掉。將清湯倒入多個容器中，以加速冷卻──千萬別在湯還熱時就冷凍或冷藏！讓清湯在冰箱中靜置數小時（不加蓋），直到油脂浮上湯面並凝固，就可用湯匙將浮油撈掉。

好的雞湯在冰冷狀態時，看起來應該會些微晃動，這是因為雞骨中的膠原蛋白已水解成明膠。慢慢加熱，清湯就會變回液體狀。

清湯若冷藏可保存 3 至 4 天，冷凍則最久可保存 6 個月。

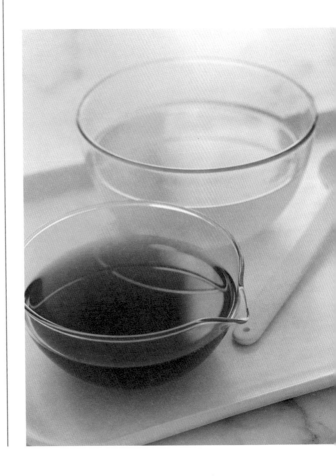

牛骨清湯

4 公升

準備時間：15 分鐘

烹調時間：12 至 24 小時

整體時間：12 至 24 小時

1.3 至 1.8 公斤牛骨

2 根紅蘿蔔切大塊

3 根芹菜切大塊

2 顆洋蔥切大塊

5 至 6 株新鮮歐芹

1 枝新鮮百里香

2 大匙蘋果酒醋

10 顆黑胡椒粒

1 小匙鹽

取一大湯鍋，放入所有食材，加水蓋過食材後煮沸，然後蓋上鍋蓋，轉小火，燉 12 到 24 小時，中途不要翻攪。（也可使用慢燉鍋，先以高溫煮沸，接著將溫度降低，燉 12 至 24 小時。）

以細篩網過濾清湯，並將雜質丟掉。將清湯倒入多個容器中，以加速冷卻──千萬別在湯還熱時就冷凍或冷藏！讓清湯在冰箱中靜置數小時（不加蓋），直到油脂浮上湯面並凝固，就可用湯匙將浮油撈掉。

好的牛骨清湯在冰冷狀態時，看起來應該會像些微晃動的固體──就像「肉凍」，這是因為牛骨中的膠原蛋白已水解成明膠。慢慢加熱，清湯就會變回液體狀。

清湯若冷藏可保存 3 至 4 天，冷凍則最久可保存 6 個月。

蔬菜清湯

依照雞骨清湯（第 177 頁）的食譜，刪去雞骨架，隨意加入各種蔬菜、香草和香料。煮沸後轉小火，燉 1 到 2 小時，中途不要翻攪。接著過濾、冷卻、再冷藏或冷凍。

椰子鮮奶油

這是整本書中最簡單的食譜，卻也是許多料理中的關鍵食材。將椰奶加入湯或醬汁中，可增添濃稠度和滑順感，但椰奶有時會讓料理的味道變淡（例如第 270 頁的花椰菜泥），這時就要靠椰子鮮奶油了。

取一罐全脂椰奶，放進冰箱冷藏 1 至 2 小時。不過我們建議在冰箱中至少常備一罐椰奶，以備不時之需。（進行這項計劃期間真的可能會需要）。

將罐子打開後，鮮奶油會漂浮並凝結在表面，而底下則是椰子水。只要把濃稠的凝結物撈出來，加進需要椰子鮮奶油的料理中即可。

你也可以在某些健康食品店買到現成的椰子鮮奶油或「烹飪用椰奶」，但你只要開個冰箱就能自製了，何苦多花冤枉錢呢？

完美美乃滋

　　自製美乃滋是 30 天全食計劃廚房的必備品，因為它可作為許多醬汁的基底；還可結合雞肉、鮪魚、鮭魚和雞蛋沙拉；並在烹飪或燒烤前，塗在肉類或海鮮上。

　　這是少數不推薦使用特級初榨橄欖油的食譜——因為味道太強烈了。請改用淡味橄欖油、酪梨油、或高油酸的紅花子油或葵花子油。

　　你可以使用食物處理器或果汁機，或用手持攪拌器（棒狀），但請不要試圖親手攪拌美乃滋——否則手肘可能會得肌腱炎，而且美乃滋還稀稀的。

　　美乃滋可在雞蛋過期後再冷藏保存一星期，所以請檢查蛋盒上的保存期限，再往後延一週，並在美乃滋罐上記下該日期。

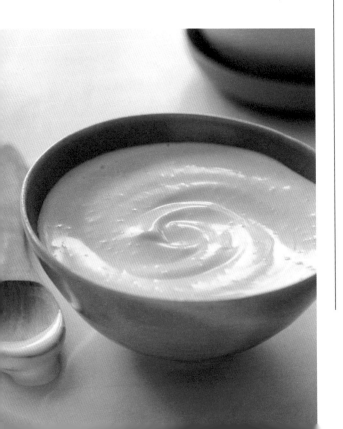

基本美乃滋

1 又 1/2 杯

準備時間：10 分鐘

---

1 又 1/4 杯淡味橄欖油
1 顆大雞蛋
1/2 小匙黃芥末粉
1/2 小匙鹽
1/2 顆檸檬的汁

你可以盡情改造基本美乃滋，以創造不同風味。可參考第 309 頁起的美乃滋之變化，尋找靈感。

將 1/4 杯橄欖油、雞蛋、黃芥末粉和鹽放入果汁機、食物處理機或攪拌碗中，混合均勻。當食物處理機或果汁機在運轉時（或用手持式攪拌器混合碗中食材時），慢慢倒入剩餘的 1 杯橄欖油。待所有油都倒入、且混合物開始乳化後，再加入檸檬汁，將機器調為慢速攪拌，或用手將美乃滋拌勻。

⭐ 專業秘訣

乳化的關鍵在於每樣食材都必須是常溫。攪拌前，將雞蛋靜置於流理台 1 小時，或泡在一碗熱水中 5 分鐘。平常就在流理台放一顆檸檬，以便快速製作美乃滋——相信我們，你會常常需要它。加入橄欖油的速度愈慢，美乃滋質地就會愈濃稠。你可以將油放入有嘴量杯中，用手緩緩倒下，或用塑膠擠壓瓶慢慢擠入碗中、食物處理機中或果汁機中。如果你用的是手持式攪拌器，請上下移動、伸至底部數次，將空氣打進去，讓美乃滋打發得更加輕盈蓬鬆。

完美無蛋美乃滋

如果對蛋過敏或敏感，就不能吃我們的基本美乃滋，這實在很可惜。但我們不希望你和這變化多端的調味品絕緣，因此我們詢問了好友米琪崔史考特，也就是〈The Autoimmune Paleo Cookbook〉一書的作者，能否使用她的無蛋美乃滋食譜。

這款美乃滋的基底是椰子脂（或稱椰子甘露或濃縮椰漿），在多數健康食品店或網路上都買得到。無蛋版美乃滋的口感可能不像一般美乃滋那麼濃稠滑順，不過它仍是第 302 頁各種醬料和沾醬的絕佳基底。

無蛋美乃滋可在冰箱保存數週，但冷藏後質地會變硬。只要在使用前先放在室溫下——可以放在流理台上解凍一小時，或以熱水隔水加熱，直到它軟化即可。

無蛋美乃滋

1 又 1/4 杯

準備時間：10 分鐘

1/2 杯微溫椰子脂

1/2 杯溫水

1/4 杯淡味橄欖油

2 瓣去皮大蒜

1 大匙檸檬汁

1/4 小匙鹽

若你想把無蛋美乃滋當作醬料基底，請省略檸檬汁。這樣味道會非常中性，可根據你所選擇的醬料，加入不同酸味（例如柑橘汁或醋）。

將所有材料放入食物處理機或果汁機高速攪拌 1 至 2 分鐘，直到混合物質地變紮實。

自製椰子脂

⭐ **專業秘訣**

如果你買不到椰子脂，可以參考米琪的食譜，用椰絲和食物處理機來自製：將 4 杯無糖椰絲放入食物處理機，高速攪拌，偶爾停下來，用橡皮刮刀刮下邊緣的殘渣。每打 1 分鐘就休息一下，以免馬達過熱。攪拌 5 至 10 分鐘後，就會變成滑順濃稠的液體。放入玻璃罐，存放於室溫下（不須冷藏），最久可保存 6 個月。

加味奶油

加味奶油是將奶油與香草、香料、烤堅果或其他風味十足的材料混合而成。這種美味的奶油在肉類或蔬菜上熔化後，即可增添全新層次，更能讓招待客人的簡單晚餐變得更加體面——只要在第 160 頁的完美烤鮭魚上，加一片加味奶油，絕對讓人驚艷。

加味奶油

4 至 8 人份

準備時間：10 分鐘
冷卻時間：2 小時
整體時間：2 小時 10 分鐘

1/2 杯（1 條）無鹽澄清奶油、或 1/2 杯印度酥油

1/4 杯榛果

1 瓣大蒜末

2 小匙新鮮百里香葉

1/2 小匙鹽

1/4 小匙黑胡椒

⭐ 專業秘訣

我們最推薦的幾種加味奶油組合包括：1/4 杯日曬番茄乾、1/4 杯去核黑橄欖、和 2 小匙新鮮迷迭香葉碎末；1/4 杯新鮮歐芹末、1/4 杯烤松子、和 1 大匙檸檬汁；1 瓣大蒜末、2 小匙新鮮迷迭香、2 小匙奧勒岡、和 2 小匙細香蔥。所有食材都要切成細末。

將澄清奶油或印度酥油放進小碗中，靜置於流理臺，直到變回室溫。

取一乾煎鍋，以中火加熱。當鍋子夠熱後，加入榛果，頻繁搖晃鍋子，以免燒焦，直至約 5 分鐘後，榛果呈微焦即可。接著將榛果移至砧板上，冷卻後切碎。

在軟化的奶油或酥油中，輕輕依序放上榛果、蒜末、百里香葉、鹽和胡椒。在平台上鋪一大張保鮮膜，將奶油混合物放在中央，塑形成直徑約 2.5 公分的圓柱體，並用保鮮膜緊緊包覆，接著冷藏約 2 小時，直至奶油變硬。若即將要舉辦活動或晚宴派對，可提前準備——以新鮮食材製作的加味奶油，可冷藏保存 2 至 3 天。

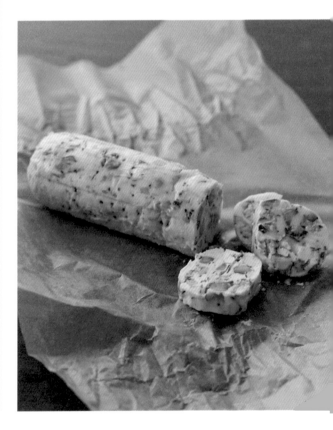

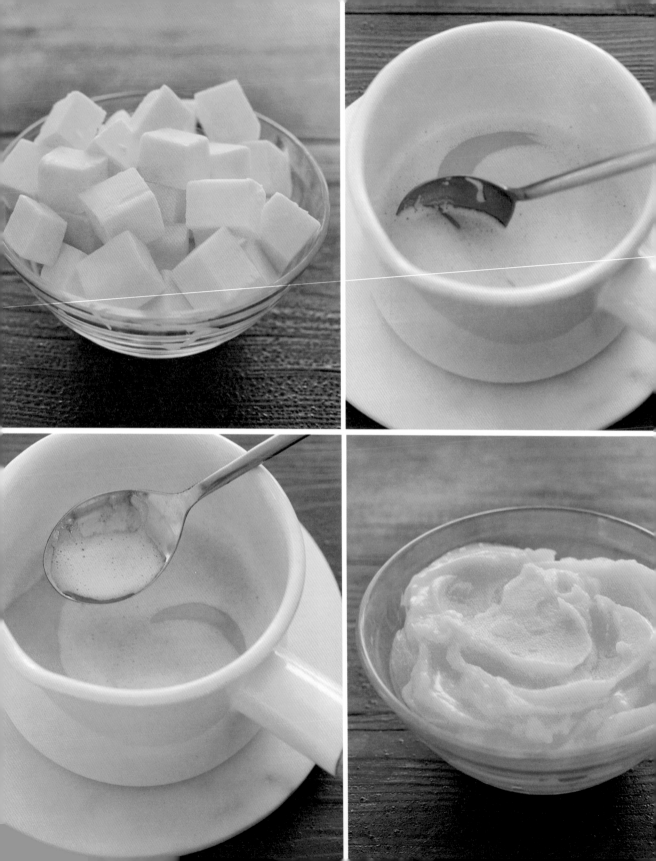

澄清奶油

我們不允許使用普通奶油，因為其中含有乳蛋白，可能引發部分人的敏感症狀。而澄清奶油是以低溫慢煮奶油的方式，將乳固形物從純奶油中分離出來，最後就會得到美味、純淨且無乳的油脂，適用於調味及烹煮（亦可用於高溫中）。

食譜中也經常能看到「印度酥油」——它其實只是另一種形式的澄清奶油。製作印度酥油的方法，是將奶油加熱較長時間，直到乳蛋白開始變得焦黃、凝結成塊，並沈澱到底部。和澄清奶油相比，印度酥油比較甜，且帶有堅果味。

雖然這並非我們的正式規則，但我們很鼓勵你選用有機放養奶油來製作澄清奶油或印度酥油。

澄清奶油

3 杯

準備時間：5 分鐘
烹調時間：20 分鐘
整體時間：25 分鐘

---

450 公克（4 條）無鹽奶油

將奶油切成邊長 2.5 公分的方塊，放入小鍋或醬料鍋中，以中低溫慢煮熔化，期間不要攪拌。待奶油快沸騰時，白色泡沫狀的乳固形物將浮到表面，這時用湯匙或勺子將其輕輕撈起丟棄，鍋內只留下純淨的澄清奶油。

移除多數乳固形物後，用紗布過濾，倒入玻璃罐中，最後將剩餘乳固形物連同紗布一起丟掉，待奶油冷卻後再放進冰箱。

澄清奶油最久可冷藏 6 個月，在室溫中最久能保存 3 個月。

基本油醋醬

油醋醬不只是混合油和醋那麼簡單，而是兩者的完美平衡。嚴格來說，油醋醬的比例應為 1 份食用酸類對 3 份油脂，再加上調味。食用酸類包括所有種類的醋或柑橘類果汁；油脂通常指原料為油類的物質，但也可以使用自製美乃滋，做成較濃稠的醬料。常見的乳化劑包括大蒜、芥末和蛋，不過乳化劑並非必要──其實油醋醬只要搖晃均勻就能上桌了！

油醋醬也是 30 天全食計劃飲食的常備品，除了適用於沙拉，還能做成美味滷汁，或當作肉類、海鮮和蔬菜的醬汁。

為了方便清潔，可用最傳統的方式調油醋醬，也就是用手！將所有材料放入加蓋的玻璃容器中搖晃均勻，或放入碗中充分攪拌。不過你當然也可以用果汁機或食物處理機來混合。

基本油醋醬

1 杯

準備時間：5 分鐘

1/4 杯白酒或蘋果酒醋

3/4 杯特級初榨橄欖油

1/4 小匙鹽

1/2 小匙黑胡椒

油醋醬可以現做現吃，也可提前做好冷藏備用。如果內容物油水分離了，只要在上桌前攪拌或搖晃均勻即可。加入新鮮材料（例如大蒜或香草）的自製沙拉醬，最久可冷藏 2 至 3 天。其中的橄欖油會凝固，冷藏後將顯得混濁，所以如果油醋醬在冰箱中放過夜，使用前請提早拿出來靜置於室溫下，上桌前搖晃均勻即可。

將醋放入小碗中，加入橄欖油，並持續攪拌，使其乳化，最後以鹽和黑胡椒調味。

⭐ **專業秘訣**

你可以將基本油醋醬變化成各種口味。可參考第 326 頁的油醋醬變化，尋找靈感。

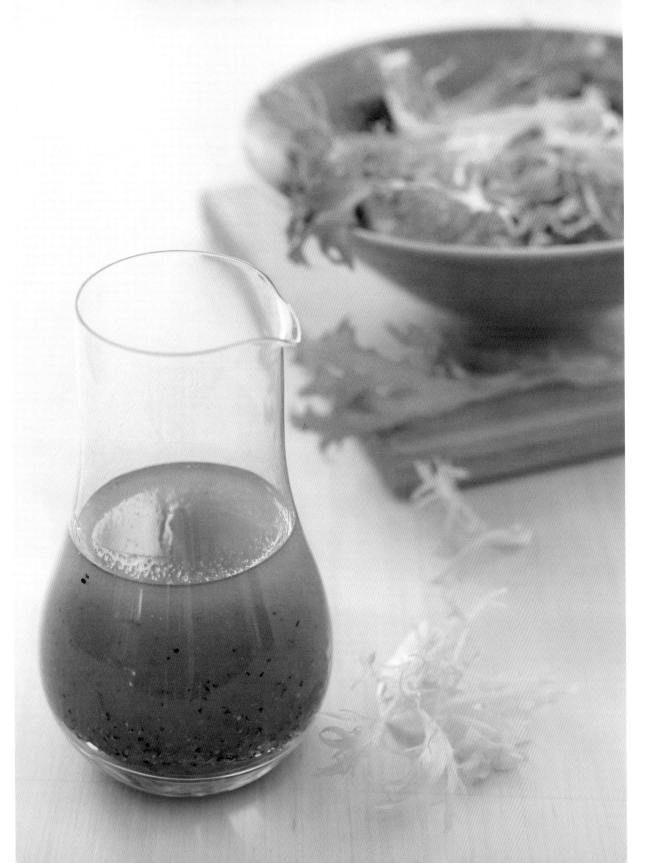

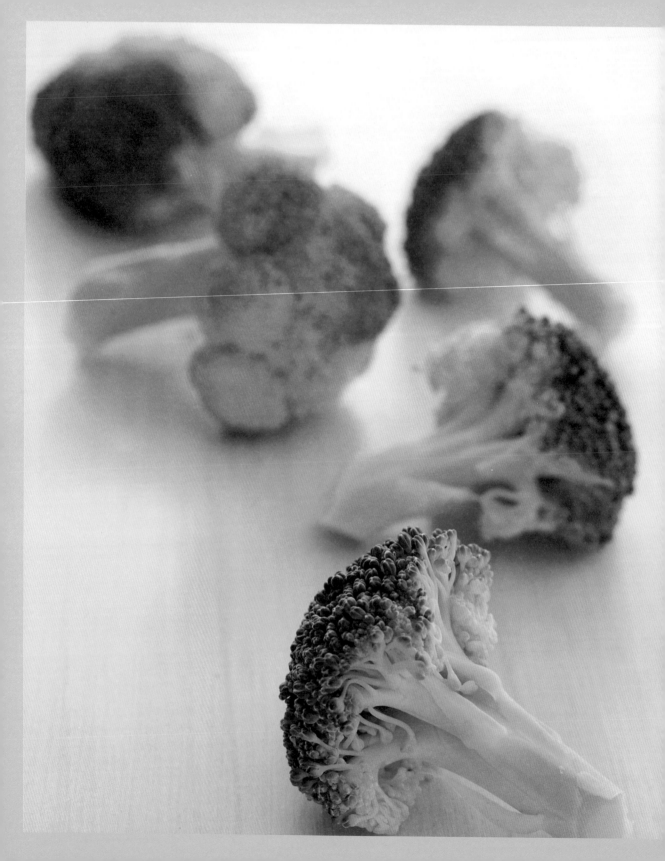

第四章

30 天全食計劃食譜

歡迎來到本書的核心：食譜。在本單元中，你可以實際應用在上一單元中學到的廚房技巧及廚房備品。

別緊張。

本單元中簡單、美味又營養的餐點，都是用日常食材就能做出來。不會有任何特殊食材、難以取得的烹飪油或肉類、或是需要華而不實廚房工具才能達成的烹飪技巧。我們請來受過美國烹飪學院訓練的主廚理查布萊佛德，針對住在小鎮、家裡附近只有一兩家普通雜貨店的各位烹飪初學者，發想出適合的食譜。許多單元中的餐點一開始都很簡單，然後循序漸進，讓你們從 30 天全食計劃飲食中獲取珍貴經驗的同時，也能在廚房中建立自信。

如果你已是身經百戰的烹飪高手，且家中有豐富的食材，那麼你一定會非常樂在其中。這些食譜看起來雖然基本，滋味卻非常迷人。理查主廚的三連勝方程式，是只有專業主廚才能達到的境界——所有的食材和準備方式都很簡單，卻能帶來滿滿的美味和飽足感。大家要知道，我們已經從頭到尾吃遍書中餐點不止一次了。

這並不困難。

在你埋首食譜前，我們先來看看一些實際烹調 30 天全食計劃餐點時，能用上的實用秘訣。

首先，請認真看書

我們知道你很想馬上開始開火做菜，但最慘的情況就是晚餐煮到一半才發現少了重要食材。所以在開始切菜和預熱前，請花點時間看看整份食譜，從頭到尾仔細看完。這樣你就能清楚知道共需哪些食材、是否需要預先備料（例如醬汁或醃料）、所需工具、和料理完成後的模樣。

一切就緒

還記得我們一再強調計劃和準備是 30 天全食計劃最重要的一環嗎？烹飪也一樣！在開始烹飪前，所有食材都要完成備料，工具也準備就緒。我們以第 342 頁的經典辣肉醬為例，看看如何將一切準備就緒。第一件事，就是要看完整個食譜。

現在可以開始備料了。首先，將肉類以外的所有食材擺放在乾淨流理台上：包括洋蔥、三瓣大蒜、所有香料罐、兩顆甜椒、三顆番茄和裝牛骨清湯的容器。還要拿出一個大鍋、一個小碗、兩個中碗、一把漏勺、幾個量杯、湯匙、一把主廚刀和一個砧板。

先將洋蔥切碎，然後大蒜切末，一起放進小碗中。接著，量完所有香料後，加入同一個碗中。（因為食譜上說這些食材要同時入鍋，所以何必多弄髒一個碗呢？）

下一步是切甜椒和番茄，並放入另一個中型碗中。量好清湯的量後，加入甜椒和番茄的碗中。（同樣地，因為這幾樣食材也要同時入鍋。）將裝了備料的碗和另一個空碗排放在瓦斯爐旁，將大鍋放到爐上，並從冰箱中拿出絞肉。更加分的做法是，花 2 分鐘時間將所有香料罐放回去，並把刀子、量杯和砧板洗乾淨。

現在，可以開始料理了。

從第一個指示開始，先準備絞肉，然後放入爐旁的空碗中備用。將小碗中的洋蔥、蒜末和香料混合物入鍋，依食譜烹煮，再放入另一個碗中的甜椒、番茄及清湯，最後將第三個碗中的絞肉入鍋燉煮。

順道一提，當辣肉醬上桌時，要洗的東西只剩下三個碗和一把漏勺。

一定要熱鍋

你會常在食譜中看到「等鍋夠熱時……」或「待烹飪油夠熱時……」這步驟真的很重要，所以千萬別省略！將低溫蛋白質放入冷的（或溫的）鍋子中，很可能會沾黏鍋底，徒增烹煮時和洗碗時的麻煩。而且，這樣還會讓食材在加熱時釋出水份，使得肉類或魚肉變得又乾又柴。如果你希望牛排、雞胸肉或魚排上有漂亮的烤痕，那麼鍋子或烹飪油就必須夠熱，才能鎖住肉汁，同時讓表面微焦。

這規則也適用於炒蔬菜——炒鍋若預熱過，可節省烹調時間，蔬菜也能平均受熱，而且不鏽鋼鍋或鑄鐵鍋底部還會有美味的醬汁。

烹調時間各有不同

食譜中所有菜餚，我們都實際嘗過一次以上，以確認烹調時間的正確。有時我們只會給一個大略範圍，因為根莖蔬菜、牛排或烤肉等料理的烹調時間，可能因尺寸與厚度

而有所不同。此外，還有其他因素可能影響會烹調時間，所以如果你發現實際動手做時，要比建議時間煮得久一些或短一些，請不用太驚訝。

比方說，每個烤箱的溫度可能都會有落差，我們自己的烤箱溫度就稍微偏低，所以若食譜建議以攝氏 180 度烘烤，我們就會調到 185 度。你動手烤東西幾週後，自然就能摸清溫度，或者你也可以使用肉類溫度計，來釐清實際溫度和顯示溫度的差別。

總之，熟能生巧。若你是料理生手，就乖乖照著食譜做，再視情況拉長或縮短烹調時間。或者若你知道青花菜肯定要蒸超過 7 分鐘才會熟，就可以果斷地自行調整時間。你可以在最喜歡的食譜旁邊做筆記，寫下需調整的烹調時間或溫度。如果你一開始把幾片牛排料理得過熟，也不要太沮喪。

如同進行全食飲食計劃一樣，這個「烹調真正食物」的概念，也需要時間和經驗才會越來越熟悉。

2 人份（左右）

本書中大多數食譜都是 2 人份，有時會包含剩菜。

你可能很快就會發現其中的問題。

「到底是哪 2 個人啊？」

本書食譜中的肉類、海鮮、蛋和蔬菜份量，是依我們飲食指南中的「平均」份量為準，但你們家每餐需要的食物份量可能有所增減──根據你進行 30 天全食計劃前的烹飪經驗，你可能已經知道這點了。如果你看著我們的完美烤牛排（第 154 頁）時心想「140 克，你在開玩笑嗎？」那麼就買大塊一點的牛排，視情況調整烹調時間。（較大塊的牛排不一定要烤比較久，較厚的才需要。）

如果你發現自己在兩餐之間很容易肚子餓，也可以馬上調整份量。購買更多蛋白質來源，因為它是最能帶來飽足感的主要營養物質，並漸漸增加正餐份量，直到找到最適合的量。（事實上，就算不會很餓，你也可以一次多煮點肉，這樣就有剩菜可備用了！）

你也可以在餐點中加入更多油脂來提升飽足感。根據不同食譜，多加一些烹飪油或脂肪。也可以多撒一些堅果或種子，加半顆酪梨當配菜，或丟些橄欖到沙拉中。額外攝取蛋白質和脂肪，能讓你撐過兩頓正餐間隔的時間。你也可以盡情加入蔬菜，雖然蔬菜熱量不高，無法增進太多飽足感。

除非你在地瓜料理中加入額外印度酥油，那就會很有幫助。

現在，再來看看適用於本書所有料理的重點提示。

重點提示：烹調用油

⭐ 你應該會注意到，雖然本書有些食

譜指定使用特定油脂，但其他餐點只簡單要求用「烹調用油」。其中的差別在於，當某種油脂對於這道菜的風味或質地有決定性影響時，我們就會特別建議使用它。像是花椰菜泥（第 270 頁）食譜要求使用澄清奶油或印度酥油，就是因為真的不適合用特級初榨橄欖油。

但如果只須使用烹調用油，就用你手邊有的、或你認為最適合這道菜的油即可。健康的烹調用油種類繁多，所以若食譜說的是「烹調用油」，那麼像是椰子油、澄清奶油、印度酥油、特級初榨橄欖油、棕櫚油、牛油、豬油、培根油或鴨油都可以使用。

重點提示：使用肉類溫度計

⭐ 先前我們推薦了一些廚房工具，能讓烹調真正食物的過程更加快速、簡單又有趣，而其中一樣對新手很有用的器具就是肉類溫度計。有很多方法可評估肉類和禽肉是否已煮熟，像是用壓的或使用廚房定時器。但對觸感的敏銳度需要時間培養，而且廚房定時器恐怕是測量熟度最不準確的方式，因為烹調時間會因為各種因素而有所不同。

相反地，肉類溫度計能明確告訴你何時該將肉類或海鮮起鍋──前提是使用方法要正確。首先將肉類溫度計插入肉最厚的部份，不要靠近骨頭。如果是烤火雞或烤全雞，請將肉類溫度計插在大腿內側（接近雞胸處），但不要碰到骨頭。如果只是一片肉

（例如漢堡排），你甚至可以從旁邊插溫度計！

然而，肉類溫度計並非適用於所有蛋白質來源，像肋排或層狀魚肉就不適合，所以你也許能練習目視技巧，以判斷肉類和海鮮的熟度。

換句話說，就是切開肉，看看狀況。

我們懂，如果肉中間劃了一大刀，看起來就不夠漂亮，但對初學者而言，這是評估肉類熟度的好方法。這樣你就能看出三分熟漢堡排是否達到完美粉紅色澤，鮭魚排是否呈閃亮的層狀，或是雞胸肉中央是否為恰到好處的白色。只要記得，你的肉、海鮮和蛋，在關火後的數分鐘內仍會繼續熟化，因此請在漢堡排色澤還「太紅」時就拿下烤爐；靜置後，即可達到完美熟度。

重點提示：所有食材都要符合 30 天全食計劃規則

⭐ 本書食譜有時會用到黃芥末、雞骨清湯或辣醬等食材。雖然我們在食譜中並未特別強調，但請你務必使用符合原則的包裝食品。請仔細檢查標籤！辣醬不能含有添加糖，黃芥末醬不能以葡萄酒或亞硫酸鹽當原料，雞骨清湯也不能含有玉米澱粉或米糠。

我們在第 60 頁開始的「我能不能吃」單元中，有教你如何尋找合乎原則的調味品，但如果要找符合規定的清湯就比較困難。幸好自己煮清湯非常簡單，只要依照第

177 頁的食譜指示即可。

重點提示：擬好「應急餐點計劃」

⭐ 有時你下班或放學後，心情疲憊又暴躁，完全不想自己做晚餐。你可能會想訂披薩，或吃爆米花配酒，總之你就是想放棄。

你不能這樣就投降。翻閱過這本書後，請找出三種可運用手邊食材、能在 15 分鐘內做完的應急餐點。例如完美炒蛋（第 150 頁）、辣醬、酪梨及任何之前剩餘的蔬菜。也可以試試第 346 頁的簡易鮭魚煎餅——你的廚房中一定要常備鮭魚罐頭和地瓜，如果沒有青蔥也沒關係。別忘了蛋白質沙拉（第 161 頁）也在冰箱中待命，再配上烤地瓜（第 296 頁）即可。還可以將冷凍蝦和冷凍蔬菜大火快炒，再淋上亞洲風油醋醬（第 330 頁）。

現在就寫下應急餐點清單，並貼在冰箱上。是不是感覺舒服多了呢？大腦熱愛計劃，因此面對威脅或陌生情況，又沒有應變方法時，就會感覺到壓力。而你的計劃就是記下應急餐點，並且知道自己隨時都備有優質食物。這樣一來，你的大腦就能放鬆，不必再擔心你會因為某天心情不好，就讓 30 天全食計劃半途而廢。

重點提示：盡情享受樂趣

⭐ 我們是說真的。烹飪很好玩，你能在廚房找到成就感、創造力，並且自豪自己能將食材變成料理，再享用它的美味。你可以將本書食譜當成起點，但如果你喜歡多加很多香料、覺得多一些蔬菜比較有趣、或想嘗試以「廚房備品」單元為基礎的自創料理，就放手去做吧！

你可能會煮得一團糟。（我們也經歷過，但很少會到難以下嚥的地步。）你的料理可能賣相不好看，但非常美味——以本書標準來說已經過關了。也許你做的料理明明很簡單，廚房卻看起來像被轟炸過。別沮喪，因為一定會漸入佳境的。

請記住，學習新技能都需要練習和努力。你已經付出了努力，因為未來 30 天，你將會一日三餐都攝取真正的食物。現在只差練習了！好好運用本書中的各種訣竅，讓料理過程更順暢，熟讀廚房備品單元以建立自信，並請親友從旁協助，更快完成切菜洗菜等程序。

我們說得夠多了。
準備開動囉！

雜食者採買清單

蛋白質類
海鮮
- 最佳：野生捕捉且為永續漁業
- 次佳：野生捕捉或永續漁業
- 尚可：養殖

反芻動物（牛肉、水牛肉、羊肉、麋鹿肉、鹿肉等）
- 最佳：百分之百草飼且有機
- 次佳：草飼或有機
- 尚可：瘦肉、脂肪已去除

雞蛋
- 最佳：放養且有機
- 次佳：有機（「富含Omega-3」並非必須）
- 尚可：一般市售

禽肉（雞肉、火雞肉、鴨肉、野雞肉等）
- 最佳：放養且有機
- 次佳：有機
- 尚可：一般市售、去皮

非反芻動物肉（豬肉、野豬肉、兔肉等）
- 最佳：放養且有機
- 次佳：有機
- 尚可：瘦肉、脂肪已去除

加工肉（培根、香腸、熟食肉等）
- 最佳：百分之百草飼／放養且有機
- 次佳：有機
- 避免：含有添加糖、味精、亞硫酸鹽、鹿角菜膠

蔬菜
- 橡實南瓜
- 茴香／大茴香根
- 朝鮮薊
- 芝麻菜
- 蘆筍
- 甜菜根
- 甜椒
- 小白菜
- 青花菜／青花筍
- 球花甘藍（甘藍菜苗）
- 球芽甘藍
- 日本栗子南瓜
- 白胡桃南瓜
- 甘藍菜
- 紅蘿蔔
- 花椰菜
- 芹菜
- 芥蘭菜葉
- 小黃瓜
- 紅薯南瓜
- 茄子
- 大蒜
- 四季豆
- 南方蔬菜＊（甜菜葉、芥菜、蕪菁葉）
- 墨西哥辣椒
- 豆薯
- 羽衣甘藍
- 大頭菜
- 韭菜
- 萵苣（所有種類）
- 蘑菇（所有種類）
- 秋葵
- 洋蔥／紅蔥頭
- 歐洲防風草
- 馬鈴薯
- 南瓜
- 蘿蔔
- 黃蕪菁
- 大黃
- 荷蘭豆／豌豆
- 金線瓜
- 菠菜
- 豆芽
- 美國南瓜
- 地瓜／山藥
- 瑞士甜菜
- 番茄
- 蕪菁
- 西洋菜
- 櫛瓜

水果
- 蘋果（所有品種）
- 杏桃
- 香蕉
- 黑莓
- 藍莓
- 櫻桃
- 椰棗
- 熱帶水果（楊桃、榅桲〔又名木梨〕）
- 無花果
- 葡萄柚
- 綠葡萄和紅葡萄
- 奇異果
- 檸檬
- 萊姆
- 芒果
- 甜瓜
- 油桃
- 柳橙
- 木瓜
- 桃子

＊ 指美國南部所產蔬菜。

- 梨子（所有品種）
- 鳳梨
- 李子
- 石榴
- 覆盆子
- 草莓
- 橘子
- 西瓜
- **有限制攝取**：水果乾

油脂
- **最佳**：烹飪用油
- 動物脂肪
- 澄清奶油
- 椰子油
- 特級初榨橄欖油
- 印度酥油
- **最佳**：食用油脂
- 酪梨
- 腰果
- 椰子脂
- 椰肉／椰絲
- 椰奶（罐裝）
- 榛果／榛子
- 夏威夷果
- 夏威夷果油脂
- 橄欖（所有種類）
- **偶爾攝取**：堅果和種子
- 杏仁
- 杏仁醬
- 巴西堅果
- 山核桃
- 開心果
- **有限制攝取**：堅果和種子
- 亞麻子
- 松子
- 南瓜子
- 芝麻
- 葵花子
- 葵花子醬
- 核桃

新鮮香草和香料
- 羅勒
- 月桂葉
- 細香蔥
- 香菜
- 蒔蘿
- 薑
- 香茅
- 奧勒岡
- 歐芹
- 迷迭香
- 百里香

乾香草和香料
- 五香粉
- 黑胡椒
- 黑胡椒粒
- 卡宴辣椒粉
- 香辣粉
- 墨西哥小辣椒粉
- 肉桂
- 孜然
- 咖哩粉（紅黃皆可）
- 蒔蘿
- 蒜粉
- 丁香粉
- 薑粉
- 黃芥末粉
- 肉豆蔻
- 洋蔥粉
- 奧勒岡
- 乾辣椒粉
- 紅椒粉
- 鼠尾草
- 鹽
- 百里香
- 山葵粉

食物櫃備品
- 蘋果酒醋
- 葛粉※
- 義大利黑醋

- 牛骨清湯
- 鮭魚罐頭
- 鮪魚罐頭
- 酸豆
- 雞骨清湯
- 蒔蘿醃黃瓜
- 蔓越梅乾（以蘋果汁調味）
- 辣醬
- 紅酒醋
- 米醋
- 烤甜椒
- 芝麻油
- 番茄糊
- 番茄罐頭（壓碎及切丁）
- 蔬菜清湯
- 白醋

飲品
- 蘋果酒
- 蘇打水
- 椰子水
- 咖啡
- 果汁（柳橙、蘋果、石榴）
- 紅茶菌飲料
- 礦泉水
- 天然加味水
- 碳酸水
- 氣泡水
- 茶（所有種類）
- 蔬菜汁

可選擇
- 杏仁粉
- 蔬菜罐頭（地瓜、白胡桃南瓜、南瓜）
- 可可粉（百分之百可可豆製）
- 椰子醬油
- 椰子粉
- 魚露
- 黃芥末

※ 僅在 380 頁假日晚宴時用到。

健康飲食輕鬆做

培養好的飲食習慣，在放鬆的心情下用餐，不要因電視、電話或電子郵件而分神。細嚼慢嚥，不要狼吞虎嚥，盡情享用自製的美味健康料理吧！

餐點

一天吃三餐，從美好的早餐開始。每餐最基本的就是 1 至 2 個手掌大的蛋白質來源，其他空間可盡情用蔬菜來填滿，偶爾加入一份水果。每餐還要依以下建議份量加入油脂：

- 所有油類和烹調用油（橄欖油、動物油脂等）：1 至 2 根拇指大小份量

- 所有奶油類（印度酥油、椰子脂、堅果脂等）：1 至 2 根拇指大小份量

- 椰子（椰絲或椰片）：1 至 2 隻手捧成碗狀的份量

- 橄欖：1 至 2 隻手捧成碗狀的份量

- 堅果和種子：1 至 2 隻手捧成碗狀的份量

- 酪梨：1/2 至 1 顆

- 椰奶：介於 1/4 至 1/2 罐間（一罐 14 盎司）

每餐份量都要夠有飽足感，才能撐到下一餐──如果可以的話，中間不要吃點心。

就寢前幾小時停止進食。

運動前

在運動前 15 到 75 分鐘進食，讓身體為待會的活動做準備。如果你早上第一件事就是健身，那麼還是多少吃一些，並且選擇容易消化且美味的食物。這是飲食指南中變化最多的元素，所以你可嘗試不同食物、份量和進食時間。

納入少量蛋白質（半份或更少），並視情況添加一點油脂（半份或更少），但不要在運動前點心中加入水果或高碳水化合物蔬菜。

運動後

運動後馬上進食（15 至 30 分鐘後）。攝取一份好消化的蛋白質，加入份量適中的高碳水化合物蔬菜。不要把水果當成運動後的主要碳水化合物來源，也盡量不要添加油脂，頂多一點點就好。適合在運動後攝取的高碳水化合物蔬菜包括地瓜／山藥、芋頭／芋泥、白胡桃南瓜、橡實南瓜、南瓜或甜菜根。

請注意，你的運動後餐點是特別增加的一餐──不能取代早中晚餐。把這餐當成額外攝取卡路里和營養素的來源，目的是讓你在高強度運動後，更快更有效地復原。

攜帶方便之食物

蛋白質

- 熟食肉
- 鮪魚罐頭、鮭魚罐頭或雞肉罐頭
- 水煮蛋
- 煙燻鮭魚（野生捕捉）
- 蝦（可購買熟蝦，也可自行剝殼烹煮）
- 購買商店自有品牌的已熟「簡單」雞胸肉或鮭魚
- 肉乾（牛肉、鮭魚等）。

蔬菜

- 紅蘿蔔、芹菜、小黃瓜、荷蘭豆、豌豆、甜椒
- 豆薯（去皮並切成粗條狀）
- 羽衣甘藍脆片（請自製！）
- 烤海苔
- 新鮮莎莎醬
- 地瓜罐頭、南瓜罐頭或白胡桃南瓜罐頭
- 嬰兒食品！（地瓜、白胡桃南瓜或其他種蔬菜）

水果

- 只要是新鮮、當地、當季且不會太貴的都可以
- 不加糖蘋果醬
- 嬰兒食品（各種水果）

- 水果乾（非常適合健行時攜帶）

健康脂肪

- 橄欖罐頭
- 特級初榨橄欖油
- 酪梨或新鮮酪梨醬
- 椰奶
- 椰肉或椰絲
- 椰子脂
- 堅果、種子和堅果脂

廚房用具

- 削皮刀（別放進隨身行李！）
- 折疊砧板
- 開罐器、攜帶式叉匙組、（視情況）碗盤
- 一個玻璃製或瓷製容器，可在路途中微波

其他秘訣

關鍵是計劃和準備！

　　翻回 93 頁看更多實用的旅遊秘訣。

　　蛋白質是最難攜帶的食物。請事先計劃和採買，在出發前一晚煮好雞肉或鮭魚，做好一打水煮蛋，或先買好符合標準的肉乾。

　　煙燻鮭魚經常被忽略，但野生捕捉的鮭魚是很好的 omega-3 脂肪酸和蛋白質來源。切片後包住哈蜜瓜或奇異果，並用牙籤固定，就能帶出門了。

　　水果很容易在旅行時攝取過量，所以請用蔬菜替代部分水果。帶著折疊砧板、水果刀和塑膠餐具出門，可以讓你不用侷限於紅蘿蔔和芹菜。

　　新鮮莎莎醬和酪梨醬就像是你的救命恩人。用熟食火雞肉包覆甜椒切片和萵苣，並用牙籤固定，沾取莎莎醬和酪梨醬食用即可。

　　堅果也很容易在旅途中吃過量，因此請試著用橄欖代替。橄欖便於攜帶，不需冷藏，也很適合在飛機上吃（只要通過安檢前將罐內汁液倒掉即可）。

　　「緊急」綜合營養棒是旅途中很好的蛋白質、碳水化合物和脂肪來源，但別吃過量了！還是要以真正的食物為優先。

七日飲食指南

	星期一	星期二	星期三	星期四	星期五	星期六	星期日
1	菠菜烘蛋（206頁）搭配水果、酪梨	剩餘牛絞肉、金線瓜，打上一顆完美煎蛋（149頁）	剩餘雞肉和烤馬鈴薯，淋上青醬（315頁）	完美炒蛋（150頁）佐莓果，搭配完美蒸菠菜（171）及印度酥油	剩餘鮭魚、白胡桃南瓜湯（266頁）	廚房雜燴炒蛋（202頁，用剩餘豬肉和蔬菜製作），搭配蘋果醬	剩餘手撕豬肉、打上一顆完美煎蛋（149頁）、香煎芭蕉
2	蛋白質沙拉（161頁，用「傳統方式」製作），以嫩菠菜、田園沙拉醬（316頁）為基底，搭配水果	蛋白質沙拉鑲於挖空甜椒中，配切片紅蘿蔔、芹菜及蘋果沾田園沙拉醬（316頁）	墨西哥鮪魚卷（238頁）以蘿蔓生菜盛裝，剩餘高麗菜沙拉，搭配水果	剩餘牛腩和白胡桃南瓜，淋上青醬，搭配水果	希臘風沙拉（278頁）佐完美水煮蛋（149頁），搭配水果	簡易鮪魚煎餅（346頁）、剩餘白胡桃南瓜湯、四季豆炒洋蔥、蘑菇和甜椒（280頁）	剩餘鮭魚煎餅、涼拌泰式沙拉（274頁）佐陽光醬汁（320頁）
3	完美絞肉（152頁）佐義大利風味番茄醬汁、烤金線瓜（294頁）	完美香煎雞胸肉（157頁）、烤紅甜椒美乃滋（312頁）、完美烤馬鈴薯（166頁）、高麗菜沙拉（282頁）	慢燉牛腩（214頁）佐白胡桃南瓜（「如何變成一餐」的各種變化）、田園沙拉佐希臘風沙拉醬汁（278頁）	完美烤鮭魚（160頁）搭配青花菜、蘑菇和黃櫛瓜，佐紅椒醬汁	豬排佐香料蘋果醬（258頁）	烤地瓜（296頁）鑲墨西哥手撕豬肉（254頁），淋上酪梨美乃滋（310頁）	雞肉香腸、甜椒、洋蔥、羽衣甘藍烘蛋（206頁），淋上酪梨美乃滋，佐水果沙拉、花椰菜泥（270頁）

醜話説在前頭——我們不會給你整整30天的飲食指南。不是因為我們懶得這麼做，也並非因為我們無法把90道食譜胡亂安插到月曆中就説這是「飲食計劃」。我們不懶惰，也的確可以亂排，但我們就是刻意不幫你安排好。

這項飲食計劃的基礎是「嚴厲的愛」。本書和網站上提供的所有資源都是我們的「愛」，我們已經盡力給你所有讓你邁向成功的資訊、指引、支持和鼓勵；但「嚴厲」的鞭策仍是必須的：你必須展現誠意給我們看。

你們都是成年人了，完全可以決定自己從下星期三開始的一整週要吃什麼。不僅如此，你也應該能夠控制自己進食的確切內容和時間。你的30天全食計劃能否成功、以及你能否藉此計劃建立受用終生的全新健康飲食習慣，都取決於你能不能找到適用於你生活的方法。如果未來30天你只是盲目地照我們的指示做，你如何學習計劃飲食、準備食物、處理緊急情況、並練習新的烹飪技巧呢？（這是陷阱題——答案是你學不到東西。）

我們的心態類似「給你魚，不如教你如何釣魚。」但我們不會只給你一根釣竿就不理你。我們會給你一份飲食指南，讓你度過第一週——這樣你就有21次機會練習備料、烹飪，並思考如何將「烹調真正食物」的理念融入自己的生活中。我們納入非常多樣的蛋白質、蔬菜和添加脂肪選項，水果選擇也很彈性，還有許多簡單的烹飪技巧，讓你在廚房如魚得水。接下來，我們將告訴你第一週的每一天該如何進行。

你的30天全食計劃首周飲食計劃

我們設計這個飲食計劃的目的，是要讓你增加採買預算，縮減下廚時間，並讓你的味蕾認為全食計劃飲食是美味且令人滿足的。這一周每天都要備料，然而，當其他人每周日都要花一兩小時沈澱心情、迎接下星期時，你的周日會稍微忙碌一些。

許多午餐和早餐都加入先前的剩菜。如果你們共兩張嘴吃飯，只要照著食譜做菜即可，因為原本就設定為兩人份。如果共有三人以上，請依人數加倍或調整食材份量，晚餐和留到隔天的剩菜才夠吃。

我們在食譜單元會説明，你在出發採買前，一定要詳讀這整個首周計劃。你必須清楚明天有哪些菜色是重複的，哪幾天晚上的料理準備時間較長，以及哪幾天早上要自己做早餐，還是只要加熱剩菜即可。

最後，雖然我們並未加入點心，但第一週特別需要準備一些額外食物在手邊，以供你在兩餐間感到飢餓時充飢。（你的胃口需要一兩周的時間來調整，這很正常——如果這段過渡期間，你需要吃個點心，也沒什麼大不了的。）做好水煮蛋，準備一些符合標準、方便攜帶的食物，並在車上、健身袋、包包和辦公桌放些「緊急狀況食物」，以備不時之需。

如同我們一再強調的，這套飲食法的關鍵就是計劃和準備。

星期日

進入準備模式！首先，將蛋拿出冰箱，放進裝熱水的玻璃杯中，準備待會用來做美乃滋。接著，開始做番茄醬汁及烤金線瓜——這兩件事合計要花一小時左右的勞動時間。期間，花 5 分鐘做一些基本美乃滋（179 頁），再用它來做一些田園沙拉醬，加進蛋白質沙拉中。最後，在金線瓜快烤好的前 5 分鐘，開始做烘蛋。金線瓜出爐後，烤箱調成上火，將烘蛋放入烘烤。最後，把一份蛋白質沙拉和一些嫩菠菜打包好，並用小容器裝田園沙拉醬，當成明天的午餐。

好了，其實沒那麼難，對吧？明天你就會感謝自己今天的努力！

星期一

將烘蛋加熱當成早餐，然後帶著午餐出門。回家準備吃晚餐時，你只要把牛絞肉煎至焦黃，然後將番茄醬汁和金線瓜重新加熱即可——週一晚上花不到 15 分鐘就能享用晚餐，真的值得你在懶散的週日辛苦一點備料。吃完晚餐後，請養成習慣，留半小時準備隔天的食材。讓這件事成為你的晚間例行公事，在你坐下來看電影、看書、玩遊戲前，就先完成。週一晚上，你的工作就是把剩下的蛋白質沙拉、一個挖空甜椒、一些紅蘿蔔、芹菜及蘋果切片和剩下的田園沙拉醬裝好，當成隔天的午餐。你還可以做些烤紅甜椒醬汁（316 頁），明天晚上再將其做成美乃滋。

更棒的是先做好隔天晚上的高麗菜沙拉——因為冷藏隔夜後，它的風味會更加和諧，也更加美味。

星期二

早餐又是剩菜，午餐也已經裝好。到了晚餐時間，開始煎雞肉、烤馬鈴薯。處理馬鈴薯時有些小訣竅：首先，多準備一些！剩下的可以之後再吃。因為雞肉和馬鈴薯都要用到烤箱，所以請在還沒開始烤雞肉前，先以攝氏 220 度烤馬鈴薯 20 分鐘，再將溫度降到攝氏 180 度，然後放入雞肉一起烘烤。

周二晚間，你的餐後準備工作包括做一些青醬（第 315 頁）、準備墨西哥鮪魚卷（第 238 頁）、並將隔天早上要用的白胡桃南瓜去皮切塊。你看，根本不用開火！只要把午餐包好（鮪魚卷、幾片蘿蔓生菜、水果、和剩餘的高麗菜沙拉），並讓南瓜在冰箱放一夜即可。

星期三

提早 15 分鐘起床，將牛腩煎至焦黃後，設定好晚餐要用的慢燉鍋。（你一定辦得到，因為早餐就是剩菜，而午餐已經打包好了。）到了周三晚餐時間，做一份田園沙拉（加入你喜歡的食材——萵苣、小黃瓜、甜椒、洋蔥、番茄、蘑菇、紅蘿蔔絲、橄欖等），並準備希臘風沙拉醬汁（第 278 頁）——你還可以做雙倍的醬汁，因為周五還會再用到。15 分鐘內，你就能坐下來享用細火慢燉的熱騰騰晚餐及爽脆的沙拉。

周三晚上你可以休息一下！不用準備隔天的餐點，只要把剩菜、青醬和水果裝好，當成周四午餐即可。

星期四

周四早上你得動手做早餐，但別擔心，

只需要 10 分鐘。一如往常，午餐已經準備好，讓你期待中午的美食時光。（同事注意到你的美味午餐了嗎？）到了晚餐時間，開始烤鮭魚及準備蔬菜，淋上剩下的烤紅甜椒醬汁。

餐後，開始做白胡桃南瓜湯（第 266 頁）和希臘風沙拉（第 278 頁），做 6 顆水煮蛋，並將隔天午餐裝好。（別忘了帶昨天剩下的希臘風沙拉醬！）

星期五

早餐是剩菜和昨晚做的湯，午餐打包好了，終於到了星期五！下班回家後，開始做豬排佐香料蘋果醬。（請把蘋果醬的份量加倍——從洋蔥到肉豆蔻皆然——因為你明天早餐可能會用到。）

現在，吃完飯好好休息吧。周末萬歲！

星期六

早餐是用昨天剩的豬排和一些新鮮剩菜所做的雜燴炒蛋，再淋上多的蘋果醬。你可以現在開始用慢燉鍋煮墨西哥手撕豬肉（第 254 頁），或等到下午再用烤箱烤——讓你自己決定。

午餐的菜色是簡易鮭魚煎餅（第 346 頁）和四季豆炒洋蔥、蘑菇和甜椒（280 頁），再將剩餘的白胡桃南瓜湯加熱即可。白天找時間做一些基本美乃滋，再用它來做晚餐的酪梨美乃滋（第 310 頁）。

晚餐前一小時開始烤地瓜，等手撕豬肉做好時，地瓜也可以出爐了。餐後，你可以做一些陽光醬汁（第 320 頁），或乾脆休息一晚。

星期日

你的周日早餐簡單又好玩——芭蕉為手撕豬肉和煎蛋增添了香甜風味和歡樂氣氛。（請選擇熟度高、柔軟、且非綠色的芭蕉，切成 0.6 公分厚的圓片，在平底鍋中將印度酥油熔化，以中火將芭蕉片煎至一面焦黃後再翻面煎。）

午餐是剩下的鮭魚煎餅，但請先準備涼拌泰式沙拉（第 274 頁）和陽光醬汁（如果你前一晚沒做的話）。（請注意：如果你買不到葵花子醬，就改做第 330 頁的亞洲風油醋醬或第 310 頁的香菜萊姆美乃滋。）

而晚餐則是「早晚餐」（早餐當晚餐吃），在菠菜烘蛋（第 206 頁）中自行加入變化。如果你買不到符合原則的雞肉香腸，請用半份煮熟的完美絞肉（第 152 頁）來替代，或準備雙份的完美香腸肉餅（第 162 頁），兩塊肉餅加進烘蛋中，剩下的可留作周一的早午晚餐。你也可以做一份花椰菜泥（第 270 頁）——建議做雙倍的量。（我們猜你周一早餐可能會吃美味的烘蛋配花椰菜泥。）

恭喜你！你通過了第一周的考驗，不僅吃得多樣又營養，而且你的自製餐點簡單又美味，不會覺得老是被砧板或洗碗機綁住。我們相信你已能靠自己的力量完成計劃，所以來看食譜吧！

請到 www.whole30.com/pdf-downloads 下載完整的 7 日飲食計劃完整採買清單。

雞蛋

雞蛋是 30 天全食計劃飲食計劃中非常多變且經濟實惠的蛋白質來源，你的荷包很愛它，味蕾卻不一定喜歡它。用雞蛋做早餐的靈感很容易枯竭，所以我們也許該重新定義「早餐」了。

提到早餐，你會想到什麼？最常見的包括穀片、馬芬、貝果和雞蛋。這是 30 天全食計劃的一大關卡，因為這四種傳統早餐中，有三種食物不符合標準。（若你對雞蛋過敏或敏感，就是四種都不合格。）所以讓我們用其他名詞來取代「早餐」一詞，把它改成最單純的「第一餐」。這讓你的觀感截然不同，對吧？它不再是傳統上早上吃的餐點——而是一日三餐原則中的一餐。你是否覺得如釋重負呢？

本書中的基礎烹調法和接下來的食譜中，提供了非常多樣的蛋類料理。這些食譜展現了五種不同的雞蛋烹調技巧（水煮蛋、炒蛋、煎蛋、水波蛋和烘蛋），讓你不會對雞蛋感到疲乏。

但是現在，我們先談談你在進行這套飲食法過程中一定會有的問題：「你們有沒有無蛋的早餐？」答案是有，而且有數以千計種。你在這套飲食計劃中吃的任何餐點都能當成一天的第一餐，也能當成第三餐，書中所有食譜都是如此。但有些人無法想像早上

一起床就吃香料牛排或牛小排；他們實在缺乏想像力，我們為此感到惋惜。

來談談不吃蛋的話可以吃什麼當早餐吧。首先，可考慮家禽肉。雞肉和火雞肉無論要備料、烹調或重新加熱都很簡單，因此當你早上六點、還沒完全被咖啡因喚醒時，很適合做這種早餐。我們所有的家禽肉食譜（第 224 頁起）都很適合取代雞蛋，當成早餐——事實上，梅麗莎雞肉總匯就是基於此動機而發想出來的。

鮭魚也是很好的選擇——大家以前應該都吃過煙燻鮭魚當早餐，即使當時它可能只是掛在貝果縫隙中，被厚厚一層奶油起司包覆。你可以做成烤鮭魚、水煮鮭魚，也可以買煙燻鮭魚加進我們熱愛的希臘風沙拉（第 278 頁）中。

等等，沙拉？

沒錯！千萬別小看早餐吃沙拉。沙拉既清爽又美味，而且翠綠的蔬菜會讓你覺得一早就營養充足。喚醒你心中的北歐精神，在早上享用美味的冷肉（例如義大利香腸、烤

牛肉片或帕瑪火腿）、醃菜和新鮮沙拉，或在你喜愛的沙拉組合中加入烤雞、鮭魚或牛絞肉。前一晚準備好食材，並煮好蛋白質來源，隔天早上就能在 5 分鐘內吃到令人心滿意足的「第一餐」。（別告訴我們你早上擠不出 5 分鐘準備早餐──烤一片冷凍鬆餅還比較花時間呢。）

以下是本書中的其他無蛋早餐建議：

- 昨晚的剩菜──同一餐再吃一次！
- 完美漢堡排（第 153 頁），鋪上焦糖化洋蔥，搭配清蒸菠菜。
- 完美烤鮭魚（第 160 頁），淋上加味奶油（第 181 頁），搭配你喜愛的蔬菜和水果沙拉。
- 蛋白質沙拉（第 161 頁），底下鋪生菜。
- 香腸肉餅和地瓜塊（第 208 頁，省略煎蛋）。
- 剩餘的烤牛腩（第 214 頁），搭配白胡桃南瓜湯（第 266 頁）。
- 甜椒鑲肉（第 222 頁）。
- 雞肉丸子（第 226 頁）和西班牙冷湯（第 276 頁）。
- 梅麗莎雞肉總匯（第 228 頁）。
- 田園烤雞肉沙拉（第 232 頁）。
- 香煎扁鱈佐柑橘薑汁淋醬（第 240 頁）和花椰菜泥（第 270 頁）。
- 水煮鮭魚佐小黃瓜蒔蘿沾醬（第 218

頁），底下鋪新鮮嫩菠菜。

- 烤地瓜鑲剩餘手撕豬肉（第 254 頁）。
- 剩餘的烤豬肋排佐酸甜烤肉醬（第 256 頁）搭配清炒甜椒和洋蔥。
- 豬排佐香料蘋果醬（第 258 頁）搭配地瓜湯（第 300 頁）。
- 英式香腸佐地瓜泥（第 249 頁，你根本不會發現香腸肉中含有蛋，但如果你對蛋過敏就別加蛋）。

你當然可以在以上料理中加顆雞蛋。事實上，我們堅信你能在所有料理上都加個煎蛋。相信我們，這是有科學證據的。

最後一件事，因為我們知道你一定會問──對，我們鼓勵你吃整顆蛋。原因是蛋黃中含有整顆蛋一半的蛋白質及大量維生素、礦物質和植物營養素。我們並不擔心你的膽固醇指數。因為我們的目的就是將全身性發炎的症狀降到最低，而全身性發炎比飲食更容易造成膽固醇過高──即便你經常吃雞蛋和紅肉也是如此。許多醫師都很贊同這套飲食法，因為它能用自然的方式降低「壞的」膽固醇和三酸甘油酯，並增加「好的」膽固醇。

此外，除了蛋白質和微量營養素，雞蛋中的所有脂肪也都在蛋黃中。還想多聽一些科學證據嗎？脂肪是讓食物美味的關鍵。

真的，全都是正面消息。蛋白實在太過時了。

廚房雜燴炒蛋

2 人份

準備時間：10 分鐘

烹調時間：10 分鐘

整體時間：20 分鐘

---

2 大匙烹調用油

1/2 顆洋蔥切碎

1/2 顆甜椒（顏色不限）切成條狀

1 杯洋菇、棕色蘑菇或波特菇切片

1 杯切碎蔬菜（羽衣甘藍、菠菜、瑞士甜菜或芥菜）

6 顆大雞蛋打散

1 顆酪梨，沿中線直切，去核去皮，切丁

1/4 小匙鹽

1/4 小匙黑胡椒

「廚房雜燴」的重點就是自由搭配熟肉、海鮮、蔬菜和水果。（對，水果！蛋和水果其實是絕配。）把快要過期的食材、或昨晚的剩菜用掉，當然也可以特地去買食材，創造全新料理。

可以試試以下組合：炒桃子、菠菜和羅勒；煙燻鮭魚、韭菜、芝麻菜、茴香和蒔蘿；白胡桃南瓜、蘋果和山核桃；雞肉香腸、烤紅甜椒和卡拉瑪塔橄欖；或烤地瓜、藍莓和羽衣甘藍。

取一大平底鍋，以中小火加熱。加入烹調用油，左右搖轉，讓油均勻分布於鍋底。待油熱後，加入洋蔥、甜椒和蘑菇拌炒 4 至 5 分鐘，直到洋蔥變成透明。

加入蔬菜並炒軟（各種蔬菜所需時間不同）。加入蛋液拌炒，注意鍋底和鍋緣不要沾黏食材，約炒 5 至 7 分鐘，直到蛋變得蓬鬆，看起來濕潤但不會流動。

炒蛋起鍋，放上酪梨丁，以鹽和胡椒調味後上桌。

✪ 炒蛋

比做蛋捲和烘蛋來得輕鬆，因為不用怕蛋會散開。記得把蛋白和蛋黃完全打散混合，勤於翻炒，不要為了省時間而用大火炒蛋，否則炒蛋的口感會變得像橡膠。

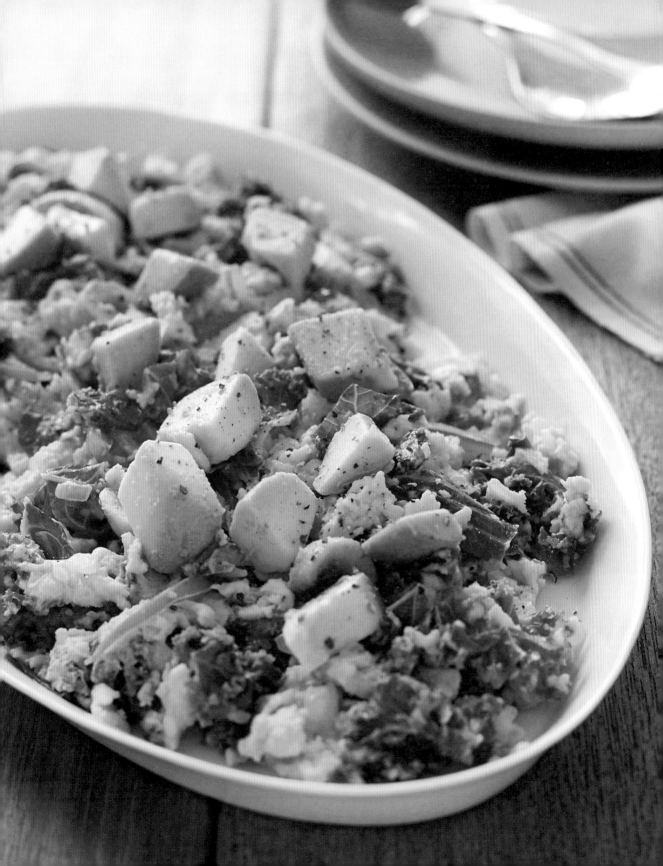

西南炒蛋

2 人份

準備時間：15 分鐘

烹調時間：5 至 7 分鐘

整體時間：20 至 22 分鐘

---

1 顆酪梨，沿中線直切，去核去皮，切丁

2 大匙烹調用油

6 顆大雞蛋打散

1 小匙鹽

1/2 小匙黑胡椒

1 杯莎莎醬

時間緊迫嗎？你可以提前兩天先做好莎莎醬，或直接從雜貨店或健康食品店購買現成的。但請仔細閱讀標籤——因為很多莎莎醬有額外添加糖份。（實在不懂為何）。用酪梨醬（第 308 頁）代替酪梨來搭配炒蛋也很美味。

切半的酪梨平面朝下，放在砧板上，切成薄片。

取一大平底鍋，加入烹調用油，以中火加熱。取一碗，將蛋液、鹽和胡椒打散拌勻。待油熱後，蛋液入鍋翻炒，注意鍋底和鍋緣不要沾黏食材，約炒 5 至 7 分鐘，直到蛋變得蓬鬆，看起來濕潤但不會流動。

炒蛋分兩盤盛裝，放上酪梨丁，並將莎莎醬平均舀至炒蛋上。

⭐ 酪梨備料秘訣

若想輕鬆將酪梨去核，請先用刀沿果核中線小心剖半，然後快速（但謹慎）地用刀輕輕砍入果核，等刀鋒嵌入果核後，輕輕扭轉，直到果核與果肉分離後，即可取出，再用大湯匙將果皮分離。

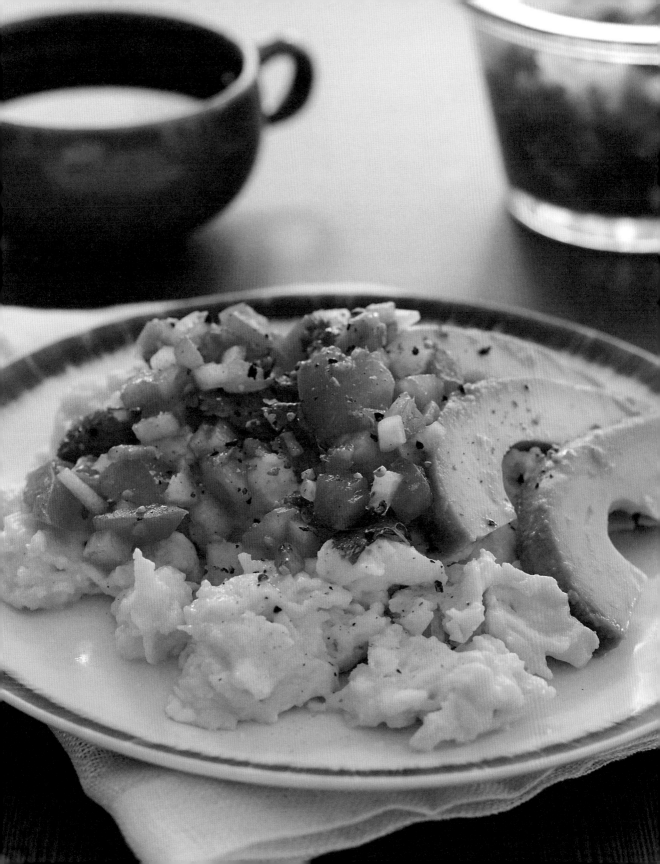

菠菜烘蛋

2 人份

準備時間：10 分鐘

烹調時間：10 至 15 分鐘

整體時間：20 至 25 分鐘

---

6 顆大雞蛋打散

1/4 小匙鹽

1/4 小匙黑胡椒

2 大匙烹調用油

1/2 顆洋蔥切丁

1 杯番茄連籽切丁（再加幾片用來裝飾烘蛋的番茄片）

1 袋（約 9 盎司）嫩菠菜切大片

1/4 顆檸檬的皮屑和汁

自由混搭蔬菜和肉類，做成風味多元的烘蛋。例如墨西哥風（香料熟牛絞肉、墨西哥辣椒切成圈狀、番茄丁和香菜）、義大利風（熟香腸、紅甜椒、洋蔥和羅勒）、希臘風（熟雞肉、日曬番茄乾、黑橄欖和朝鮮薊心），或用冰箱中的剩肉剩菜來做成雜燴烘蛋。

烤箱設定為上火（或預熱至攝氏 260 度）。

取一碗，將蛋液、鹽和胡椒打散拌勻。

取一可進烤箱的大平底鍋，以中火加熱。加入烹調用油，左右搖轉，讓油均勻分布於鍋底。待油熱後，加入洋蔥和番茄翻炒約 2 至 3 分鐘，直到軟化。菠菜入鍋，放置 30 秒使其軟化。用橡膠鍋鏟將蛋液鋪在蔬菜上，不要翻炒，讓鍋底及鍋緣的蛋液成型，直到 3 至 4 分鐘後，烘蛋呈現凝固且濕潤的質地。上頭放幾片番茄，淋上檸檬汁，並撒上檸檬皮屑。

將烘蛋連同平底鍋放入烤箱，轉成上火，置於距熱源 10 到 15 公分處（或放入預熱過的烤箱中）烤 3 至 5 分鐘，直到表面呈現金黃色。最後切成片狀，趁熱上桌。

⭐ 不同變化

如果你沒有可放入烤箱的平底鍋，也可以先用普通平底鍋在爐火上做烘蛋，再將烘蛋放進耐熱玻璃烤盤中，進烤箱以上火烘烤。先將烤箱預熱至攝氏 180 度，在烤盤底部和邊緣抹上椰子油或印度酥油。依照食譜在爐上的大炒鍋中炒蔬菜，將炒熟的蔬菜加入盛裝蛋液的碗中，混合後倒入烤盤。烤 25 至 30 分鐘，直到烘蛋中央已凝固，頂端微焦，上桌前淋上檸檬汁並撒上檸檬皮屑。這道烘蛋隔天重新加熱仍會很好吃，你也可以吃冷的！切片後就是美味且攜帶方便的早餐或午餐。

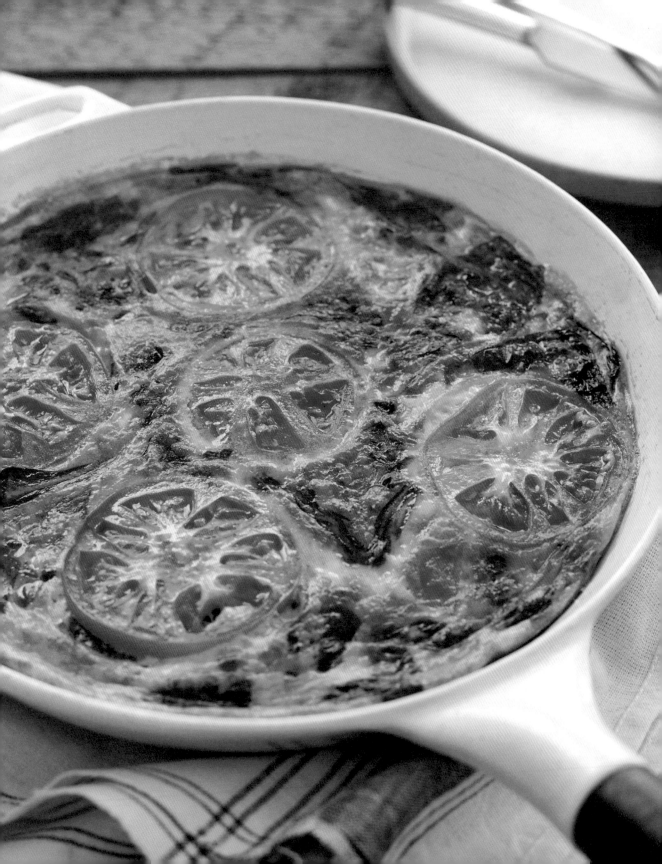

美式早餐：
蛋、香腸肉餅和地瓜塊

雞蛋

2 人份

準備時間：5 至 10 分鐘

烹調時間：15 至 20 分鐘

整體時間：20 至 30 分鐘

---

3 大匙烹調用油

1/4 杯白洋蔥細丁

225 公克絞肉（豬、雞、火雞皆可）

1/4 小匙乾燥鼠尾草

1/4 小匙鹽

1/8 小匙黑胡椒

1/8 小匙香蒜粉

1 顆地瓜去皮切大丁

1/2 顆甜椒（顏色不限），去籽去內膜
　　後切丁

4 顆大雞蛋打到碗中

這道豐盛早餐可淋上荷蘭醬（第 314
頁）、田園沙拉醬（第 316 頁）、阿根
廷莎莎醬（第 306 頁）或水牛辣醬（第
302 頁）。

烤箱預熱至攝氏 180 度，烤盤鋪上烘焙紙。

先製作香腸肉餅。取一大平底鍋，以中大火加熱 1 大匙烹調用油。待油熱後，加入洋蔥翻炒約 2 分鐘，直到軟化。

取一混合碗，將洋蔥倒入，再放入絞肉、鼠尾草、鹽、胡椒和香蒜粉，均勻混合後，分成 4 塊大小相等的肉餅，靜置於一旁。

再來製作地瓜塊。將同一個平底鍋放回爐上，以中火加熱，熔化 1 大匙烹調用油，左右搖轉，讓油均勻分布於鍋底。待油熱後，將地瓜丁入鍋，稍微拌炒 4 分鐘，讓每一面都均勻受熱。加入甜椒丁繼續炒 2 至 3 分鐘，直到軟化。再將地瓜塊等混合物均勻放置於烤盤上，進烤箱烤 5 分鐘。

同時，開始煎香腸肉餅。將同一個平底鍋放回爐上，以中火加熱。肉餅入鍋，煎 2 分鐘，直至兩面皆呈焦黃色澤。

將肉餅放入烤盤上的地瓜塊中，再進烤箱烤 5 至 7 分鐘，直到肉餅中間看不到粉紅色，而地瓜塊可用叉子輕鬆插入。

這時開始煎蛋。在同一個平底鍋中，加入剩下的 1 大匙烹調用油，並以中火熔化。將 4 顆蛋輕輕滑入鍋中，蛋黃朝上慢慢煎 5 至 8 分鐘，直到蛋黃熟透、但色澤仍鮮明。

取 2 個盤子，將香腸肉餅和地瓜塊擺盤。再用鍋鏟小心地鏟起煎蛋，放在地瓜塊上或置於一旁。

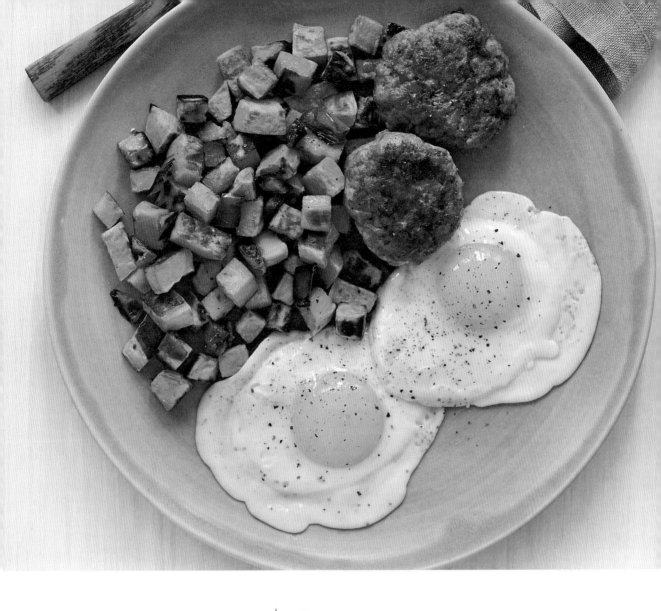

⭐ 打蛋

覺得打蛋時很難不弄破蛋黃嗎？秘訣就是在銳利的表面
上，簡潔俐落地輕敲（不能重敲）蛋殼。一般煎鍋或混合
碗的邊緣可能太鈍了，你可以試試用奶油刀，或找個邊緣
比較銳利的鍋子或碗。如果蛋黃還是破了，也沒有關係！
一樣將蛋白蛋黃一起入鍋，不要翻攪，讓蛋黃在原位煎
熟。

炙燒鮭魚班尼迪克蛋

2 人份

準備時間：15 分鐘
烹調時間：10 分鐘
整體時間：25 分鐘

---

2 片鮭魚排（每片 140 克），去皮

1 小匙鹽

1/2 小匙黑胡椒

3 大匙烹調用油

2 顆大雞蛋，煮成水波蛋（請見第 150 頁）

1/2 杯荷蘭醬（第 314 頁）

1 小撮卡宴辣椒粉

油一定要非常熱，才能將鮭魚排充分炙燒。測試油溫時，可撒幾粒海鹽或一小塊食材（例如一小顆大蒜或洋蔥丁）入鍋，如果發出嘶嘶聲，代表鍋已經夠熱了！你也可以將筷子或木匙尾端插入油中，如果有泡泡形成、並包圍木頭，就代表已達正確溫度。

烤箱預熱至攝氏 180 度。

鮭魚兩面抹上鹽和胡椒調味。取一個可進烤箱的大平底鍋，以中大火加熱烹調用油，左右搖轉，讓油均勻分布於鍋底。待油夠熱後，將鮭魚入鍋，魚皮面朝下。炙燒鮭魚 3 至 4 分鐘，直到魚排邊緣開始與鍋底分離，再用金屬鍋鏟輕輕將魚排鏟起翻面。（夠熟的魚肉會很容易鏟起，所以請不要太急躁！如果魚肉還沒完全炙燒好，請多煎 1 分鐘再翻面。）

將平底鍋放入烤箱，烤 5 至 7 分鐘，直到鮭魚側面開始出現蛋白質生成的白色凝結物。請勤加觀察狀況，因為較薄的鮭魚排可能較快烤熟。最後將烤熟的鮭魚盛盤。

將水波蛋放在鮭魚上，均勻淋上荷蘭醬，撒上一兩撮卡宴辣椒粉和黑胡椒即可上桌。

⭐ 鮭魚去皮

去除鮭魚皮時，先將魚排的魚皮面朝下，放置於平面。用手輕壓固定魚排，取一把銳利的刀，從靠近你身體的一側，將刀鋒滑入魚皮和魚肉交界處。抓住你剛剛切的開口，將刀鋒向外推，直到皮肉完全分離，再把魚皮丟掉。大多數魚市場和健康食品店都會幫你去除魚皮，所以在魚肉還沒包裝前，大方地請魚販幫忙去皮吧。

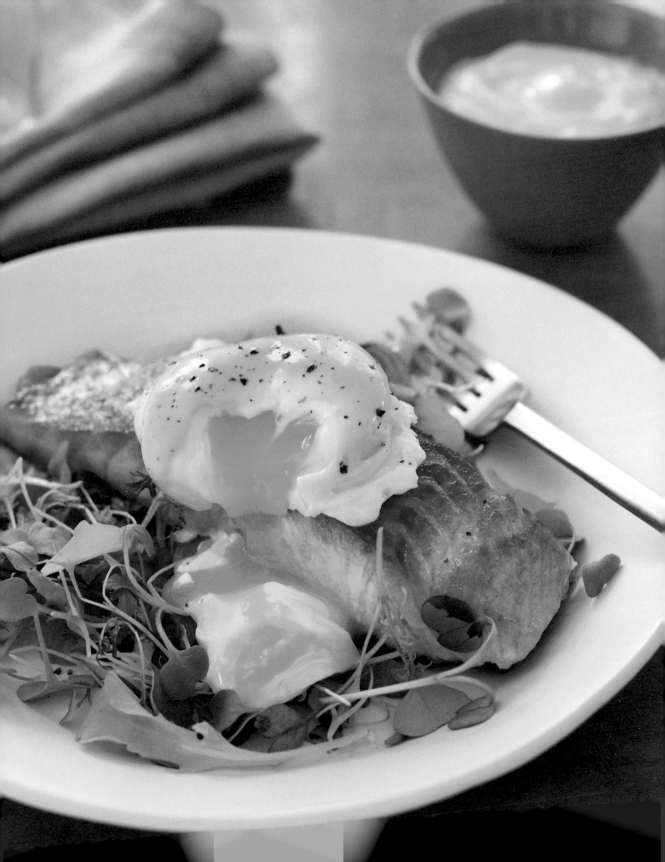

紅肉

我們就直說吧，我們有些牛肉料理需要提前八小時滷肉。為何要先警告你們呢？其中的原因適用於本書所有需要醃泡汁、滷水或醃料的食譜。

第一點，你可能想省略醃滷步驟，但千萬不要。如果你跳過它，就無法 (1) 為肉注入多層次風味 (2) 將較硬的肉變得柔軟且入口即化 (3) 覺得自己像大人一樣做大人的事，例如準時還書和醃牛排。

第二點，如果你在晚餐前一小時才翻閱食譜，卻碰上以下情況，可能會很恐慌。「這道看起來好好吃……這些食材我都有……拜託！必須先滷過？！我現在已經餓了耶。」

別生氣。有些料理得額外醃製或滷過，但如果你的肉需要幾小時的時間入味，你就不能直到最後一刻才開始準備。而且要在繁忙的生活中排入這項工作其實並不困難。我們建議你可以這樣做：

在星期天的備料時間，你決定星期一晚餐要做第 220 頁的牛排沙拉。但等等——這道料理的牛排要先滷過，所以你已經先想到了！周日晚餐後，你花了 15 分鐘做香菜萊姆美乃滋，也做好醃泡汁，接著冷藏備用。

到了周一早上，你花了 2 分鐘將牛排和醃泡汁放進容量 4 公升的密封袋，將空氣擠出，再放回冰箱。接下來的 8 小時，你在公司努力工作，你的牛排則努力變得更柔軟更美味。（如果你出門超過 8 小時也不用擔心——差一兩個小時對紅肉不會有影響。）

周一晚間，你回到家時，只要切一些蔬菜，烹煮牛排，然後淋上沙拉醬—— 20 分鐘內就能吃晚餐了。是不是很簡單呢？

如果你計劃得更周詳，甚至可以在製作醃泡汁時，用另外一個容器保留一點點醃泡汁，等肉類烹煮完畢要上桌前，再淋一點新鮮醃泡汁上去，讓料理更佳美味。（請不要重複使用與生肉接觸過的醃泡汁，很可怕。）

我們在每道料理中仔細標注了較長的烹飪時間（例如第 214 頁的滷牛腩）或滷製時間，所以如果你在備料時有留意，就再也不會對食譜發怒——或吞下又硬又乾又無味的肉了。

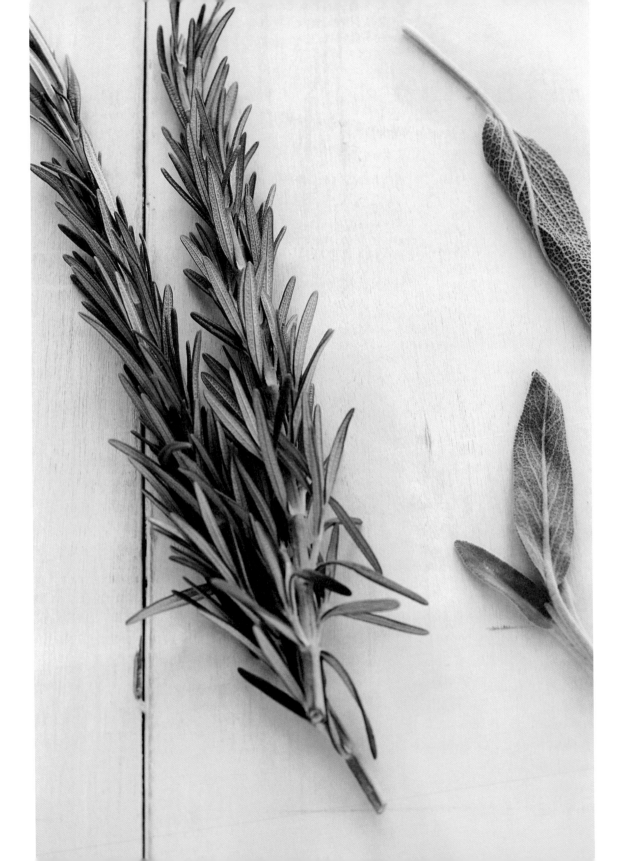

滷牛腩

2 人份

準備時間：15 分鐘

烹調時間：4 小時

整體時間：4 小時 15 分鐘

---

1 小匙鹽

1 小匙黑胡椒

675 公克牛腩，切除多餘肥肉

3 大匙烹調用油

1/2 顆中型洋蔥，去皮切成四塊

4 瓣大蒜去皮

2 株新鮮百里香

5 杯牛骨清湯（第 178 頁）或水

你可以省略第一個步驟，但我們不建議這麼做：將牛腩煎至焦黃，能讓表皮香脆，內裡風味濃厚。相信我們，這樣做絕對值得（而且如果你用同一個煎鍋煎牛腩和烤牛腩，就不用多洗一個容器）。

⭐ 慢燉鍋

這道菜很適合在早上先準備——這樣你下班回家時，晚餐已經煮好了。將所有食材放進慢燉鍋，倒入牛骨清湯或水，高度剛好蓋過牛腩頂端（應該不會超過 5 杯）。蓋上鍋蓋，以小火燉 8 至 9 小時。如果時間足夠，請按照食譜步驟，先把牛腩煎過，風味更佳。

烤箱預熱至攝氏 180 度。

取一小碗，混合鹽和黑胡椒，均勻抹在牛腩的兩面。

取一荷蘭鍋或防火深烤盤，以中大火熔化烹調用油，讓油均勻分布在鍋底。待油夠熱時，讓牛腩入鍋煎 2 分鐘，直至雙面呈金黃色澤，再將牛腩起鍋。

降至中火，在同一個鍋中放入洋蔥，以木匙拌炒 2 至 3 分鐘，並防止鍋底燒焦，直至洋蔥軟化。大蒜入鍋，爆香約 1 分鐘。再加入百里香、清湯或水、及牛腩，轉到中大火煮滾。

蓋上鍋蓋，將鍋子放入烤箱，每小時將牛腩翻面一次，共烤 3.5 至 4 小時，直至牛腩柔軟到可輕易用叉子插入。

將牛腩放到碗中，切成條狀或薄片，將多餘脂肪切掉，並將百里香的莖丟棄。

將湯汁、洋蔥及大蒜從鍋中舀到食物處理機或果汁機中，攪打成醬汁。再將煎鍋放置於瓦斯爐上，倒入醬汁，以中大火燉煮約 5 分鐘，直到醬汁達到會附著在木匙背面的濃稠度。

趁牛腩和醬汁溫熱時上桌。

如何變成一餐：要做成簡單的一餐，可以在鍋中加入 2 大塊去皮地瓜、切成丁的 1 大塊白胡桃南瓜，視情況再加入 4 至 6 塊切大塊的紅蘿蔔，和牛腩一起燉煮。

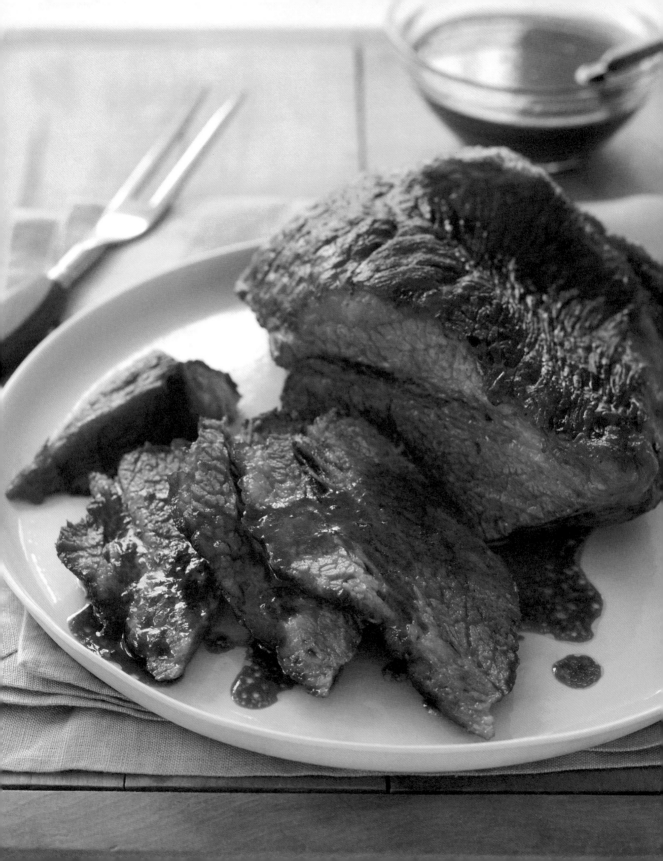

烤牛排佐大蒜紅蔥頭泥與酪梨

2 人份

準備時間：15 分鐘

烹調時間：25 分鐘

整體時間：40 分鐘

---

2 塊（每塊 140 克）適合燒烤的牛排
（沙朗、紐約客、肋眼、菲力）

1 小匙鹽

1 小匙黑胡椒

2 瓣去皮大蒜

1 顆去皮紅蔥頭

2 大匙特級初榨橄欖油

1 顆酪梨，去核去皮，沿中線對半直切

烤過的紅蔥頭和大蒜風味濃郁，但你其實能以炒代烤，這樣可以省下 20 分鐘的時間：首先，將紅蔥頭和大蒜切碎。取一大平底鍋，以中大火加熱。再加入 1 大匙烹調用油，搖轉鍋子使油均勻分布。紅蔥頭入鍋炒至透明（約 2 至 3 分鐘），接著將大蒜入鍋爆香（約 1 分鐘），最後用食物調理機打成泥。

提早 30 分鐘將牛排拿出冰箱解凍。將烤爐預熱至高溫，烤箱預熱到攝氏 180 度，烤盤鋪上鋁箔紙。

取一小碗，混合鹽和胡椒後，取三分之二的份量抹在牛排上調味。

將大蒜和紅蔥頭放進 1 大匙橄欖油中，在烤盤排列好，再用剩餘的鹽和胡椒均勻調味。放入烤箱烤 25 分鐘，直到蒜瓣完全軟化。接著將烤過的大蒜和紅蔥頭放入食物處理機，加入剩餘的 1 大匙橄欖油，打成泥後，放上盤子，蓋上鋁箔紙保溫，靜置一旁。

牛排放在預熱過的烤爐上，炙燒 2 至 3 分鐘。經過充分燒烤，牛排應可輕易從烤架上拿起。再將牛排翻面繼續烤──但這面不用烤那麼久，約 1 至 2 分鐘即可，或依照想要的熟度而定（請參考第 154 頁的表格）。烤完後，讓牛排靜置 5 至 10 分鐘。

同時，將切成兩半的酪梨，切面朝下置於烤架上，烤 3 至 4 分鐘，直到微微焦黃。

將酪梨和牛排擺盤，牛排淋上溫熱的大蒜紅蔥頭泥。

如何變成一餐：這道美味的烤牛排可搭配烤甜菜根、柳橙及酪梨沙拉（第 290 頁）或四季豆炒洋蔥、蘑菇和甜椒（第 280 頁）。

⭐ 烤牛排

牛排恢復常溫後再烤，能防止外層已烤過頭、內層卻尚未達到理想溫度。此外，不要等牛排一烤好就立刻開動──先讓它靜置一會！如果牛排一離開烤架（或煎鍋）就被切開，所有肉汁（和風味）會散失，讓肉質變得更乾更無味。出爐後靜置，可讓牛排稍微冷卻，使肌肉纖維放鬆，留住美味的肉汁。

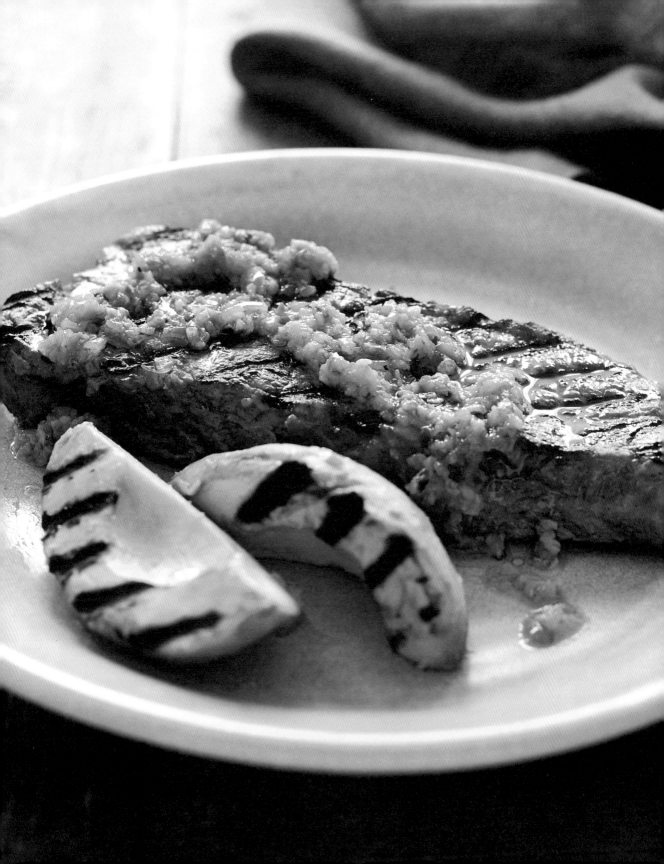

阿根廷莎莎醬烤牛肉串

2 人份

準備時間：20 分鐘

醃製時間：1 至 8 小時

烹調時間：15 分鐘

整體時間：35 分鐘，不含醃製時間

---

450 公克瘦肉多的牛排（沙朗、紐約客、側腹牛排），切成 2.5 公分小丁

1 又 1/2 杯阿根廷莎莎醬（第 306 頁）

1 顆甜椒（紅黃橘色皆可），去籽去內膜後，切成 4 公分小方塊

1 顆洋蔥，切成 6 大塊

1 根櫛瓜，切成 4 公分厚的圓片

如果家中沒有烤爐，還有兩種方式可烤牛肉串。第一種，買一個可在瓦斯爐上加熱的燒烤盤，並按照同樣步驟——就像在戶外烤肉，除了蚊子的部分。或者，你也可以使用烤箱，先開上火、再烘烤肉串：烤箱開上火預熱，將肉串放在鋪了鋁箔紙的烤盤上。以上火烤 3 分鐘，接著將肉串翻面再烤 3 分鐘。然後將烤箱溫度降到攝氏 180 度，將剩餘阿根廷莎莎醬刷上肉串。再烤 12 至 15 分鐘，直到達到理想熟度。

若使用的是竹籤，請先將竹籤泡水 30 分鐘到 1 小時，以免烤肉串時燒起來。

將牛排放到密封袋或有蓋的非反應性材質碗中，讓阿根廷莎莎醬（約 1 杯）完全覆蓋牛排。將密封袋或碗封好，讓牛排在冰箱中醃 1 至 8 小時；醃愈久，風味愈佳，尤其是較厚的肉（醃隔夜也沒關係）。

料理前 30 分鐘將牛排取出，烤爐預熱至高溫。

拿出牛排後，將醃醬丟棄。把牛排丁、甜椒、洋蔥和櫛瓜串在金屬叉或浸過水的竹籤上，肉和蔬菜交錯。應該能串成 6 串左右。

以大火直烤，兩側各烤 2 分鐘。降至中火（或將烤肉串移到火源旁邊），烤 12 至 15 分鐘，直到達到理想熟度，和剩下的阿根廷莎莎醬一起上桌。（最簡單的檢查方式，就是將一串烤肉串拿起來切一刀，觀察內層的色澤。）

如何變成一餐：這道夏日烤肉佳餚很適合搭配西瓜沙拉（第 359 頁）和高麗菜沙拉（第 282 頁）。

⭐ **醃漬**

不要用銅碗、鑄鐵碗、鋁碗或易有髒污的塑膠碗。若用這些材質的碗盛裝柑橘汁或番茄汁等高酸性食物，可能和金屬發生化學反應，讓食物出現金屬味。請使用非反應性材質的碗，例如玻璃或不鏽鋼。醃製食品時一定要放在冰箱內，否則可能孳生細菌。另外，接觸過生肉的醃料一定要丟棄。

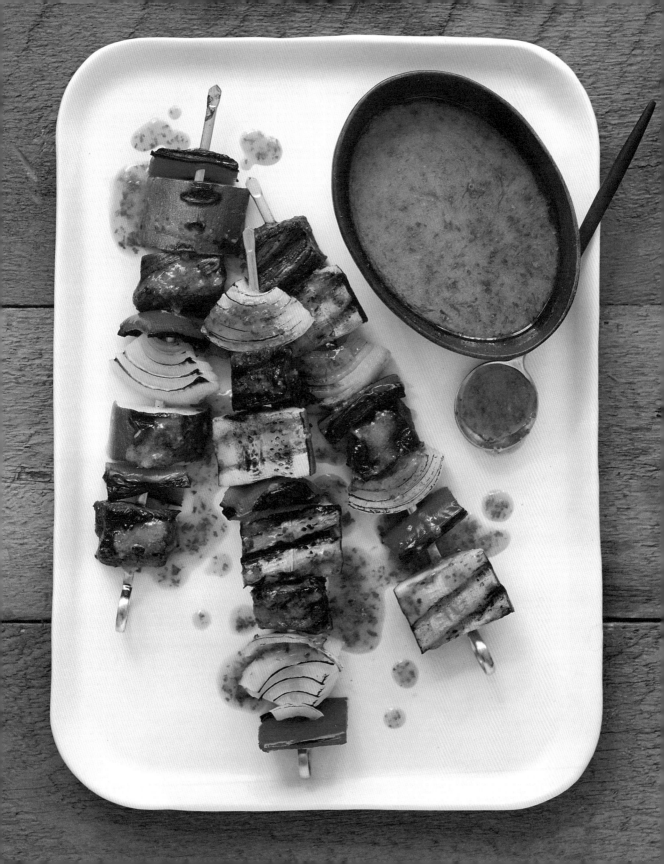

牛排沙拉佐香菜萊姆美乃滋

2 人份

準備時間：20 分鐘

醃製時間：1 至 8 小時

烹調時間：20 分鐘

整體時間：40 分鐘，不含醃製時間

1/2 杯特級初榨橄欖油

4 顆萊姆榨汁

1/4 杯洋蔥切小丁

2 瓣大蒜切末

2 大匙新鮮香菜切大片

1 小匙黃芥末粉

450 公克牛肉（側腹、沙朗或紐約客牛排）

4 杯生菜

1 顆酪梨，去核去皮，沿中線對半直切，再切成大丁

1/2 杯小番茄對半切

1 顆甜椒（紅黃橘色皆可），去籽去內膜，切成大丁

1/2 杯香菜萊姆美乃滋（第 310 頁）

你可以將牛排換成雞肉、蝦、鮭魚或鱈魚。雞肉可以和牛肉醃得一樣久，但海鮮只需要「浸泡」20 分鐘即可——若醃太久，萊姆汁中的酸性物質會開始讓魚肉變得軟爛。若想做成素食版本，可用水煮蛋代替肉。

製作醃肉醬時，請在食物處理機中混合橄欖油、萊姆汁、洋蔥、大蒜、香菜和黃芥末粉，以低速攪打。將牛肉放入密封袋或有蓋的非反應性材質碗中，再加入醃肉醬。把密封袋或碗封好，讓牛排在冰箱中醃 1 至 8 小時；醃愈久，風味愈佳，尤其是較厚的肉（在冰箱醃隔夜或早上出門前再醃都可以）。

料理前 30 分鐘將牛排取出，烤箱預熱至攝氏 180 度。將烤爐預熱到高溫，或以瓦斯爐高溫加熱厚重平底鍋。烤盤上鋪鋁箔紙。

拿出牛排後，將醃肉醬丟棄。在烤爐或平底鍋上以高溫炙燒牛排兩面各 2 至 3 分鐘，直到表面微焦，再將牛排移到烤盤上。牛排進烤箱烤 8 至 15 分鐘（視厚度而定），直到達到理想熟度（請參考第 154 頁的溫度指南）。牛排出爐後靜置 5 至 10 分鐘，然後切成薄片。

牛肉靜置的同時，將生菜和酪梨、番茄和甜椒在大碗中混合，接著分成兩盤。

將牛排肉片放置於生菜上，在香菜萊姆美乃滋中加 1 大匙水（或更多），攪拌均勻，直到黏稠度適合作為沙拉醬，淋在牛排和沙拉上即可上桌。

⭐ 沙拉生菜

你可以選擇質地較紮實的生菜，和溫熱的牛排、鮮豔的醬汁互相搭配，例如蘿蔓生菜、苦苣或芝麻菜，也可在底部鋪嫩菠菜、或將冬季產的羽衣甘藍切成緞帶狀。如果想吃冷的剩菜，很適合搭配結球萵苣（奶油萵苣、波士頓萵苣、貝比萵苣）。

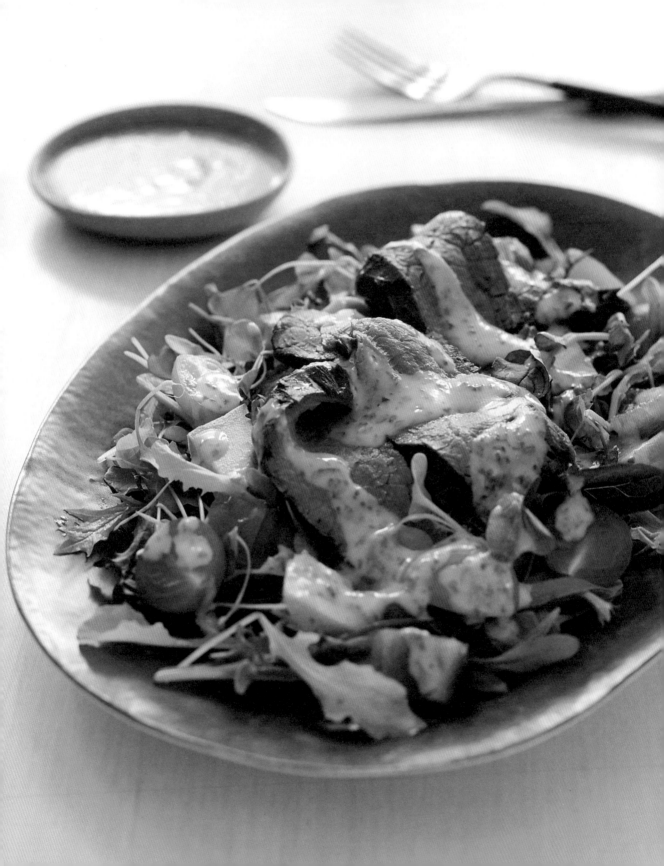

鑲甜椒

2 人份

準備時間：20 分鐘
烹調時間：30 分鐘
整體時間：50 分鐘

4 顆甜椒（紅黃橘色皆可），形狀愈圓
  愈好

3 大匙烹調用油

1/4 杯洋蔥切小丁

2 瓣大蒜切末（或 1 小匙香蒜粉）

4 片羽衣甘藍葉，去除葉柄，葉片切碎

450 公克絞肉（牛肉、羊肉、野牛肉）

2 大匙番茄糊

1/4 小匙孜然

1/4 小匙香辣粉

1/4 小匙鹽

1/4 小匙黑胡椒

1 杯印度南瓜（白胡桃南瓜、橡實南瓜
  等），切小塊

這道料理就是希望你把所有剩菜用光
光。可以加一些切過的蘑菇、菠菜、花
椰菜或青花菜，來取代或搭配羽衣甘
藍。蔬菜份量愈多，就需要愈多顆甜椒
來盛裝，所以採買時記得多買一兩顆
——也可以把甜椒裝不下的餡料放在沙
拉上，或放入碗中，淋上青醬（第 315
頁）或田園沙拉醬（第 316 頁），當成
隔天的午餐。

烤箱預熱到攝氏 180 度，在深烤盤上鋪烘焙紙。

用削皮刀切開甜椒頂端，輕輕拔掉蒂頭，將甜椒籽囊刮除
丟棄。將甜椒擺到烤盤上烤 10 分鐘，直到軟化，出爐後
靜置一旁。

同時，在大平底鍋中以中火熔化烹調用油，搖轉鍋子讓油
均勻分布於鍋底。待油夠熱後，洋蔥入鍋，以木匙拌炒 2
至 3 分鐘，直到變成透明。然後將大蒜入鍋，爆香約 1 分
鐘。羽衣甘藍入鍋，再炒 1 分鐘。接著加入絞肉，以鍋鏟
或木匙將絞肉搗散，和蔬菜一同翻炒 2 至 3 分鐘。倒入番
茄糊、孜然、香辣粉、鹽和胡椒，煮 7 至 9 分鐘，直到絞
肉呈焦黃色。加入南瓜繼續拌炒 2 至 3 分鐘，直到南瓜稍
微軟化。

將絞肉南瓜餡平均填入已軟化的甜椒中，再放回烤箱烤
10 分鐘，直到甜椒表面起皺褶，而頂端的牛肉呈微焦色
澤。

⭐ 固定甜椒

如果甜椒無法在烤盤上直立，可以在甜椒底部切出一個平
面。不過請用刀輕輕掠過底部即可——否則可能切出一個
洞，讓肉和汁液都漏出來。

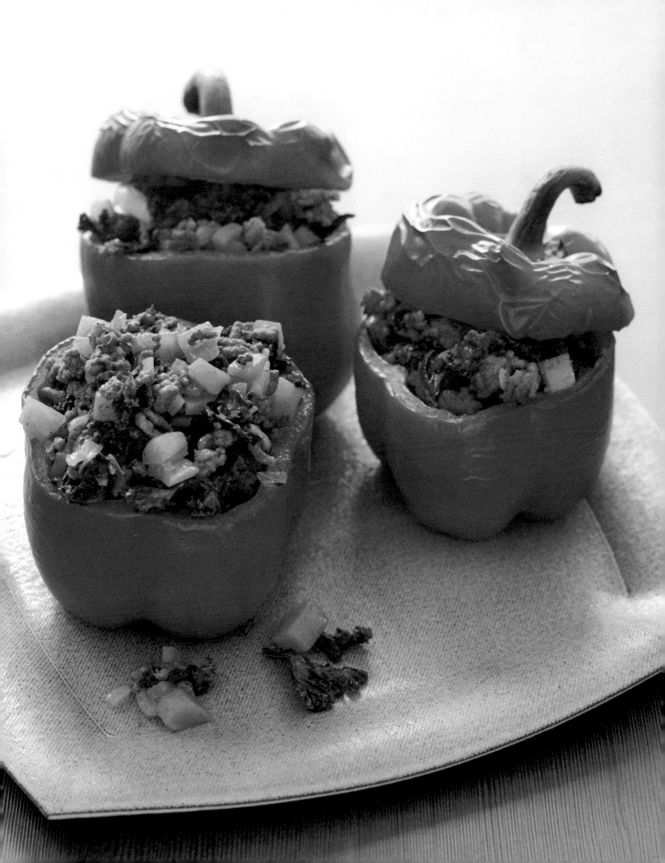

家禽肉

來玩個遊戲：當我們說出「雞肉」這詞時，請你說出腦中第一個念頭。準備好了嗎？雞肉。

你是不是說了「柴」、「無聊」、「硬」或是「空虛」？跟我們猜得一樣。雞肉（和火雞肉等家禽肉）經常被貶為「肉界的香草」，也就是你並不會渴望大吃特吃。但我們有項建議能永遠改變你對雞肉的看法。準備好了嗎？

不要再把家禽肉煮過頭了。

說真的，你覺得自己不喜歡雞肉，但其實是因為你拚命地煮它，當然會又柴又硬而且沒味道。我們知道你擔心肉沒熟，我們當然也不會叫你生吃雞肉，但有幾個方法可以讓雞肉不僅熟透，而且多汁、柔嫩、美味。

首先，一定要敲一敲。買一把肉錘（第145頁），將雞胸肉敲成厚度平均。這樣就不會發生較薄處已經太柴、較厚處卻還沒熟透的狀況。這個步驟只需要大約60秒，而且非常紓壓。

接下來，要煎得徹底。我們在許多食譜中解釋過這個技巧，原理很簡單。雞胸肉要在鍋子和油高溫時下鍋，並且放個幾分鐘，不要戳、不要撥動、也不要移動它，將外皮煎到金黃香脆。（大約需要3至4分鐘）等到雞胸肉不黏鍋、容易拿起時，就代表已經好了。你可以視情況翻面煎，或繼續接下來的料理步驟。如此一來，肉汁就不會流失到鍋中，而是好好地鎖在雞肉裡。

最後，不要看外觀瞎猜──請用肉類溫度計（第143頁）來測量雞肉是否可以起鍋了。專家指出，雞肉溫度達到攝氏74度就煮熟（安全）了。但別忘了，肉類在起鍋後仍會繼續熟化。如果你等到雞肉達到攝氏78度才起鍋，它裝盤後會持續熟化，入口時還是會又乾又硬。

你可以將肉類溫度計插進雞肉最厚的部分，不要碰到骨頭。如果你料理的是無骨雞胸肉（敲打到厚度平均對吧？），就必須將溫度計插在側邊。建議烹煮時間快到時，請注意溫度，在到達攝氏71度時就起鍋。讓雞肉「休息」（裝盤放在料理台或托盤中）5分鐘，或直到溫度計顯示為攝氏74度。

太完美了！雞肉變得如此可口、熟透、多汁、軟嫩又入味，現在你開始喜歡上它了

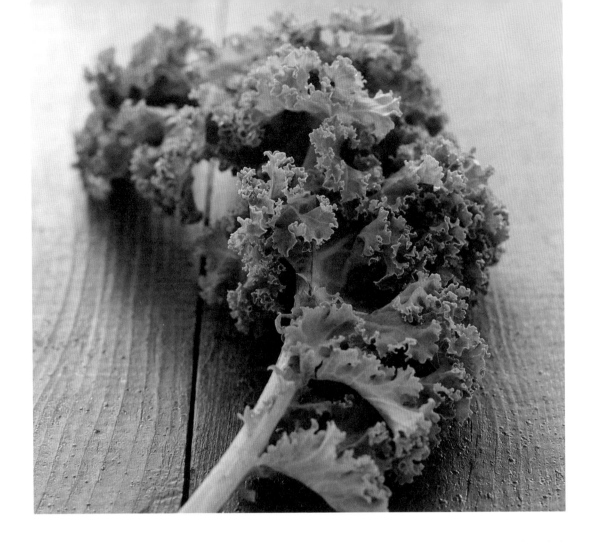

吧！

　　其他訣竅：烹煮家禽肉前，先醃過或鹽滷過，能讓風味更加豐富。第 306 頁開始的章節有提供一些醃料製作方式，但有一種簡單的鹽滷技巧適用於所有家禽肉，無論是整隻或胸肉、腿肉皆可：

　　將 1/4 杯鹽加入 4 杯溫水中至完全溶解，和家禽肉一起放進密封袋或碗中。（肉務必完全浸泡於鹽水中，需要時可將鹽水加倍。）放置於冰箱半小時至一小時後，將雞肉取出，沖洗後稍微拍乾。接著參考第 157 頁的完美香煎雞胸肉食譜來烹調，準備大快朵頤。

　　你還可以在滷水中混合多種香草和香料（例如蒜末或薑末、迷迭香、百里香、鼠尾草、柑橘切片或月桂葉），以增添更多風味。

　　現在你已經愛上雞肉了，太棒了。

雞肉丸子

2 人份

準備時間：20 分鐘

烹調時間：15 分鐘

整體時間：35 分鐘

---

450 公克雞絞肉

1 大顆蛋，打成蛋液

1/4 顆洋蔥切塊

2 瓣大蒜切末

2 小匙新鮮奧勒岡（或 1 小匙乾燥奧勒
岡）切末

1 小匙鹽

1/2 小匙黑胡椒

2 大匙烹調用油，可酌量增加

雖然並非必要，但如果你櫥櫃中有無穀
麵粉，可以在絞肉混合物中，加入 1/4
杯杏仁粉或 2 大匙椰子粉，讓雞肉丸
口感更紮實。若想換口味，可以把奧勒
岡換成新鮮迷迭香、鼠尾草或百里香。
也可以在絞肉中加入 2 大匙你喜歡的
辣醬，食用時配上田園沙拉醬（第 316
頁）。這道菜重新加熱後也一樣美味，
所以可以做成雙倍的量，多吃幾餐。

將烤箱預熱到攝氏 180 度，烤盤鋪上烘焙紙。

在大碗中均勻混合雞肉、蛋液、洋蔥、大蒜、奧勒岡、鹽
和胡椒，捏成 15 至 20 個高爾夫球大小的肉丸。

在大平底鍋中以中高溫熔化烹調用油，待油溫夠熱時，雞
肉丸入鍋（視平底鍋大小決定是否需要分批做）。每面煎
約 30 秒，勤於翻面，以免燒焦，直到約 5 分鐘後，外表
呈現金黃色。接著將火關小，若鍋子開始冒煙，就多加點
烹調用油。

將雞肉丸移到烤盤上，放進烤箱烤 8 至 10 分鐘，直到內
層溫度達到攝氏 71 度。上桌前，先將雞肉丸靜置 5 分鐘。

可搭配烤紅甜椒醬（第 316 頁）、番茄醬汁（第 324
頁）、或青醬（第 315 頁），並佐以烤金線瓜（第 294
頁）或以普羅旺斯燉菜（第 288 頁）為基底。

⭐ 蔬菜麵條

肉丸實在太適合放在麵上了。你知不知道只要用對工具，
就能將多種蔬菜做成「麵條」呢？刨絲刀適合用於質地較
軟的蔬菜，像是小黃瓜或櫛瓜（請見第 244 頁的大蒜鮮蝦
與櫛瓜麵條），但如果你要準備的量較大，就可能得花很多
時間。這時若使用螺旋切絲器，就能將馬鈴薯、紅蘿蔔、
歐洲防風草、甚至蘋果等大多數食材，削成麵條般的細
條。而且這步驟很好玩，因此你的孩子（或伴侶）也會很
樂意參與。做好「麵條」後，可生吃、或蒸至有嚼勁（邊
煮邊嘗熟度，以免麵條太過濕軟），即可上桌。

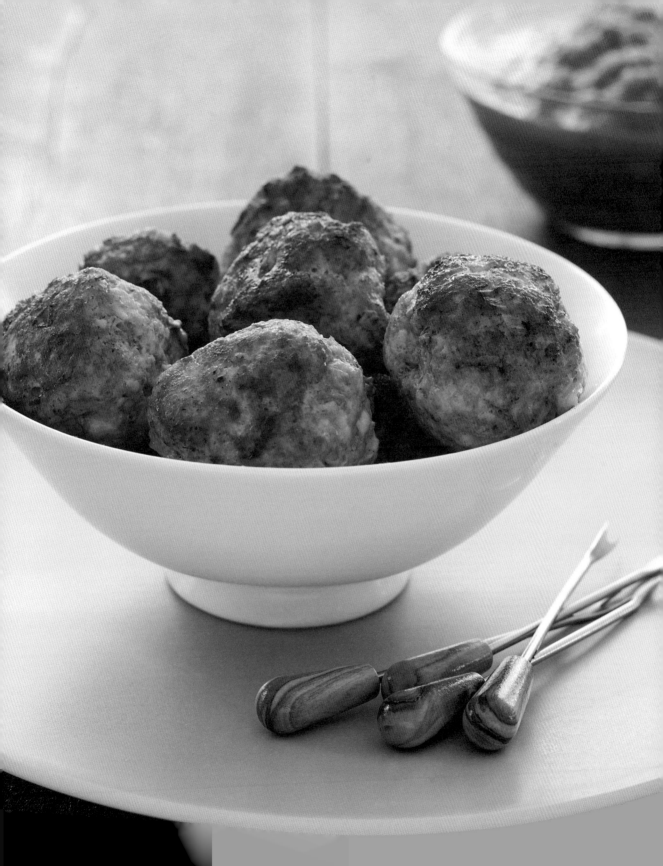

梅莉莎雞肉總匯

2 人份

準備時間：15 分鐘
烹調時間：5 至 10 分鐘
整體時間：20 至 25 分鐘

---

2 大匙烹調用油
450 公克無骨去皮雞腿，切成 2.5 公分
　塊狀
1/2 小匙鹽
1/2 小匙黑胡椒
1/4 杯核桃碎塊
1 顆地瓜，削皮並刨絲
1 顆青蘋果，去核、去皮、切塊
1/2 小匙乾紅辣椒片
1/4 杯蘋果酒
2 大把芝麻葉或嫩菠菜

---

*梅莉莎（Melissa Hartwig）某天早上從
每天一成不變的蛋料理中發明了這道
食譜，她發現雞肉和蘋果結合竟意外
地美味，於是某天晚餐她與主廚理查
（Richard）分享了她的無蛋早餐，後
來理查又在料理中加了核桃和蘋果醋，
為整道菜增色不少。如今這道菜是「原
始人預製餐」（Pre-Made Paleo）賣得
最好的餐點之一，也是梅莉莎最愛的無
蛋早餐之一。*

在大平底鍋中，以中大火加熱烹調用油，左右搖轉鍋子，讓油均勻分布。等油溫夠熱後，加入雞丁，避免雞肉沾黏，並加入鹽和黑胡椒調味。約 2 至 3 分鐘後，將雞丁煎至金黃色，接著翻面再煎至金黃，然後加入核桃。再煎 2 至 3 分鐘，等雞肉完全呈金黃色，且核桃已烤熱。（不時搖晃平底鍋，以免核桃燒焦。）加入地瓜、蘋果和乾紅辣椒片，持續拌炒，直到 3 至 4 分鐘後，雞肉完全熟透。

加入蘋果酒，並將其他食材全部混合，用木匙將鍋底的碎塊刮乾淨。加入芝麻葉，再煮 30 秒，並且輕輕翻攪。完成後立刻上桌。

⭐ 剩菜

用螺旋切絲器取代刨絲器，將地瓜切絲，也是個省時的秘訣。將地瓜切成細條後，再切成 2.5 公分長，按指示下鍋。這道菜當冷盤也很美味，就像豪華雞肉沙拉。將剩餘的雞肉總匯舀到新鮮生菜上，淋上一點橄欖油和蘋果酒醋，再加上一些酪梨丁點綴。

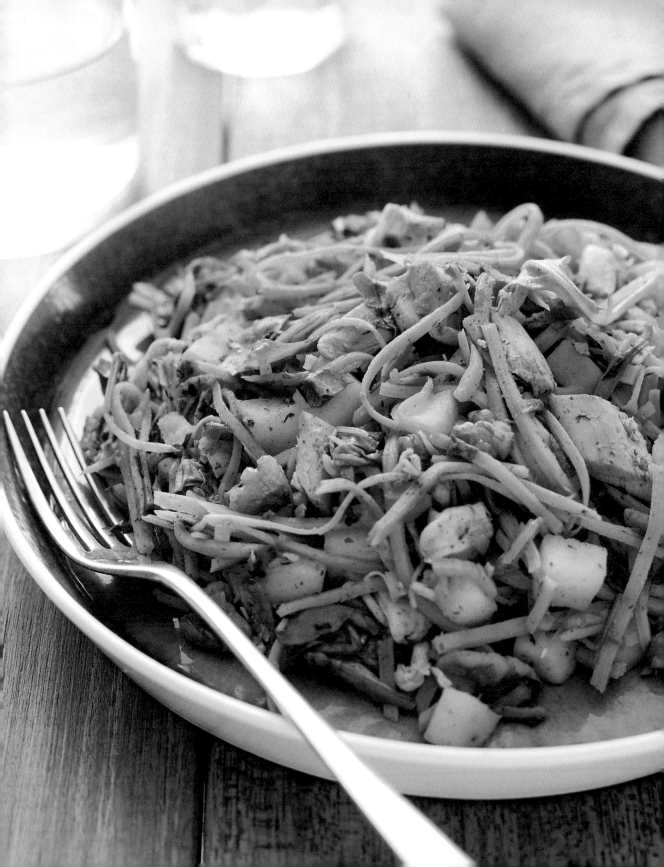

烤椰香咖哩雞

2 人份

準備時間：15 分鐘

烹調時間：15 分鐘

整體時間：30 分鐘

---

3 大匙烹調用油

1/2 顆洋蔥切小丁

2 瓣大蒜切末

1 大匙黃咖哩粉

1 杯番茄糊罐頭

1/2 杯椰子鮮奶油（請見第 178 頁）

1 小匙鹽

1/2 小匙黑胡椒

675 公克帶骨帶皮半雞胸（2 塊）

1 顆萊姆，切成 4 份

不要一開始就把所有咖哩醬汁都淋到雞肉上，因為碰到生肉的醬汁就不能吃了。你可以將雞肉放到淺碗中，倒一點醬汁到肉上刷勻或抹勻，接著翻面重複同樣動作。其餘醬汁留待上桌前再淋上，或用來搭配明晚的雞肉、蝦子或蔬菜。

做咖哩醬汁時，在深平底鍋中用中火將烹調用油熔化，左右搖轉鍋子，讓油均勻分布。油脂夠熱時，加入洋蔥烹煮攪拌 2 至 3 分鐘，直至透明。加入大蒜繼續攪拌 30 秒，待香氣散發。再加入咖哩粉，拌煮 15 至 20 秒，勿讓大蒜及咖哩粉燒焦。加進番茄燉煮 5 分鐘至濃稠。將鍋中食材放進食物處理機或攪拌機，打成滑順泥狀，接著倒入攪拌碗中冷卻，再加入椰子鮮奶油、鹽和胡椒混合。

把雞肉放置於淺碗中，倒入部分醬汁，於雞肉兩面刷勻。

將烤架預熱到高溫。

從咖哩醬汁中取出雞肉後，將剩餘醬汁丟棄。雞胸朝下放上烤網，烤 2 分鐘至金黃色。（雞肉完全烤熟時，能夠輕易與烤網分離，所以不要省略此步驟。）將雞肉翻面，帶骨面朝下，勿直接放於火上，接著蓋上烤爐蓋，繼續燒烤，直至雞肉內部達到攝氏 71 度，或以手指按壓雞胸肉時會回彈。視雞肉厚度，需時約 10 至 15 分鐘。

雞肉放置 5 分鐘後，擠上萊姆汁，並與咖哩醬汁一同上桌。

如何變成一餐： 這道料理可以和花椰菜燉飯（第 272 頁）和羽衣甘藍炒杏仁（第 298 頁）或烤甜椒、烤洋蔥、烤鳳梨（第 164 頁）搭配。

⭐ 「烤箱版」椰香咖哩雞

如果你沒有烤爐，也可以用烤箱來烤雞。將烤箱開到「上火」，接著於烤盤放上生雞胸肉，在烤箱中烤 5 分鐘後，將溫度降到攝氏 180 度。將雞肉刷上咖哩醬汁並繼續烤 10 至 15 分鐘（視厚度而定），直到雞肉內部溫度達攝氏 71 度。

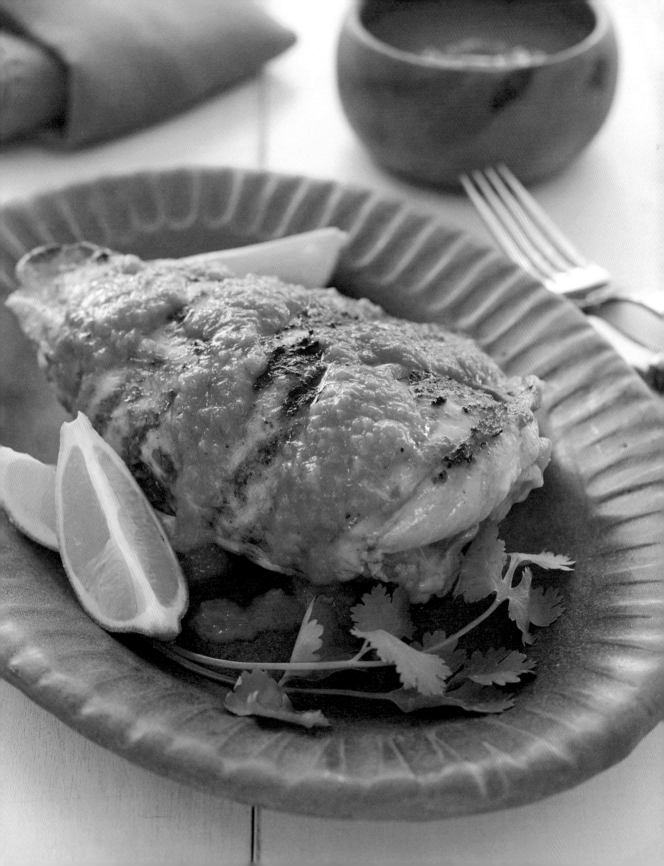

田園烤雞肉沙拉

2 人份

準備時間：20 分鐘
烹調時間：10 分鐘
整體時間：30 分鐘

1/2 小匙鹽

1/2 小匙黑胡椒

1/2 小匙孜然粉

1/2 小匙辣椒粉

1/2 小匙大蒜粉

1/2 小匙洋蔥粉

450 公克無骨去皮雞胸肉

4 杯萵苣葉（撕成 2.5 公分大小片狀）

1/2 顆青蘋果，去核並切片或切丁

1/2 條小黃瓜，切片或切丁

1/4 杯以蘋果汁調味的蔓越莓乾

覆盆莓核桃油醋醬（第 327 頁）

如果你手邊沒有用蘋果汁調味的蔓越莓乾，可以用葡萄乾或醋栗來取代。在梅森罐中將沙拉層層堆疊後蓋上，就是完美的辦公室午餐。為了美觀，避免看起來濕軟，請由下至上依此順序堆疊：醬料、雞肉（一定要放涼）、蔬菜水果，最上層則是大量萵苣。開動前只要搖一搖即可享用。

將烤爐預熱至中高溫。

在小碗中混合鹽、胡椒、孜然、辣椒粉、蒜粉和洋蔥粉，均勻塗抹於雞肉上，接著放上烤架燒烤，翻面一次，兩面各烤約 3 至 4 分鐘，直至雞肉內部溫度達到攝氏 71 度，或按壓雞肉時會回彈。烤好後放置 5 分鐘再切成條狀。

取一大沙拉碗，混合萵苣、蘋果、小黃瓜和蔓越莓，再放上雞肉條，上菜前再輕輕淋上油醋醬。

⭐ **雞肉替代品**

若不想開烤爐，可運用第 157 頁的香煎雞胸肉食譜來烹調。若沒時間下廚，可以買符合規範的現成烤雞（並用骨架來做第 176 頁的大骨清湯），加一匙冰箱中的蛋白質沙拉（第 161 頁），或用罐頭雞肉、鮪魚、鮭魚或水煮蛋來替代。

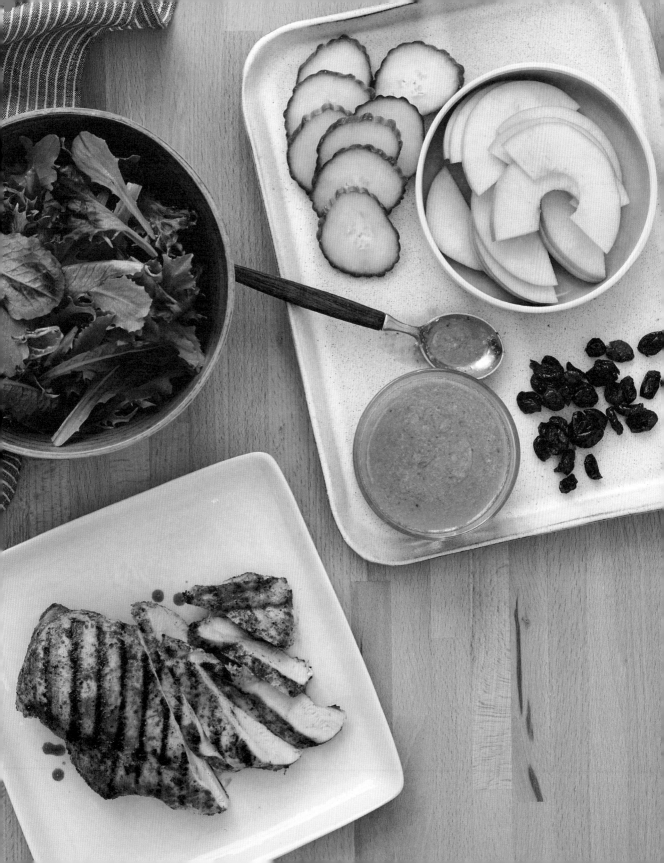

泰式小黃瓜杯

2 人份

準備時間：20 分鐘

烹調時間：15 分鐘

整體時間：35 分鐘

2 瓣大蒜末

1 大匙生薑末

1/2 根墨西哥辣椒，去籽切末

2 顆萊姆，刨下果皮並擠汁

1/2 杯又 2 大匙特級初榨橄欖油

1/4 小匙鹽

1/4 小匙黑胡椒

1/2 杯腰果

1 杯洋菇、棕色蘑菇或波特菇，切大塊

1/4 杯紅、黃或橘色甜椒，切小丁

2 大匙青蔥，切細絲

450 公克火雞絞肉

4 根小黃瓜，挖空成杯狀（請見右欄）

2 大匙新鮮香菜末

小黃瓜杯很適合當作開胃菜，也可以帶到餐會和大家共享，但若要當成午餐就太花時間。火雞肉、蔬菜和醬汁無論是放到青脆綠葉上、用蘿蔓生菜包覆、塞到甜椒內、或夾在非麵包漢堡（第 173 頁）中，一樣會非常美味。隔天早上再加熱（並加上一兩顆炒蛋）也同樣好吃。

製作醬汁時，將大蒜、薑、墨西哥辣椒、萊姆皮和萊姆汁，在不會起化學反應的中型碗中混合，加入半杯橄欖油，再放入鹽和胡椒後攪拌均勻，靜置於一旁。

以中火加熱大平底鍋，加入一大匙橄欖油，左右搖轉讓油均勻分布，待油溫夠熱，放入腰果烘烤，並持續搖動鍋子，以避免腰果燒焦，直到 2 至 3 分鐘後，腰果呈微微焦黃色，再將腰果放到砧板上，切成碎塊並放涼。

保持中火，在同一個平底鍋中加熱剩餘橄欖油，再加入蘑菇翻炒 3 分鐘。放入甜椒、青蔥和火雞絞肉，拌炒的同時，以鍋鏟或木匙將火雞肉均勻搗散，與蔬菜充分混合，直到 7 至 10 分鐘後，火雞肉呈褐色。

平底鍋熄火，加入更多醬汁，均勻攪拌，並將腰果碎塊撒在火雞肉餡上。

將火雞肉餡舀到小黃瓜杯中，放上香菜末，並淋上剩餘醬汁。

⭐ 小黃瓜杯

製作小黃瓜杯時，將每根小黃瓜切成三段，每段長度約 2 英吋（5 公分），用小湯匙或挖球器將瓜肉挖出，但不要挖穿底部，因為必須呈杯狀才能盛裝肉餡。在小黃瓜杯上抹少許鹽，並放在紙巾上陰乾。

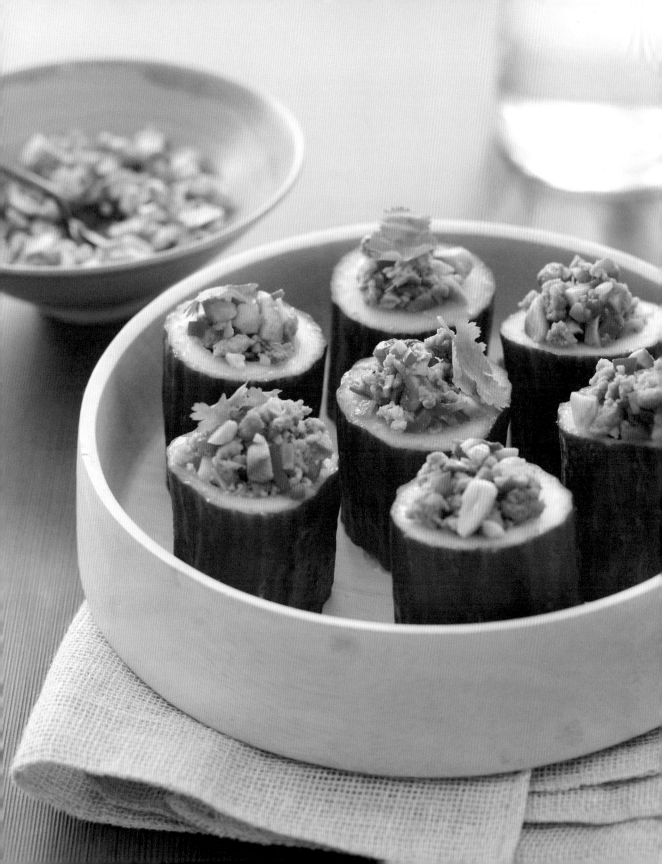

海鮮

雖然這套飲食法並非專門為了素食者設計，我們仍有一群不想吃紅肉和禽肉的忠實追隨者。幸好海鮮富含營養（例如高脂肪的鮭魚等冷水魚含有抗發炎的 Omega-3 脂肪酸）和蛋白質，尤其是野生捕捉的海鮮。我們曾讓許多魚素者只靠海鮮和蛋來攝取蛋白質，最後成功完成這套飲食計劃。

許多料理新手不敢處理魚類和貝類，因為不知道魚是否新鮮、冷凍魚是否美味，也不確定該如何烹調。其實魚類料理起來簡單又快速（以我們提供的食譜而言，料理時間通常不超過 20 分鐘），而且還可以輕鬆換成別種魚。此外，冷凍的魚類和貝類更是經濟實惠的蛋白質來源。也別瞧不起小傢伙！雖然我們沒有特別列出沙丁魚、鯡魚、鯖魚和鯷魚等小型魚類的食譜，但它們富含健康油脂，體內毒素也很少。

你可以依照肉質將魚類簡單分為三類：紮實、中等、層狀。若我們建議的魚種買不到（或太貴），可依此分類來找出最適合的替代魚種。

紮實：鯰魚、石斑魚、扁鱈、海鱸、鯛魚、鬼頭刀、鮭魚、旗魚、鮪魚

中等：礁石魚、蝦、吳郭魚、鼓眼魚、橘棘鯛、鱸鮋、鱒魚、鯖魚

層狀：鱈魚、比目魚、黑線鱈、狹鱈、干貝、蛇鱈、白鮭

購買鮮魚時，最好的方法就是靠嗅覺，魚身最好帶有海水味或小黃瓜味（有點詭異，但是真的。）如果腥味很重，代表已經不新鮮，所以請不要買。魚肉應該要乾淨明亮，沒有黯淡或褪色的斑點。可以的話，用手指按按魚肉，應該要快速回彈；如果凹陷，就代表魚不夠新鮮。此外，鮮魚在購買後兩天內就要盡快烹煮或冷凍起來。

品質好的冷凍魚基本上完全不會有氣味，但如果魚身上有冰晶，代表流失了部分濕度，因此可能不夠美味。絕不要把冷凍魚放在流理臺上解凍——可以晚上放在冷藏庫中慢慢解凍（450 公克重的魚約須解凍 24 小時），或放在碗中以流動冷水快速解凍。解凍後請立刻烹煮，不要拖超過一天，也千萬別再度冷凍。

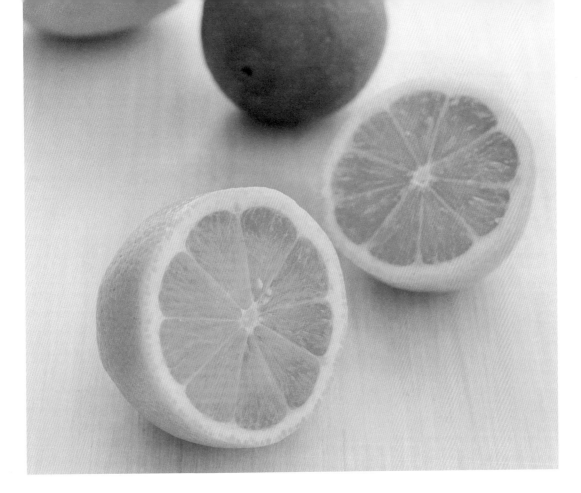

市售干貝分為新鮮去殼或真空冷凍兩種，都很美味且容易料理。蝦子則分成新鮮、冷凍或預煮，將預煮蝦加入沙拉或剩餘蔬菜中，就是一頓快速方便的午餐或晚餐。

然而，不要用流動水來解凍干貝和蝦，因為它們較為脆弱，肉質可能被水破壞。請先不要拆封，連同包裝一起放於冷藏庫中或冷水中解凍，烹煮前再將水分輕輕壓乾。

做魚料理時要勤加看顧，因為海鮮和牛肉不同，煮愈久會變得愈硬。因此烹調時請待在爐旁，以免蝦子最後嘗起來像腳踏車輪胎。但既然你都要在廚房顧火了，何不順便做些基本美乃滋（第 179 頁）呢？有個很好的經驗法則：如果在廚房顧火，可以趁機預先準備其他食材。

不用感謝我們，因為以後你就會感謝自己。

墨西哥鮪魚船（墨西哥鮪魚卷）

2 人份

準備時間：10 分鐘

---

1 顆酪梨，去核去皮

2 個 140 克鮪魚罐頭，瀝乾

3 根青蔥，切細絲

1 又 1/2 顆萊姆，擠汁

1/2 根墨西哥辣椒，去籽

1 大匙新鮮香菜末

1/2 小匙辣椒粉

1/2 小匙鹽

1/8 小匙黑胡椒

1 顆苦苣，菜葉剝下備用

這道菜很適合當午餐，只要將鮪魚放在玻璃容器中，並將苦苣菜葉以微濕紙巾包裹並放進夾鏈袋中，以保持爽脆。也可將鮪魚沙拉包進蘿蔓生菜中，或鑲入挖空的甜椒、番茄或第 234 頁的小黃瓜杯中，鮪魚則可用罐頭雞肉或鮭魚來替代。搭配田園沙拉醬（第 316 頁）或酪梨美乃滋（第 310 頁）會更加美味。

取一中型碗，用叉子將酪梨壓碎，略成塊狀即可。加入鮪魚，並用叉子將其和酪梨攪拌均勻。再加入青蔥、1 顆萊姆的汁、墨西哥辣椒、香菜、辣椒粉、鹽和黑胡椒，充分混合。

將鮪魚餡料舀到苦苣葉上，撒一些辣椒粉，並將剩餘半顆萊姆擠汁淋上，即可上桌。

雖然這道料理中有綠色蔬菜，仍稍嫌不足。可以用生菜搭配烤地瓜（第 296 頁）、西班牙冷湯（第 276 頁）或搭配生紅蘿蔔、甜椒條和芹菜，沾酪梨美乃滋（第 310 頁）食用。

⭐ 蔬果調理機

蔬果調理機可以幫你省下不少時間，彈指之間就將墨西哥辣椒切成碎末。雖然調理機不算廚房必備用具，但製作莎莎醬（第 319 頁）和西班牙冷湯（第 276 頁）時，可將準備時間加快。

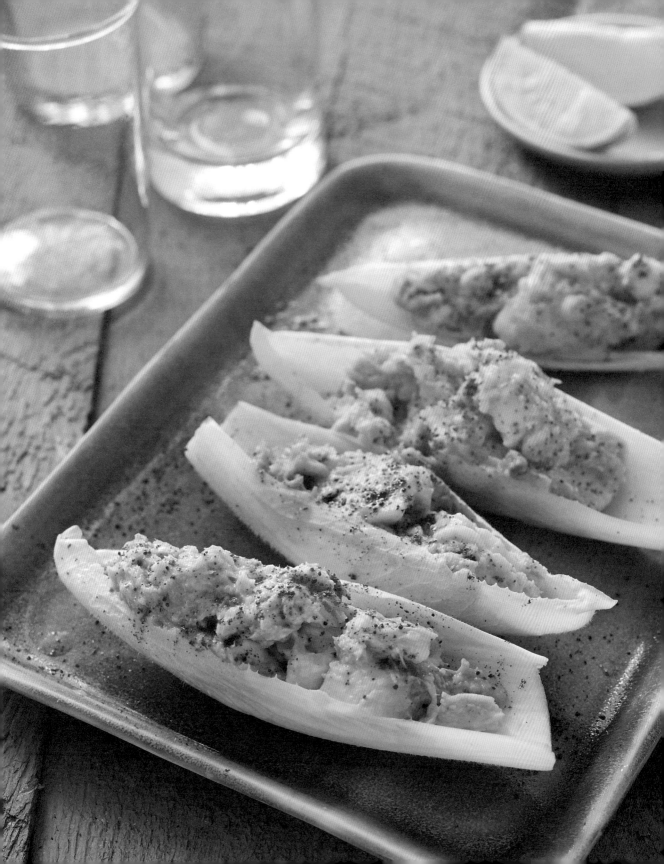

香煎扁鱈佐柑橘薑汁淋醬

2 人份

準備時間：10 分鐘
烹調時間：20 分鐘
整體時間：35 分鐘

淋醬

1/2 杯蘋果酒

2 顆檸檬，刨皮擠汁

1 顆柳橙擠汁

1/2 大匙生薑絲（或 1/2 小匙薑粉）

魚

3 大匙烹調用油

2 片扁鱈（每片 2 公斤重）

1 小匙鹽

1/2 小匙黑胡椒

扁鱈非常美味，但也很貴。可以用其他白肉魚代替，像是鱈魚、鰈魚、角鯊、黑線鱈或銀花鱸。如果你不想用手擠柳橙汁，也可以用 1/4 杯市售柳橙汁代替。

先將烤箱預熱至攝氏 200 度。

在小醬汁鍋中，以中火加熱蘋果酒 4 至 6 分鐘，直至濃縮為 1 大匙。再加入檸檬汁、柳橙汁和薑，繼續煮 3 至 5 分鐘，直至濃縮後份量減半。關火後加入檸檬皮屑，靜置一旁。

在平底鍋中，以大火加熱 2 大匙烹調用油，左右搖轉讓油均勻分佈。趁油脂還在加熱時，用鹽和胡椒替扁鱈調味。油溫夠熱後，魚皮面朝下，放入鍋中，煎 2 至 3 分鐘。同時，將剩下的 1 大匙烹調用油熔化，並在烤盤上鋪上烘焙紙，在紙上刷上一半的烹調用油。

扁鱈起鍋後，煎過的魚皮面朝上，放到抹過油、鋪好烘焙紙的烤盤上。將剩餘的烹調用油刷在扁鱈上，在烤箱中烤 10 至 12 分鐘，直到魚肉變紮實，而且能輕鬆用叉子分開。再將魚肉擺盤，上桌前淋上醬汁。

⭐ 扁鱈

扁鱈和其他白肉魚烹煮時都需要訣竅；因為扁鱈含有的油脂很少，所以很快就會變乾。在料理的最後階段，請幾分鐘就觀察一次烤箱中的魚。如果你擔心會烤過頭，請在它看起來快好時（魚肉幾乎用叉子一叉就分開時）立刻拿出烤箱，然後在平底鍋中放一會兒，因為出了烤箱後，魚肉仍會繼續熟化。也可以使用肉類溫度計來測量，當魚肉中心溫度達到攝氏 54 至 57 度時，即可出爐。

如何變成一餐：和高麗菜沙拉（第 282 頁）及花椰菜燉飯（第 272 頁）搭配，充滿亞洲風情。或和烤甜菜根、柳橙與酪梨沙拉（第 290 頁）搭配，也是新鮮又簡單的一餐。

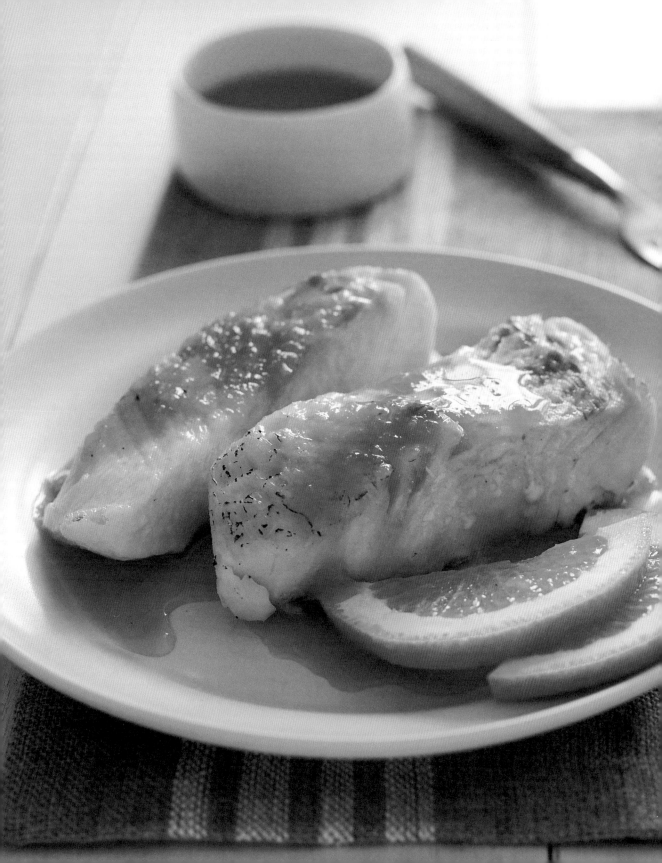

鱈魚佐香菇紅椒漬

2 人份

準備時間：10 分鐘

烹調時間：15 分鐘

整體時間：25 分鐘

---

450 公克鱈魚

1/2 小匙鹽

1/4 小匙黑胡椒

2 大匙烹調用油

1/4 顆洋蔥切碎

2 小匙生薑末（或 1/2 小匙薑粉）

2 瓣大蒜切末

450 公克（2 杯）洋菇、棕色蘑菇或波
　特菇，切片

1 杯烤甜椒切塊

這道料理雖然並不屬於「華麗的一餐」
分類，但仍足以讓賓客讚嘆。此外，我
們建議作為搭配的烤南瓜，烤溫可設在
攝氏 180 度，這樣一來烤箱就能同時執
行兩件任務。此溫度下，南瓜需要一小
時才會烤熟（若切成大塊），因此請在
開始料理魚肉前 45 分鐘，就開始烤南
瓜。或在著手準備魚前，就開始蒸花椰
菜，等魚烤好出爐時，花椰菜也剛好蒸
好，可以放進食物處理機了。提早做好
醬汁，趁烤魚時，順便做好沙拉，就是
賓主盡歡的一餐。

將烤箱預熱至攝氏 180 度，在金屬烤盤或玻璃烤盤上鋪上
烘焙紙。

將魚切成所需份量，用紙巾輕柔擦乾。在魚肉上均勻抹
上 1/4 小匙鹽和 1/8 小匙黑胡椒，放入烤盤中。進烤箱烤
12 至 15 分鐘，直到用叉子戳中間的魚肉時，質地不再濕
軟。若魚肉幾乎要呈片狀分離，就代表已經烤好了。

趁著魚進烤箱時，在大平底鍋中，以中火熔化烹調用油。
油脂夠熱時，加入洋蔥，炒 2 至 3 分鐘，直至變成透明。
加入薑末，拌炒 30 秒。再加進蒜末，炒 1 分鐘爆香。接
著放入菇類，繼續拌炒 1 至 2 分鐘。菇類會釋放水分，將
各種味道結合，接著外表就變得較乾燥。這時，加入烤紅
甜椒及剩下的 1/4 小匙鹽和 1/8 小匙胡椒，再炒 2 分鐘，
將甜椒加熱。關火後用蓋子蓋著，保持溫度。

將魚肉從烤箱中拿出來，上頭大方地放上蘑菇和甜椒佐
料，即可上桌。

如何變成一餐：這道料理適合搭配簡單的義大利黑醋油醋
醬沙拉，也可與烤白胡桃南瓜（第 328 頁）或簡單的花椰
菜泥（第 270 頁）一起享用。

⭐ 乾燥菇類

加入充滿異國風味的乾燥菇，例如香菇、牛肝菌、羊肚菌
或雞油菇，會讓這道料理的味道和口感更豐富，賣相也會
更令人驚艷。使用 3 盎司的乾燥菇，種類可自行混搭。先
在溫水中浸泡 30 分鐘，讓它們吸飽水份，並洗掉灰塵和
沙粒。接著依照形狀和大小來切片或切丁，再依食譜製作
料理。

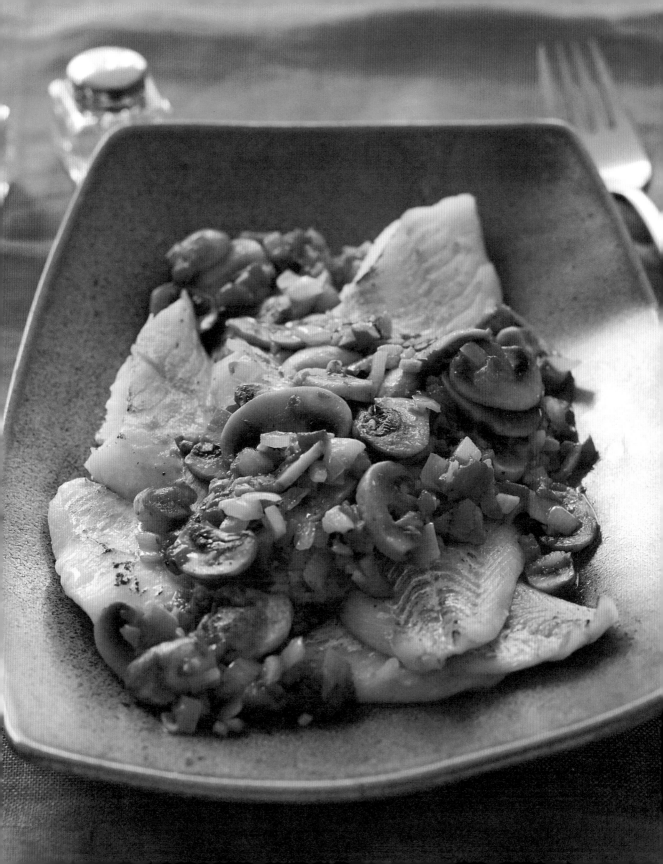

羅美斯扣醬大蒜鮮蝦與櫛瓜麵條

2 人份

準備時間：45 分鐘

烹調時間：10 分鐘

整體時間：55 分鐘

---

4 根中型櫛瓜（相當於 4 杯櫛瓜麵）

2 大匙烹調用油

1/4 顆洋蔥切小塊

2 瓣大蒜切末

450 公克大蝦，剝殼去腸

1 小匙鹽

1/2 小匙黑胡椒

2 小匙新鮮歐芹葉

西班牙羅美斯扣醬（第 318 頁）

若提早兩天做好羅美斯扣醬，就能省下 25 分鐘的備料時間。這道料理冷掉也一樣好吃，可用青醬（第 315 頁）代替羅美斯扣醬，或用小黃瓜冷麵代替熱櫛瓜麵。也可以買已經煮熟的現成蝦子，並忽略第三步驟最後的「加入 1/4 杯水悶煮」即可。

用一般削皮刀將櫛瓜去皮。接著用刨絲刀，從每根櫛瓜的其中一側刨下長絲，中央有籽的部分不動，然後轉到另外一側，直到將櫛瓜四面都刨成絲。（也可以用螺旋切絲器取代刨絲刀。）將櫛瓜籽丟棄，櫛瓜麵（櫛瓜絲）暫置於一旁。

在大鍋加入 2 杯水，以中大火加熱，等待水滾時開始料理蝦子。

在平底鍋中，以中火熔化烹調用油，左右搖轉，讓油平均分布。待油夠熱時，加入洋蔥，炒 2 分鐘，直至透明，再加入大蒜炒 1 分鐘爆香。蝦子入鍋，和洋蔥大蒜一起，持續翻炒 2 分鐘。在鍋中加入 1/4 杯水，蓋上鍋蓋悶煮 4 至 6 分鐘，直至蝦子呈現 C 型。接著倒入大碗中（將水瀝乾），並用鹽和胡椒調味。

加水並悶煮蝦子後，在水已滾的大鍋中，放一個濾鍋或蒸鍋。放入櫛瓜麵後，蓋上鍋蓋，開始蒸煮，直到 2 至 3 分鐘後，櫛瓜麵口感變得有彈性。將櫛瓜麵的水分瀝乾，即可擺盤。

撒上蝦子和歐芹葉，與櫛瓜麵一起拌勻，再淋上羅美斯扣醬，即可享用。

⭐ 蝦

蝦子處理起來很簡單，但煮愈久口感就愈硬。煮得恰到好處的蝦子，外觀應是粉紅色，且呈現「C」的形狀；若已捲成「O」狀，代表煮過頭了。如果你使用的是冷凍蝦，烹煮前一定要充分退冰。

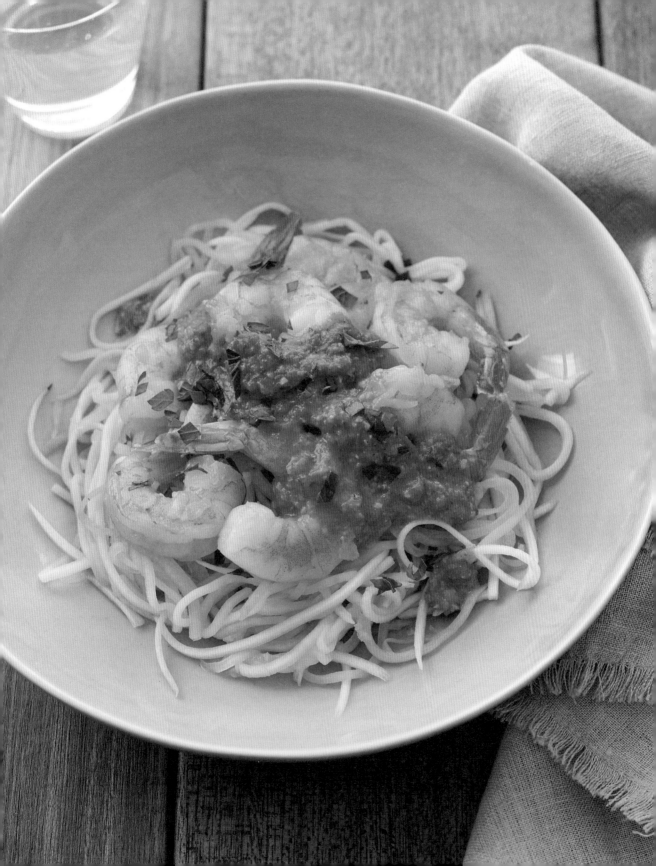

水煮鮭魚佐小黃瓜蒔蘿沾醬

海鮮

2 人份

準備時間：25 分鐘
烹調時間：20 分鐘
整體時間：45 分鐘

1/2 杯米醋

3 顆檸檬切開擠汁

1 片月桂葉

6 顆黑胡椒粒

2 片鮭魚肉（每片 2 公斤）

1/2 杯基本美乃滋（第 179 頁）

1/4 杯椰子鮮奶油（第 178 頁）

1/2 根小黃瓜，削皮切丁

1/2 顆紅蔥頭切末

2 支新鮮蒔蘿，只取葉子並切碎

1 小匙鹽

1/2 小匙黑胡椒

1/2 顆檸檬，切薄片

水煮能讓魚肉在入味的同時，也保持濕潤，但如果你時間（或食材）不夠，也可以仿效第 160 頁的完美烤鮭魚，只用烤箱來烤。小黃瓜蒔蘿沾醬可以做兩份，用來搭配蛋白質沙拉（第 161 頁）也很美味。

將烤箱預熱到攝氏 200 度。

製作水煮魚醬汁時，先將 2 杯水與米醋、2 顆檸檬的汁、月桂葉和黑胡椒粒，在醬汁鍋中混合，以大火煮滾後關火。

將鮭魚片的皮面朝下，放入焗烤盤中（盤子深度要大於鮭魚厚度），再倒入水煮魚醬汁。接著進烤箱，視魚肉厚度，烤約 15 至 20 分鐘，直到魚肉中間稍呈透明，即可出爐。

趁鮭魚在烤箱中水煮時，取一小碗，將剩餘的檸檬汁、美乃滋、椰子鮮奶油、小黃瓜、紅蔥頭、蒔蘿、鹽和胡椒粉混合。

魚肉出爐後，將水煮魚醬汁和其中的月桂葉、黑胡椒粒統統倒掉。將鮭魚裝盤，上頭淋上小黃瓜蒔蘿醬，並以檸檬片點綴。

⭐ 完美的水煮鮭魚

煮過頭的鮭魚肉質地會變得乾粗，因此魚肉快出爐時，務必緊盯它的狀態。最好在鮭魚還未全熟時，就拿出烤箱，因為魚肉在室溫中也會繼續熟化。用奶油刀將鮭魚肉從最厚的地方分開，完美狀態下，應該要易於分離，且魚肉已呈不透明（上頭看起來並非呈紅色或未熟）。脂肪邊緣應該會有白色凝固物，魚肉質地應為紮實。但不要等到魚肉能輕易剝離成片狀才出爐，因為這樣代表已經煮太久了。水煮是很不容易出錯的技巧，即使魚肉在醬汁中浸泡得稍微過久，肉質仍能維持濕潤柔軟。

如何變成一餐：此料理很適合當周日早午餐，或所謂的「第一餐」。搭配白胡桃南瓜湯（第 266 頁）或檸香烤蘆筍（第 284 頁），就是美味的一餐。

246   30 天全食療法

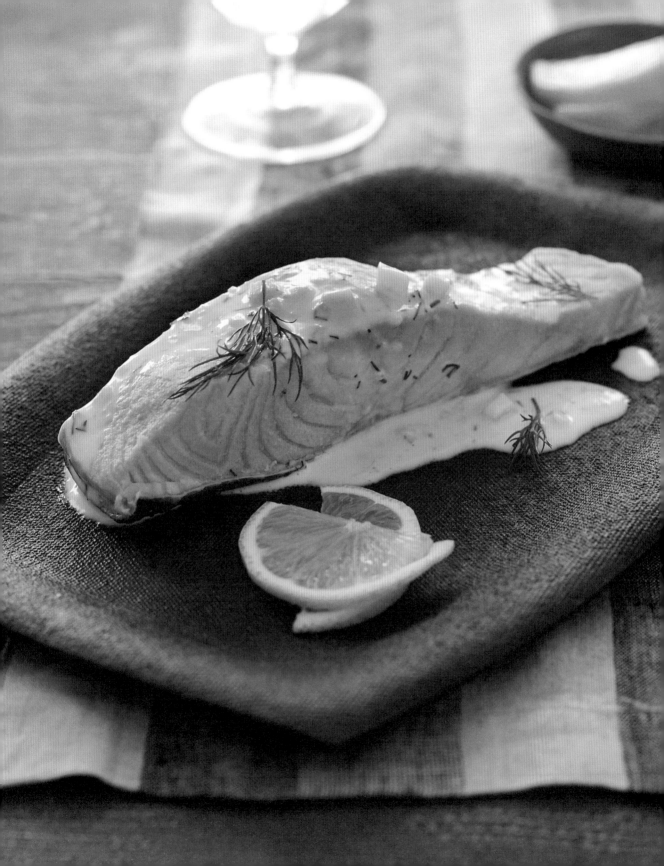

豬肉

培根，我們說對了吧。我們知道你一定會想到培根，因為在規模較大的「原始人飲食」族群中，豬肉經常和培根畫下等號。而且在一味追求低脂的風潮減退後，大家對培根變得更為著迷。

但我們的豬肉食譜中完全找不到培根，實際上，除了第 162 頁的最佳培根料理手法之外，整本書都沒有提到培根。也許你會因此感到沮喪，甚至氣憤；但我們的目標本來就不是取悅讀者，而是要讓你們在攝取真正食物的同時，能獲得最好的健康指南。雖然培根的確是「真正」的食物，卻來自不夠營養的豬肉部位，而且太容易讓人吃過量，佔據了攝取其他營養素的空間。

首先，完全符合規則的培根真的很難找。我們有推薦最適合的品牌，但如果你住的地方沒有這些品牌，那你實在不可能買到未添加糖份的培根（而且可能還含有其他不好的成分）。我們不希望自己推薦的食譜對四分之三讀者來說不實用，所以本書基本上排除了培根。

此外，豬肉並非只有培根、香腸和豬排，還有許多經濟實惠又美味的豬肉種類經常遭到忽略。將這些部位入菜，讓你不用傷荷包，就能獲取多元的營養素和風味。這些豬肉部位很多適合做成慢燉料理（像是第

254 頁的手撕豬肉），簡簡單單就完成一頓晚餐，而且不用洗太多碗。

最後，有些食物雖然符合標準，但因為口味很接近你以往常吃那些又甜又鹹又肥的食品，所以也可能造成問題，讓你不小心大吃特吃。堅果醬、水果乾和培根就是三個常見例子——不僅容易吃太多，而且就算攝取過量，對身體的益處也沒有隨之增加。

所以即使你買得到符合標準的培根，也不要得意忘形。把培根當成調味品，撒在沙拉、湯或燉菜中就好；或偶爾作為某餐的蛋白質配菜。可以把它視為一般食物，但不要過分依賴它。因為說真的，它並不是很好的蛋白質來源。（事實上，一片培根含有的脂肪和蛋白質一樣多。）

找不到合格的培根也沒關係——本單元還會介紹很多美味的豬肉部位，讓你在接下來的 30 天內，完全忘卻對鹹脆油膩培根的渴望。這項保證或許太誇大，但總之你一定能撐過去的。

英式香腸肉餅佐地瓜泥與焦糖化洋蔥

2 人份

準備時間：25 分鐘

烹調時間：25 分鐘

整體時間：50 分鐘

香腸肉餅

450 公克豬絞肉

1/4 小匙鼠尾草粉

1/4 小匙香蒜粉

1/4 小匙乾百里香

1/4 小匙洋蔥粉

1/8 小匙卡宴辣椒粉

1/8 小匙肉豆蔻

1 小匙鹽

1/8 小匙黑胡椒

1 顆檸檬，刨出皮屑

2 顆中型地瓜去皮，切成大丁

4 大匙印度酥油或澄清奶油

1/2 杯全脂椰奶

1 顆洋蔥切細絲

1/4 小匙鹽

1/4 小匙黑胡椒

烤箱預熱至攝氏 175 度。取一中型鍋，以中大火將 4 杯水煮滾。烤盤鋪上烘焙紙。

準備香腸肉：取一個大混合碗，將香腸肉的所有食材拌勻，分成 8 塊大小相等的肉餅，接著放到盤中，放入冷凍庫冰 10 至 15 分鐘，同時開始做地瓜泥。

以滾水煮地瓜 10 至 15 分鐘，達到叉子可輕易插入的柔軟度。將水倒掉後，地瓜放回鍋內。加入 1 大匙印度酥油和椰奶。用搗泥器、浸入式調理棒或大餐叉將地瓜壓成泥狀，並與印度酥油和椰奶均勻混合。接著蓋上鍋蓋保溫，靜置一旁。

將香腸肉拿出冷凍庫，排放在鋪了烘焙紙的烤盤上。進烤箱烤 12 至 15 分鐘，直到內層溫度達到攝氏 63 度，肉餡中間看不到粉紅色。

同時，取一大平底鍋，以中火加熱剩餘的 3 大匙印度酥油，搖轉鍋子，讓油均勻分布於鍋底。等油溫夠熱時，洋蔥入鍋炒 15 分鐘，讓其顏色開始變深並焦糖化，並且不時翻面。（不要跳過此步驟——顏色愈深，風味愈濃郁。）

將地瓜泥放進碗盤中，上面放上焦糖化的洋蔥。加入鹽和胡椒攪拌調味，和香腸肉餅一同上桌。

別被這個豪華版香腸肉餅的一長串香料種類給嚇到——測量和攪拌的工作其實很快就能完成。如果希望未來做這道菜時能更省時，可將香料份量變成四倍（從鼠尾草粉到黑胡椒），這次取四分之一來用（滿滿 2 小匙），並將其餘的混合香料放入真空容器，供下次製作香腸肉時使用。

如何變成一餐：把地瓜泥的份量加倍，其中一份可當成明天晚餐的配菜——可搭配滷牛腩（第 214 頁）、核桃烤豬里肌（第 252 頁）或香煎扁鱈佐柑橘薑汁淋醬（第 240 頁）。

⭐ 焦糖化洋蔥

將洋蔥焦糖化，可讓料理增添濃郁風味，但此步驟需要細心和耐心。首先，洋蔥不要切得太細，厚度約 0.3 公分即可，否則烹煮時會變得太乾癟。鍋子一定要夠大——否則若洋蔥擠成一團，最後會直接蒸熟，而不是焦糖化。最後一點，別操之太急！洋蔥要炒到柔軟且呈深棕色，才能起鍋。

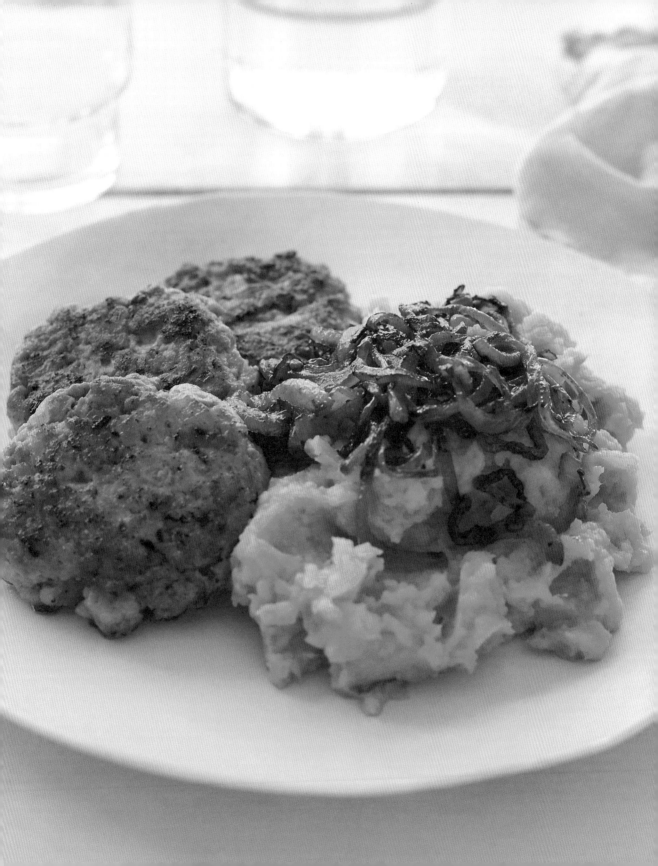

核桃烤豬里肌

豬肉

2 人份

準備時間：20 分鐘
烹調時間：30 分鐘
整體時間：50 分鐘

---

450 公克豬里肌肉

2 大匙黃芥末粉

1 大匙乾辣椒粉

1 大匙洋蔥粉

1 大匙香蒜粉

1 又 1/2 小匙鹽

1 又 1/2 小匙黑胡椒

1/2 杯碎核桃

3 杯生菜

1/2 杯義大利黑醋（第 326 頁）

里肌肉是又瘦又柔軟的豬肉部位，但很容易煮過頭，變得乾硬。最好依靠肉類溫度計，不要靠計時——所以請仔細測量溫度。這道料理也可以換成豬排，進烤箱烤的時間差不多。

烹調前 30 分鐘先將豬肉從冰箱取出。

烤箱預熱到攝氏 190 度。

需要的話，可切除多餘肥肉，並去除硬筋。（若是無骨豬里肌，基本上就不需要，但請參考下方解說。）

用紙巾將里肌肉輕輕拍乾。在小碗中混合黃芥末粉、乾辣椒粉、洋蔥粉、香蒜粉、鹽和胡椒，再將綜合香料均勻抹到里肌肉上。

用食物調理機或用手將核桃剁碎，將四分之三碎核桃均勻附著在里肌肉上。將肉放到烤盤上，烤 25 至 30 分鐘，直到內層溫度達到攝氏 63 度。出爐後靜置 10 分鐘。

將豬里肌切成厚度 1 公分的豬排。生菜擺盤，上頭放上豬排，撒上剩餘碎核桃，再淋上義大利黑醋。

⭐ 去除豬里肌外層硬筋

多數無骨豬里肌不會有太多「銀皮」（也就是里肌外層的筋膜），但如果有，就必須在烹煮前去除——否則進烤箱後，筋膜會變得又乾又硬。取一把鋒利的削皮刀或剔骨刀，一手捏住肉片，把筋膜撕開，再將刀鋒切入筋膜下方，慢慢沿著肌肉紋理切除豬皮。也可以在購買豬肉時，請肉販在包裝前先幫忙切除。

如何變成一餐：這道料理可搭配檸香烤蘆筍（第 284 頁）、地瓜湯（第 300 頁）或香煎白胡桃南瓜與球芽甘藍（第 286 頁）。

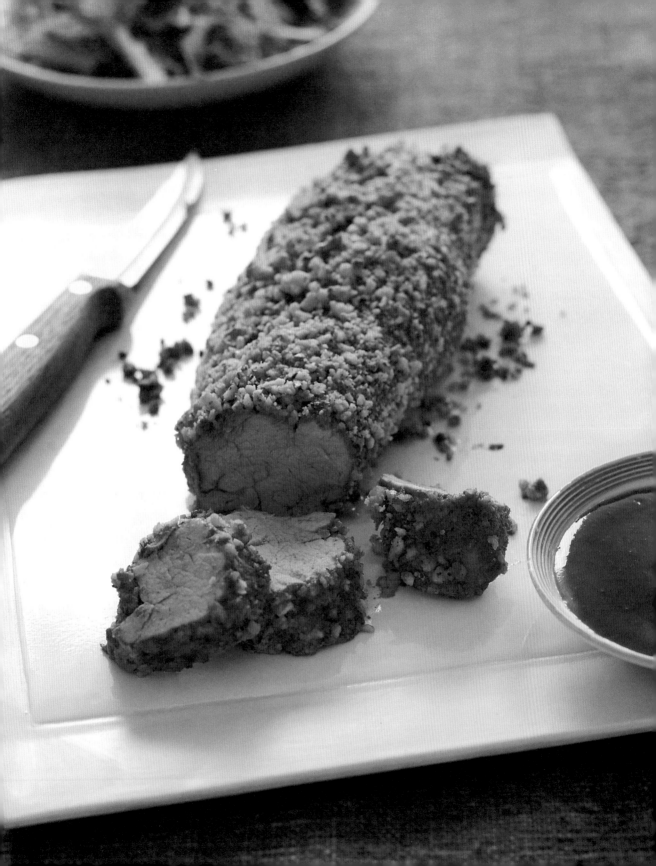

墨西哥手撕豬肉

2 人份

準備時間：15 分鐘
烹調時間：2 小時 45 分鐘
整體時間：3 小時

---

1 又 1/2 大匙鹽

1 小匙黑胡椒

900 公克豬梅花肉，切成 10 公分方塊

2 大匙烹調用油

1/2 顆中型洋蔥，切大塊

3 瓣大蒜切末

1/2 小匙香辣粉

1/4 小匙肉桂粉

1/4 杯蔥花（長度 1 公分）

1/2 顆萊姆擠汁

改用慢燉鍋做這道料理會更簡單。出門前，完成前四個步驟（也就是將鍋子放入烤箱前），之後將食材全放進慢燉鍋，然後設定用小火燉一整天（8 至 10 小時）。等你回到家後，不僅全家飄香，還能立刻享用骨肉分離的完美燉豬肉。

烤箱預熱到攝氏 175 度。

在碗中混合 1 大匙鹽和所有黑胡椒，均勻抹在豬梅花肉上調味。

取一個厚重鍋子或荷蘭鍋，以中火融化烹調用油，搖轉鍋子，讓油均勻分布於鍋底。油溫夠熱時，豬肉入鍋（鍋內空間要充足），每面煎 3 至 4 分鐘直至焦黃，起鍋後暫置一旁。

使用同一個鍋子，降至中小火，洋蔥入鍋翻炒 4 至 5 分鐘，直到變成透明。再將大蒜入鍋快炒，以避免燒焦，約炒 1 分鐘爆香。加入 1 杯水、香辣粉和肉桂粉，調成中大火，將豬肉放回鍋內煮滾。

蓋上鍋蓋，或用鋁箔紙將鍋口封好，放入烤箱烤 2.5 小時，每小時將肉翻面一次。豬肉完成時，應柔軟到可用叉子輕易插入。

將豬肉放入碗中，用一兩根叉子撕成肉絲，並去除多餘脂肪。倒入鍋中湯汁，並加入蔥花和萊姆汁，最後放入剩餘的 1/2 大匙鹽來調味。

如何變成一餐：將手撕豬肉放在清脆生菜上，搭配沙沙醬（第 319 頁）和酪梨醬（第 308 頁），就變成一道塔可沙拉；或佐以高麗菜沙拉（第 282 頁），並淋上田園沙拉醬（第 316 頁）。

⭐ 適合做手撕豬肉的部位

豬梅花肉是最常用來做手撕豬肉的部位，因為它的油花細密，能增添風味。梅花肉是肩胛肉的上半部，如果你買到的肉有帶骨，可將豬骨和肉一起入鍋，讓手撕豬肉吸收豬骨中的營養和油脂。

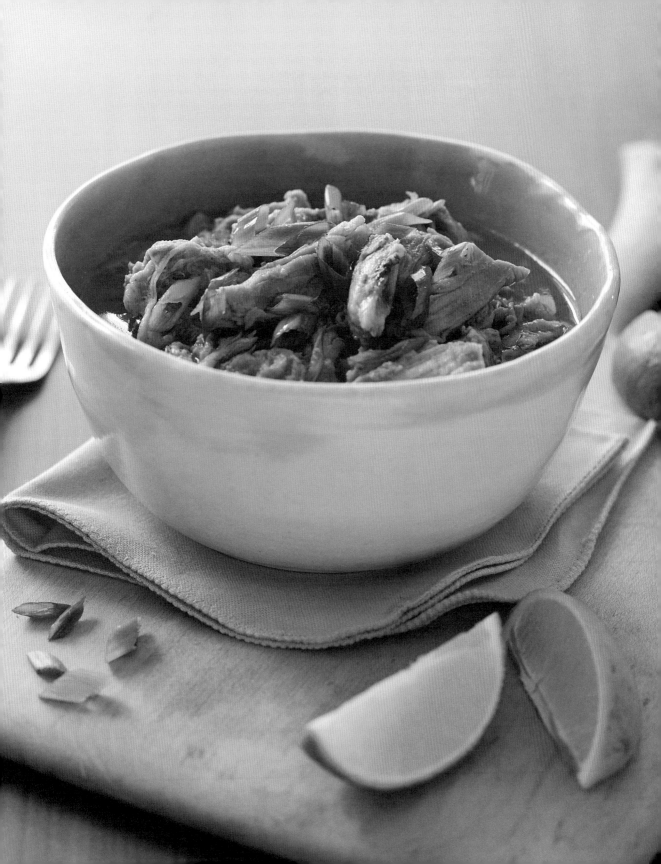

烤肋排佐酸甜烤肉醬

2 人份

準備時間：20 分鐘

醃製時間：3 至 24 小時

烹調時間：1 小時 15 分鐘

整體時間：1 小時 35 分鐘，
不含醃製時間

醃料

2 大匙乾奧勒岡

1 小匙黃芥末粉

1 小匙洋蔥粉

1 小匙香蒜粉

1 大匙乾辣椒粉

1/2 小匙孜然

1 小匙鹽

1 小匙黑胡椒

900 公克豬肋排

1 杯雞骨清湯（第 177 頁）或水

2 杯酸甜烤肉醬（第 322 頁）

提前兩天做好烤肉醬，就能將備料時間
減半。

製作醃料： 在小碗中混合奧勒岡、黃芥末粉、洋蔥粉、香蒜粉、乾辣椒粉、孜然、鹽和黑胡椒。肋排肉面朝上，放在大塊鋁箔紙上，均勻抹上醃料。放在冰箱中，醃 3 至 24 小時（愈久愈好）。

烤箱預熱至攝氏 150 度。

將肋排放入烤鍋或玻璃烤盤中，倒入雞骨清湯或水，用鋁箔紙蓋起來。進烤箱烤 1 小時，或達到骨肉分離的程度。

烤爐預熱到中溫（攝氏 175 度）。以直火燒烤肋排，每面各 6 至 8 分鐘，直到表面焦脆。如果沒有烤爐，可將烤箱溫度調高到攝氏 250 度，肋排每面各烤 10 分鐘。

將肋排拿出烤爐或烤箱，立刻塗上厚厚的烤肉醬，上菜時附上剩餘醬汁。

如何變成一餐： 這道料理很適合搭配白胡桃南瓜佐羽衣甘藍與瑞士甜菜（第 268 頁）、高麗菜沙拉（第 282 頁）或烤地瓜（第 296 頁）。

⭐ 肋排熟了沒？

肋排應該要烤到攝氏 82 度至 87 度，但這道料理無法使用肉類溫度計：溫度計會被肋排的骨頭擋住，所以很難準確測量。有幾個方式可以檢查肋排熟了沒：用夾子夾起肋排，輕輕地上下晃動，如果肋排已經熟了，會整片彎曲，而且感覺快要散掉。也可以用牙籤戳進骨頭之間的肉裡，如果覺得毫無阻力（像戳進糕點的觸感），就代表肋排已經熟了。

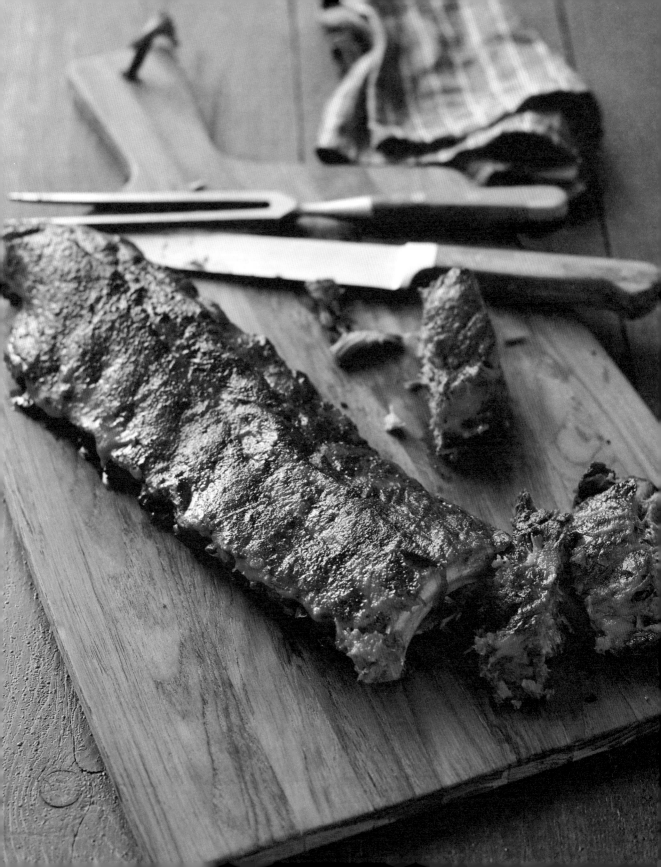

豬排佐香料蘋果醬

2 人份

準備時間：5 分鐘
烹調時間：20 分鐘
整體時間：25 分鐘

---

1 小匙鹽

1 小匙黑胡椒

2 塊帶骨豬排（總重約 450 公克）

3 大匙烹調用油

1 顆洋蔥切絲

2 顆蘋果，去皮去核切丁

1/2 杯蘋果酒

1/2 小匙薑粉

1/2 小匙五香粉

1 撮肉豆蔻

2 大把綠捲鬚萵苣

買不到綠捲鬚萵苣嗎？你可以改用芝麻菜、嫩羽衣甘藍或嫩菠菜。這道料理也可以當早餐再吃一頓──煎一兩顆蛋，放在剩餘的豬排上，以蘋果醬和炒軟的新鮮蔬菜當作配菜即可。

烤箱預熱至攝氏 175 度。

在小碗中混合鹽和黑胡椒，抹在豬排的兩面調味。

在大平底鍋中，以中大火熔化 2 大匙烹調用油。油溫夠高時，豬排入鍋，煎 2 至 3 分鐘，直到外表金黃香脆，接著翻面再煎 2 分鐘。

將豬排放到烤盤上，進烤箱烤 10 至 15 分鐘，視肉片厚度而定，直到內層溫度達到攝氏 60 度。

烤豬排的同時，用同一個平底鍋，將剩餘的 1 大匙烹調用油和洋蔥混合，以中火煮 2 至 3 分鐘，直到洋蔥變透明。再加入蘋果丁、蘋果酒、薑粉、五香粉和肉豆蔻燉煮約 5 分鐘（並持續以木匙翻動鍋底的美味沈澱物），直到蘋果丁軟化。

將蘋果醬放入食物調理機或果汁機中，打成滑順醬汁。

盤上鋪綠捲鬚萵苣，再擺上豬排，和蘋果醬一同上桌。

⭐ 培根油

如果你幸運地買到符合標準的培根，可把煎培根出的油留著下次使用，很適合用在比較豐盛的料理。

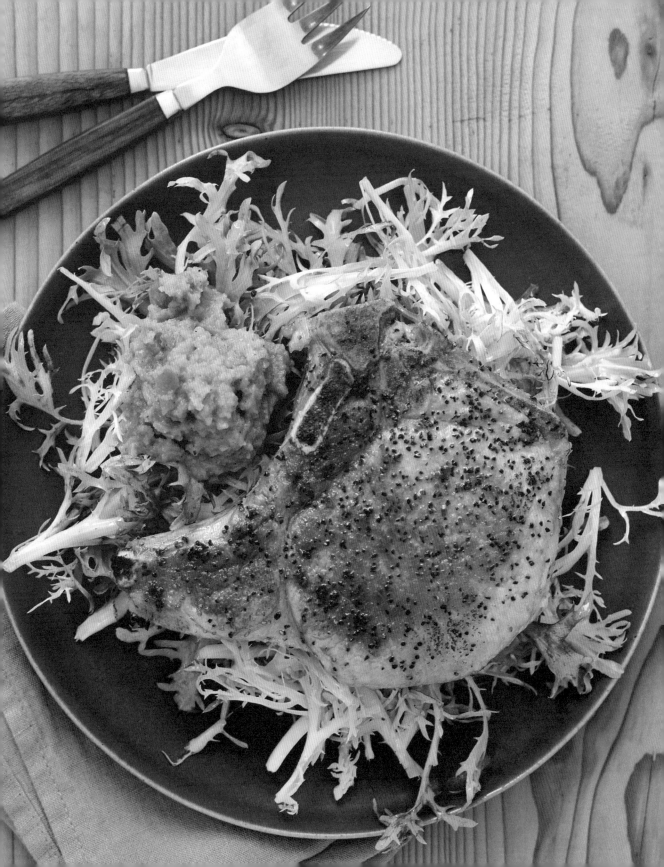

配菜

主流媒體有時會報導說，我們的健康飲食計劃以肉食為主，但實情並非如此。如果按照飲食指南（第 194 頁）來進食，你每餐只會攝取份量適中的蛋白質。事實上，若認真計算數據，我們所建議的蛋白質攝取量低標，正好和美國建議每日攝取量（USRDA）相同。而且我們藉由大量蔬菜水果，來和肉類做平衡。我們建議你每餐攝取蛋白質後，都用蔬菜來填滿剩餘空間。

我們不太清楚為何有人會以為我們的飲食法就是只吃肉。也許「吃肉吃到飽」的口號對電視廣告而言比較吸引人吧。他們認為極端的飲食計劃很性感，溫和方法則太平庸。然而，溫和才是健康，而健康正是我們的宗旨。

而且，我們認為健康這件事超級性感。

首先，我們不在乎你買的是新鮮食物或冷凍食品，也不在乎你要生食還是熟食。我們只希望你好好吃蔬菜。如果你買冷凍蔬菜，的確會損失少量營養素，但你怎麼知道新鮮農產品從農場到商店的運輸過程中，不會流失營養呢？冷凍蔬菜不僅經濟實惠，還能快速上桌，所以請在冷凍庫常備一些蔬菜。如果你想買新鮮蔬菜，那麼請選擇農夫市集——不僅能提供當地、當季的新鮮農產品，更重要的是物美價廉。

至於要生食還是熟食，你高興就好。雖然有些人會發現生菜比較難消化，這情況特別容易發生在不習慣吃生菜的人身上。如果你有腸躁症等消化問題，或吃太多生菜讓你覺得肚子脹氣，請嘗試將蔬菜煮熟再吃，看看情況是否好轉。

有些人還會對特定蔬菜水果敏感——也就是含有較高「可發酵短鏈碳水化合物」（FODMAPs）（即可發酵性寡糖〔Fermentable Oligosaccharides〕、雙糖〔Disaccharides〕、單糖〔Monosaccharides〕及多元醇〔Polyols〕）的蔬果。這些短鏈碳水化合物（糖醇）難以被小腸吸收，進入大腸後，會被腸內細菌發酵分解，造成排氣、脹氣、蠕動異常，或覺得肚子裡好像有隻異形。

簡單來說，就是腸胃不舒服啦。

「可發酵短鏈碳水化合物」常見於穀類和豆類，而這兩類食物並未納入本計劃；不過許多蔬果也含有「可發酵短鏈碳水化合

物」。如果你發現採取這套飲食法後，仍有消化問題，請嘗試執行一星期的低可發酵短鏈碳水化合物飲食法，看看是否有所改善。（你可以到 whole30.com/pdf-downloads 下載「低可發酵短鏈碳水化合物飲食的採買清單」）請參考第 129 頁和 130 頁，瞭解如何解決全食計劃期間遇到的消化問題。

此單元中的蔬菜水果配菜，非常適合搭配前面的各種肉類、海鮮和蛋類料理，同時也和步驟簡易的蛋白質料理相得益彰，例如完美牛排（第 154 頁）或完美烤全雞（第 157 頁）。所以誰說綠葉不能當主角呢？

我們也會介紹許多適合一年四季的配菜。雖然現在大多數農產品幾乎全年都買得到，但在七月酷暑中烤白胡桃南瓜聽起來總是怪怪的，在寒冬早晨喝西班牙冷湯也很難有飽足感。我們會告訴你各種替代方案，例如在冬天以外的季節，要用什麼取代印度南瓜；也會提供充分的選擇（請再參考第 164 頁起的完美蔬菜食譜），讓你能順利度過第一次和往後的全食計劃。

我們的任務就是帶你認識一兩種新的蔬菜、讓你愛上原本討厭的蔬菜、並讓你瞭解世界上除了馬鈴薯泥、青豆和玉米以外，還有許多美味又營養的蔬菜。

但別忘了──嚴格來說，玉米不算是蔬菜，而是穀類，所以進行計劃時不能吃。而青豆屬於豆類，所以也不能碰。（皇帝豆也一樣，但不會有人因此抱怨的。）然而，這套飲食法有包含各種馬鈴薯，所以這些規則對你而言絕對是利多，因為鴨油烤地瓜鐵定比奶油青豆美味多了。

這不是科學數據，而是基本常識。

義大利黑醋烤地瓜佐球芽甘藍

2 人份

準備時間：10 分鐘
烹調時間：20 分鐘
整體時間：30 分鐘

---

1 杯義大利黑醋

1 顆地瓜，削皮切大塊

3 大匙熔化的印度酥油、澄清奶油、椰子油或特級初榨橄欖油

225 公克球芽甘藍，修整後對半切

1/2 顆紅洋蔥，切細絲

3 瓣大蒜，切末

1/2 小匙鹽

1/4 小匙黑胡椒

你可能覺得醬汁一定愈多愈好，但這可不適用於義大利黑醋！它的味道非常強烈，所以只要淋一點點在蔬菜上就好。寧願謹慎行事，少加一點，也不要一次加太多，蓋掉料理的新鮮風味。

烤箱預熱到攝氏 205 度，烤盤鋪上烘焙紙。

取一個小醬汁鍋，以中大火將義大利黑醋煮滾。然後轉中小火煮 20 至 30 分鐘，讓義大利黑醋濃縮成一半份量。關火後將其靜置放涼，並保存備用。（你可以提早一星期先做好，並用加蓋容器保存於室溫中。）

等待醬汁收乾時，將地瓜和 1 大匙烹調用油放入中型碗中拌勻，讓地瓜均勻裹上油，再將地瓜擺上烤盤。

同時，將剩餘的 2 大匙烹調用油放入大平底鍋，以中大火加熱，並搖轉鍋子，使油在鍋底均勻分布。油溫夠熱時，球芽甘藍入鍋拌炒 3 至 4 分鐘，不時翻動鍋子，直到開始呈焦黃色。接著將洋蔥和大蒜入鍋再炒 1 分鐘，直到大蒜已爆香，再以鹽和黑胡椒調味。

將鍋內的球芽甘藍等食材，倒入烤盤上的地瓜中，均勻擺放，再進烤箱烤 15 至 18 分鐘，直到地瓜內部柔軟、外觀呈金黃色，而球芽甘藍觸感軟嫩。

將球芽甘藍和地瓜等食材裝盤，並淋上義大利黑醋。

如何變成一餐：在烤蔬菜的同時，用炒球芽甘藍和洋蔥的平底鍋，來煎雞肉香腸或雞蛋，就能馬上變身成一頓豐盛早餐！這道配菜也很適合搭配烤全雞（請見第 157 頁）、豬排佐香料蘋果醬（第 258 頁）和烤牛排佐大蒜紅蔥頭泥與酪梨（第 216 頁）。

⭐ 球芽甘藍脆片

烤球芽甘藍的一大優點就是菜葉會脫離菜心，在烤箱中變得像薯片一樣香脆。如果想「助長」這個過程，可以在將球芽甘藍放上烤盤後，先剝下一些外層菜葉。

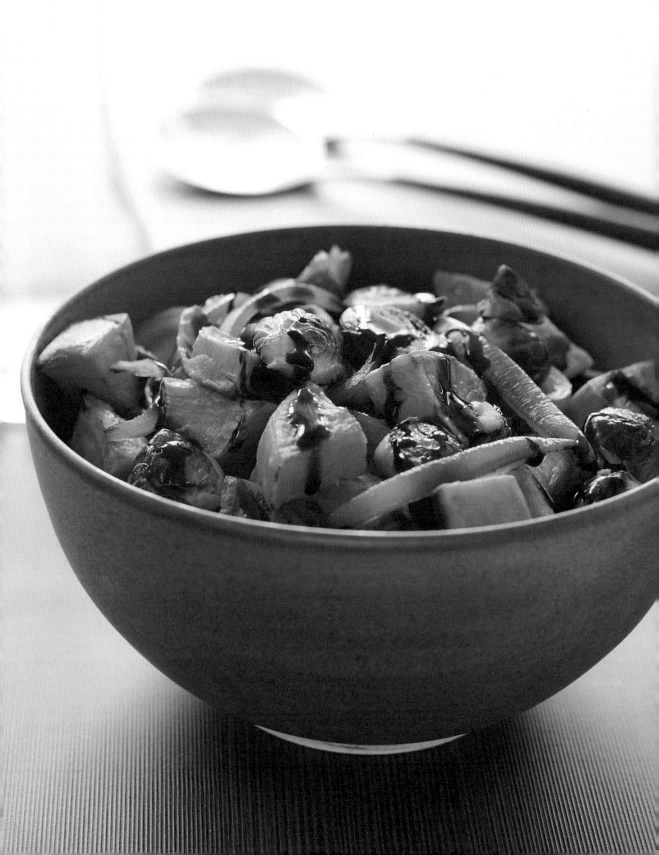

青花菜、蘑菇、黃櫛瓜佐紅甜椒醬汁

2 人份

準備時間：20 分鐘

烹調時間：10 分鐘

整體時間：30 分鐘

---

1 顆青花菜，切成朵狀

2 大匙椰子油或特級初榨橄欖油

1/4 顆小型洋蔥，切成小塊

230 公克洋菇、棕色蘑菇或波特菇，每朵切成四塊

1 根中型黃櫛瓜，切成大丁

2 瓣大蒜，切末

鹽和黑胡椒

1/2 杯烤紅甜椒醬汁（第 316 頁）

你可以提早 2 天做好烤紅甜椒醬汁，節省準備時間。也可以在加入大蒜時，撒 1 小匙紅椒粉；或上菜時依喜好淋上符合標準的市售沙拉醬、或自製的田園沙拉醬（第 316 頁）、阿根廷沙沙醬（第 306 頁）或咖哩醬汁（第 307 頁）。請注意，黃櫛瓜和菇類入鍋後會釋放大量水份，即使擺盤後也會持續出汁。因此若不希望整道菜湯湯水水，請用漏勺將蔬菜從鍋裡撈起瀝乾。

取一大鍋，將 1 杯水煮滾。在鍋中放一個蒸鍋或蒸籠，放入青花菜後，蓋上鍋蓋，蒸 5 至 6 分鐘，直到青花菜達到叉子可輕易插入的柔軟度。將青花菜取出，暫置一旁。

等待水滾的同時，取一大平底鍋，以中火熱油，搖轉鍋子，使油均勻分布於鍋底。油溫夠熱時，將洋蔥和菇類下鍋，翻炒 2 至 3 分鐘，直到洋蔥變透明。加入黃櫛瓜和大蒜繼續翻炒約 5 分鐘，直到黃櫛瓜變得稍微柔軟，然後關火。

將青花菜放入平底鍋，和黃櫛瓜等食材混合。輕撒一點鹽和胡椒就好，因為稍後還會用烤紅甜椒醬汁調味。最後將料理放入碗盤中，淋上烤紅甜椒醬汁。

如何變成一餐：你可以把任何蛋白質來源加入這道料理中——這道菜很百搭，而烤紅甜椒醬汁可結合所有風味。特別適合搭配炒蛋（第 150 頁）、漢堡（第 153 頁）或完美香煎雞胸肉（第 157 頁）。

⭐ 青花菜

別浪費青花菜的梗！它們可以做成美味滑順的湯品。首先，剝去外皮，將梗切成薄圓片。取一中型鍋，加熱 1 大匙椰子油、澄清奶油或印度酥油，然後加入切成塊狀的半顆洋蔥、2 瓣大蒜、1 杯切片蘑菇和所有青花菜梗，煮 10 分鐘，不時翻攪。接著加入 1 杯雞骨清湯和 1 杯全脂椰奶，繼續攪拌，然後關火。讓湯冷卻 5 分鐘，然後倒入果汁機或食物調理機，攪打 20 至 30 秒，直到變得滑順，最後以鹽和胡椒調味。

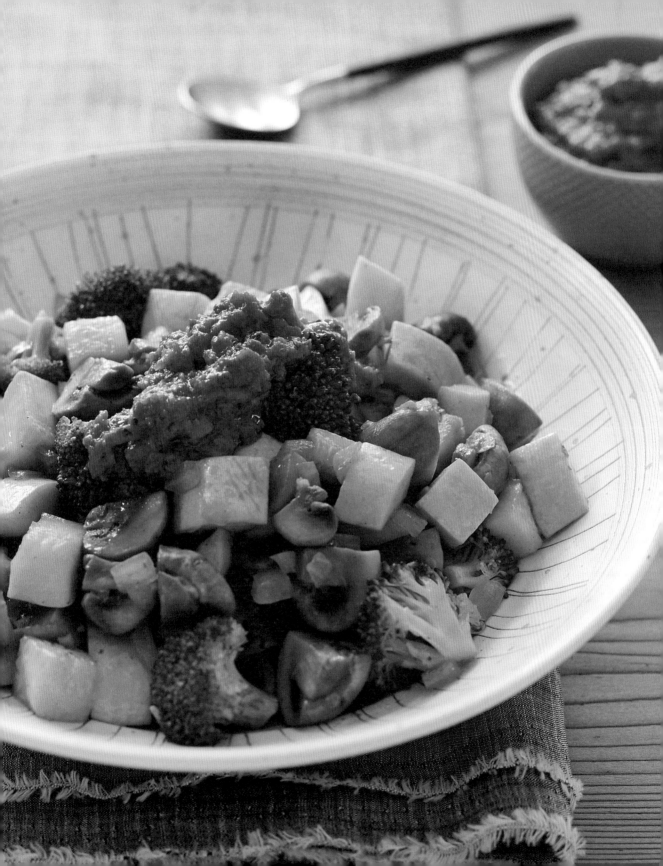

白胡桃南瓜湯

2 人份

準備時間：15 分鐘

烹調時間：30 分鐘

整體時間：45 分鐘

---

3 大匙澄清奶油、印度酥油或椰子油

1/2 杯洋蔥切丁

3 杯白胡桃南瓜，去籽去皮

2 瓣大蒜切末

1/2 小匙薑末

4 杯雞骨清湯

1 小匙鹽

1/2 小匙黑胡椒

不確定要買幾顆南瓜嗎？通常，一顆 900 公克重的白胡桃南瓜去籽後，大約就是 3 杯的份量，但比食譜多一點或少一點也沒關係——這道湯的彈性很大。你也可以買已經切好的白胡桃南瓜塊，就不用猜得買幾顆南瓜，還能省下 10 分鐘準備時間，不過價格當然會比較貴。

取一大鍋，以中火熔化烹調用油，搖轉鍋子，讓油均勻分布於鍋底。待油溫夠熱時，將洋蔥下鍋翻炒 2 至 3 分鐘，直到變成透明。接著加入南瓜塊、大蒜和薑炒約 1 分鐘，直到大蒜爆香。

加入雞骨清湯，以大火煮滾。煮 10 分鐘，直到南瓜軟化，然後關火。

將湯倒入食物調理機或果汁機，一次全倒或分兩次皆可，接著以高速攪打，變成質地滑順的糊狀後，再倒回鍋內。

以中大火加熱南瓜湯 7 至 10 分鐘，直到它黏稠到會附著在木匙上。最後以鹽和黑胡椒調味。

如何變成一餐：若想變成完整的一餐，可在將湯倒回鍋中時，加入煮熟的雞肉、扇貝或水煮蛋，一起煮 7 至 10 分鐘。若想加些蔬菜，可在關火前 3 分鐘放入 2 大把菠菜或羽衣甘藍。

⭐ 準備南瓜

只要用對方法，將南瓜去皮切丁其實並不難。首先，將南瓜頂端和底部切掉一點，使其表面平整。接著用蔬菜削皮器，由上至下將南瓜去皮。然後將南瓜放在平面上，從上到下剖成一半，變成兩大片長型瓜肉，再用大湯匙從中央將籽挖掉。最後將兩片南瓜平放在砧板上，先直切成長條狀，再橫切成丁狀。如果有些南瓜塊較厚，將其再對半切，這樣大小就不會相差太多。

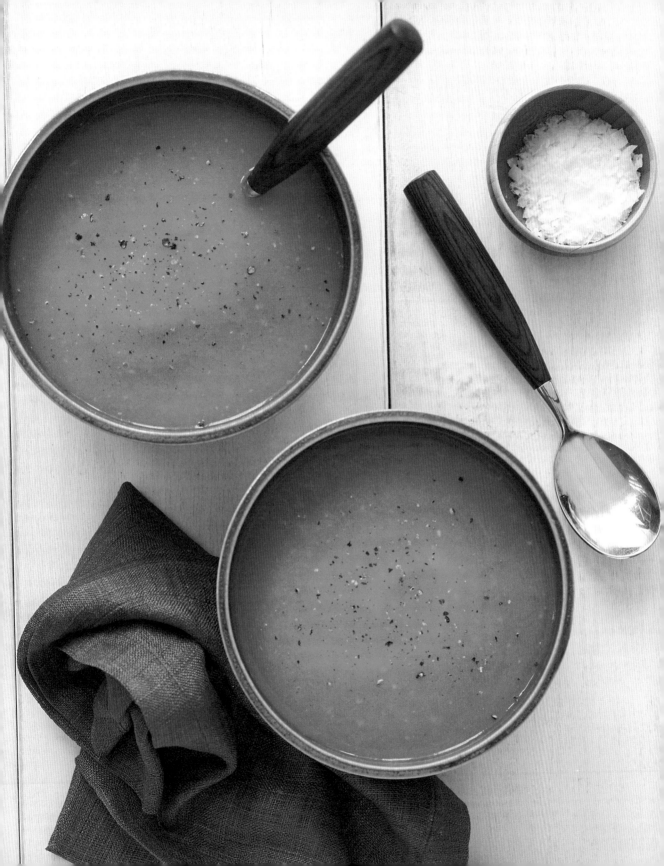

白胡桃南瓜佐羽衣甘藍與瑞士甜菜

2 人份

準備時間：15 分鐘

烹調時間：45 分鐘

整體時間：1 小時

---

2 杯白胡桃南瓜，去皮去籽切大丁

1 大匙特級初榨橄欖油

1 把羽衣甘藍，去梗，菜葉切成 2.5 公
　分長緞帶狀

1 把瑞士甜菜，去梗，菜葉切成 2.5 公
　分長緞帶狀

3 大匙澄清奶油、印度酥油或椰子油

1 瓣大蒜切末

1/4 杯生杏仁片

1/2 小匙香辣粉

1/2 小匙鹽

1/2 小匙黑胡椒

我們說過，所有料理上都可以放顆煎
蛋，這道也不例外。如果你有其他剩
菜，加進這道料理後，就變成簡便又美
味的早餐。用鍋子或微波爐將蔬菜重新
加熱，放上煎蛋，即可上桌。

烤箱預熱到攝氏 220 度。烤盤鋪上烘焙紙。

取一大碗，將白胡桃南瓜和橄欖油翻攪混合，直到南瓜
均勻裹上一層油。將南瓜放到烤盤上，進烤箱烤 45 至 50
分鐘，達到叉子可輕易插入的柔軟度。

南瓜出爐前 15 分鐘，取一大鍋，倒入 2 杯水煮滾，鍋內
放入蒸鍋或蒸籠。放入羽衣甘藍和瑞士甜菜後，蓋上蓋
子，蒸 3 至 5 分鐘，直到羽衣甘藍變得柔嫩但不會太軟
爛。接著將兩種蔬菜起鍋，暫置一旁，鍋中的水倒掉並擦
乾。

用同一個鍋子，以中火將烹調用油加熱，搖轉鍋子，直到
油均勻分布於鍋底。油溫夠熱時，將大蒜和杏仁入鍋翻炒
約 1 分鐘，將大蒜爆香。再調成大火，加入蒸過的羽衣甘
藍和瑞士甜菜，翻炒 20 至 30 秒，充分混合。接著關火，
將鍋中食材擺盤。

將烤過的白胡桃南瓜和羽衣甘藍及瑞士甜菜混合。加入香
辣粉、鹽和黑胡椒，翻攪均勻，盡快上桌。

⭐ 蔬菜去梗

要將羽衣甘藍及其他較紮實的蔬菜去梗時，可用一手抓住
葉梗底端，另一手的食指和姆指捏住靠近菜葉底部的葉梗
處，沿著梗向上推，將葉片扯下。（和迷迭香及百里香的
去梗方式相同。）如果你用這方法時遭遇困難，或菜太軟
不適用，可將羽衣甘藍葉片朝下，放在砧板上，用削皮刀
將菜葉沿著葉梗兩側切下。

如何變成一餐：上桌前，加入煮熟的雞肉香腸、牛絞肉或
烤雞，就是完整的一餐；或搭配完美烤鮭魚（第 160 頁）
或烤椰香咖哩雞（第 230 頁）。

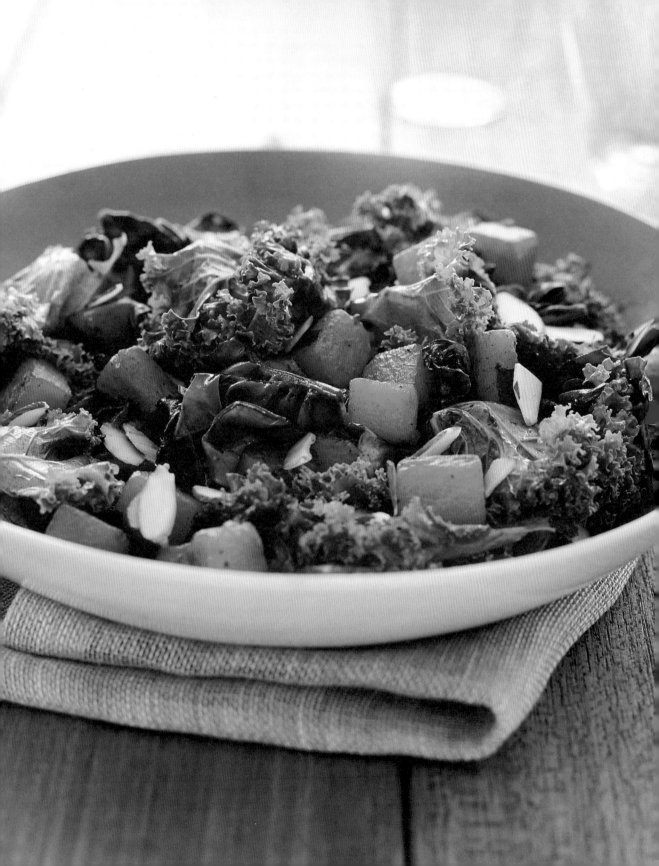

花椰菜泥

2 人份

準備時間：10 分鐘

烹調時間：15 分鐘

整體時間：25 小時

---

1 顆花椰菜，切成朵狀（約 4 杯）

2 瓣大蒜，切末

1/2 杯椰子鮮奶油（請見第 178 頁）

2 大匙印度酥油或澄清奶油

1 小匙鹽

1/4 小匙黑胡椒

1/2 杯雞骨清湯

1 大匙新鮮歐芹切末

這也許是最多變的一道菜了。它如同清爽版的馬鈴薯泥，而且有數十種變化，可搭配幾乎所有風格的料理。喜歡滑順一點，就加多些雞湯；喜歡厚重口感，就只加 1 大匙雞湯。還可以在上頭撒上符合標準的培根碎片或開心果；加入新鮮的混合香料，例如迷迭香、奧勒岡和百里香；也可以來點更有趣的，加入 2 大匙去皮磨碎的新鮮辣根或 1 小匙香辣粉；加入少許芥末籽醬（和豬肉很搭）；或拌入用澄清奶油或印度酥油清炒過的高麗菜絲和羽衣甘藍。

取一大鍋，加入 2 杯水，以中大火煮滾。加入切成朵狀的花椰菜和大蒜，煮 15 分鐘，直到花椰菜達到叉子可輕易插入的柔軟度。

將花椰菜瀝乾，放入食物調理機。加入椰子鮮奶油、印度酥油、鹽和黑胡椒，攪打至花椰菜開始變得均勻滑順。再加入雞骨清湯，一次一大匙，攪打混合，直至達到理想中的質地。最後加入歐芹繼續打，直到變得非常滑順，趁溫熱時上桌。

如何變成一餐：這道料理非常百搭，是真的什麼都可以搭。但如果一定要推薦幾道，那就是滷牛腩（第 214 頁）、雞肉丸子（第 226 頁）、香煎扁鱈佐柑橘薑汁淋醬（第 240 頁）和核桃烤豬里肌（第 252 頁）。

⭐ 搗泥

製作這道料理時，可視各種質地，選擇不同搗泥工具。如果你喜歡滑順的花椰菜泥，一定要用食物調理機。如果你喜歡厚重有顆粒感，可以用手動工具（像是馬鈴薯搗泥器或大餐叉）。如果你希望質地介於兩者之間，可試試浸入式調理棒。

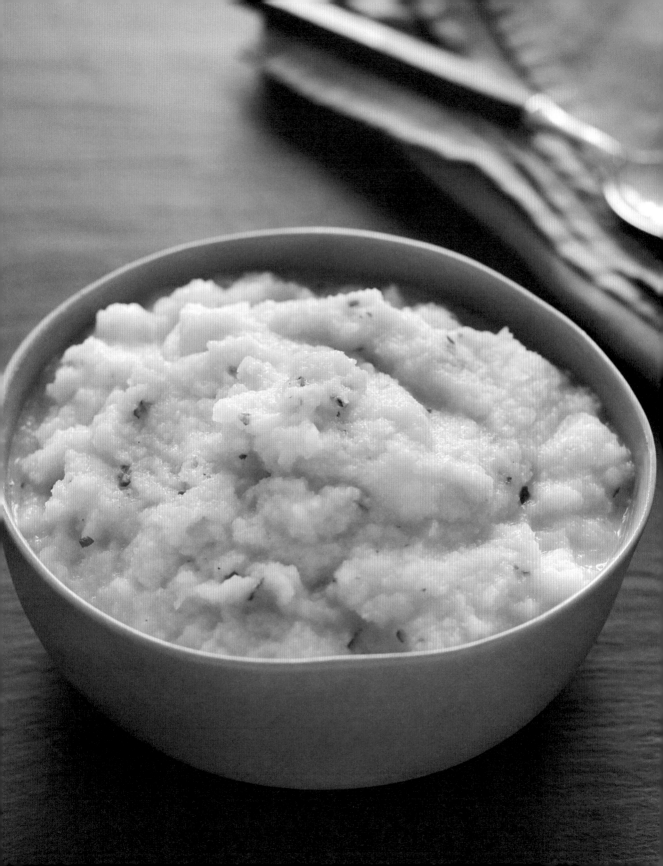

花椰菜飯

2 人份

準備時間：15 分鐘

烹調時間：15 分鐘

整體時間：30 小時

---

1 大顆花椰菜，切成朵狀

3 大匙印度酥油或澄清奶油

1/2 顆洋蔥，切成小塊

1 根紅蘿蔔，去皮切小塊

2 瓣大蒜，切末

1/2 杯雞骨清湯

1 大匙香菜末

1/2 小匙鹽

1/2 小匙黑胡椒

這道料理也有非常多變化。若想變成摩洛哥風格，可加入 1/4 杯杏仁片或松子、1/2 杯葡萄乾、1/2 小匙孜然粉、1/4 小匙薑黃粉和 1/4 小匙肉桂粉。若想做成完整的一餐，可將一份你喜愛的蛋白質來源切塊（例如雞肉、蝦、側腹牛排或豬肉），和冰箱中剩餘的炒青菜一起加進去。

為了將花椰菜變得像「飯」，先將一半的花椰菜放進食物調理機，打 15 至 20 次，變成類似米飯的質地。（不要塞得太滿，也不要打太久，否則會變得太糊。）再把剩餘的花椰菜也打成飯狀。

取一大平底鍋，以中火熔化印度酥油，搖轉鍋子，讓油均勻分布在鍋底。油溫夠熱時，將洋蔥和紅蘿蔔入鍋翻炒 2 至 3 分鐘，直到洋蔥變透明。加入大蒜爆香，拌炒約 1 分鐘。

將花椰菜飯加入平底鍋，和其他蔬菜混合均勻。倒入雞骨清湯，蓋上鍋蓋，蒸煮 10 至 12 分鐘，直到變成類似米飯的質地。（花椰菜應會變得更軟，但不至於糊爛濕軟。）

關火，撒上香菜末，再以鹽和黑胡椒調味。

如何變成一餐：花椰菜飯和花椰菜泥一樣百搭。可嘗試搭配有醬汁的料理，例如烤椰香咖哩雞（第 230 頁）、羅美斯扣醬大蒜鮮蝦（第 244 頁）和墨西哥手撕豬肉（第 254 頁）。

⭐ 磨碎

如果你沒有食物調理機，可以用刨刀將花椰菜刨成米粒狀。但要有耐心，因為這得花多一點時間！也可以做成「炒飯」的感覺，省略雞湯，鍋中加入更多烹調用油，將花椰菜飯煎軟，費時約 5 分鐘。若想讓它更像傳統的炒飯，可將兩顆蛋的蛋白打散入鍋，和花椰菜飯一起煎。

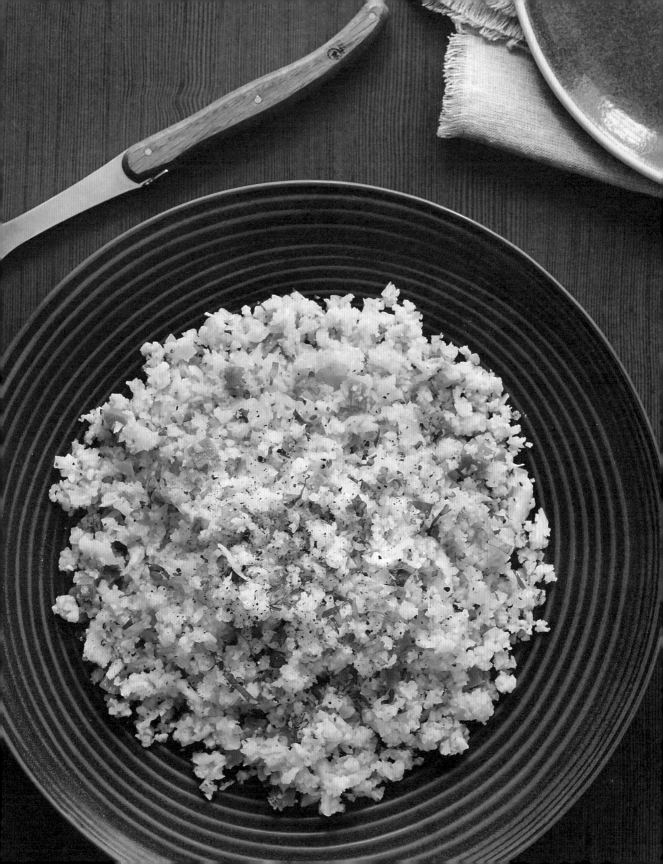

涼拌泰式沙拉

2 人份

準備時間：25 分鐘
冷卻時間：30 分鐘
整體時間：55 分鐘

---

2 小根櫛瓜

1 小根小黃瓜

2 根紅蘿蔔，削皮、刨成絲

1/2 杯豆芽菜（可省略）

1/4 杯切碎的腰果

1/4 杯切碎的新鮮香菜

1/2 杯陽光醬汁（320 頁）

若要跳過 30 分鐘的冷卻時間，製作這道菜的前一晚，可將櫛瓜、小黃瓜、紅蘿蔔與豆芽菜先放進冰箱冷藏，若你不介意吃室溫的沙拉，也可以直接省去這個步驟。如果想要口味更清淡的沙拉醬，可以試試用亞洲式油醋醬（330 頁）或香菜萊姆美乃滋（310 頁）取代陽光沙拉醬。

用一般削皮刀替櫛瓜削皮。再用刨絲刀沿著櫛瓜的一邊刨出細長的絲，一直刨到接近中間有籽的部分。換一邊繼續刨，直到四面都刨到中心。剩下的櫛瓜與小黃瓜繼續重複這個步驟。最後應該能刨出約 2 杯的「麵絲」（如果你有螺旋切絲器，可以用它取代刨絲器），然後將中間部分丟棄。

將櫛瓜與小黃瓜麵絲放進一個中型的攪拌碗裡。加入紅蘿蔔絲、豆芽菜、大部分的碎腰果與大部分的切碎香菜。冷藏 30 分鐘。

在陽光沙拉醬裡加入一大匙（或更多）的水，稀釋到呈現滑順的沙拉醬質地，倒在泰式沙拉上，攪拌均勻。最後撒上剩餘的腰果與香菜並且盛盤。

如何變成一餐：冷藏之前，在沙拉裡加入煮熟的鮮蝦、雞肉或水煮蛋就可以變成完整的一餐。或是搭配香煎扁鱈佐柑橘薑汁淋醬（240 頁）、泰式小黃瓜杯與火雞肉（234 頁），或阿根廷沙沙醬烤牛肉串（218 頁）。

⭐ 泰式蔬菜湯

你可以輕易將這道涼拌菜變成一道熱的湯品。在一個大型湯鍋裡加熱 4 杯牛或雞高湯。高湯在加熱的同時，以中火加熱一個小煎鍋，加入碎腰果。在煎鍋中乾煎，不斷晃動鍋子，直到腰果呈現金褐色。取出腰果，放置一旁備用。高湯加熱後，加入櫛瓜、紅蘿蔔與豆芽菜，煮到蔬菜變軟，約 2 至 3 分鐘。完成後，舀入個別的湯碗，上面撒上烘烤過的腰果與新鮮香菜。可搭配切片小黃瓜與陽光醬汁做為沾醬。

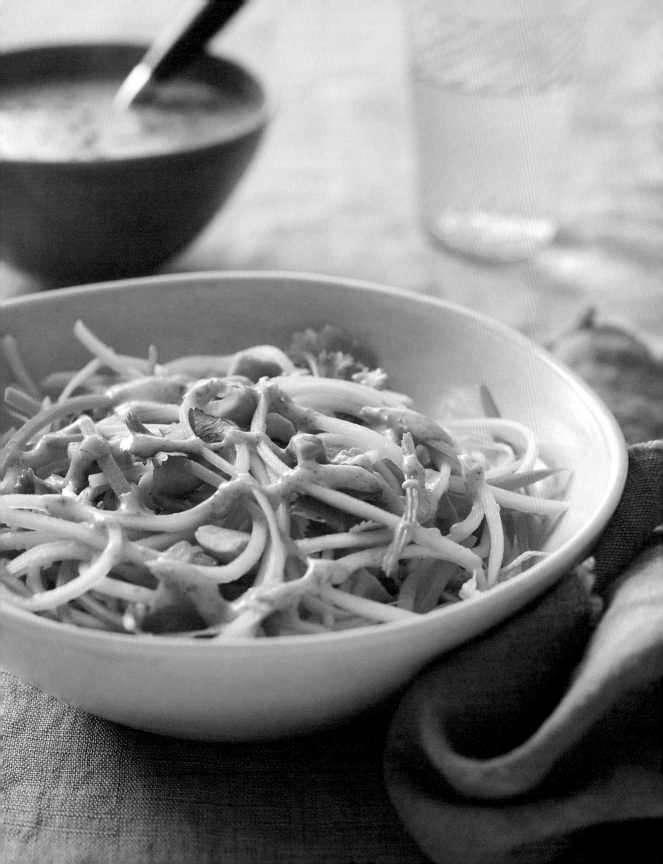

番茄冷湯

2 人份

準備時間：20 分鐘

冷卻時間：30 分鐘

整體時間：50 分鐘

---

1 根中型小黃瓜，削皮、大略切塊

2 顆中型番茄，去皮、去籽、大略切塊

1 顆紅甜椒，去籽、除去內部筋膜、大略切塊

1/2 顆小洋蔥，大略切塊

2 瓣大蒜，切末

1 又 1/2 杯罐裝碎番茄

1 又 1/2 大匙紅酒醋

1 大匙初榨橄欖油

1/2 小匙鹽

1/2 小匙黑胡椒

如果你沒有食物調理機，你可以先用刀子將食材切塊，再用果汁機或浸入式調理棒將食材與罐裝番茄、醋與橄欖油混和。如果家裡有某種蔬菜切丁器，這步驟會加快許多。

將小黃瓜放入食物調理機，攪打至食材呈現小塊狀。將小黃瓜倒進一個碗裡。番茄、甜椒與洋蔥都分別重複以上步驟，切碎後一一倒入碗中。（如果你把食材全部一起拿去攪打，最後食材會呈現泥狀而非小塊狀。）拌入切碎的大蒜，然後將碗中的食材全部再倒入食物調理機中。

調理機中加入罐裝番茄丁、醋、橄欖油、鹽與胡椒，攪打至食材呈現滑順的質地。

上菜之前，將番茄冷湯冷藏至少 30 分鐘——過夜會更好，如此一來，食材的風味會繼續融合。

如何變成一餐：只要在上菜之前，在湯裡加上煮熟的鮮蝦與酪梨切片，就可以變成完整的一餐。番茄冷湯也很適合搭配廚房雜燴炒蛋（202 頁）、墨西哥鮪魚卷（238 頁）與雞肉丸子（226 頁）。

⭐ 不同變化

想要加強風味的話，上菜前可再加一點現切的新鮮歐芹、香菜或其它新鮮香草葉。想要讓番茄冷湯帶一點勁的話，可以加入 2 大匙你最喜歡的辣椒醬，以及 1/4 小匙的卡宴辣椒粉（cayenne pepper）。若想要喝甜湯的話，可以將兩顆芒果的果肉打成粗泥，然後加進其它食材一起攪打。

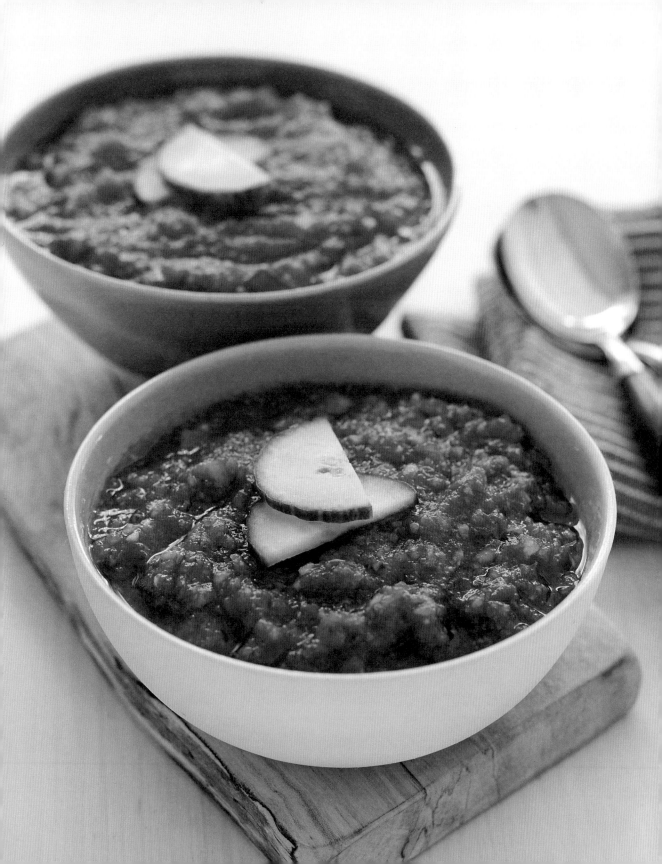

希臘沙拉

2 人份

準備時間：15 分鐘

1 顆蘿蔓生菜，切塊

4 顆番茄，去籽並粗略切成丁

1 根小黃瓜，去皮並粗略切成丁

1/2 顆紅洋蔥，切細絲

30 顆去籽希臘橄欖（Kalamata olives），切半

1/4 杯初榨橄欖油

2 大匙紅酒醋

1 瓣大蒜，切末

1/4 小匙鹽

1/4 小匙黑胡椒

1/2 顆檸檬汁

想為這道豐盛的沙拉再加一點分量，可以加入一點罐裝的朝鮮薊（切成四分之一）、風乾番茄、希臘青椒（pepperoncini）或烤紅甜椒，或是在上頭淋上濃滑版的香草柑橘油醋醬（326 頁）。

在一個大碗中混和生菜、番茄、小黃瓜、洋蔥與橄欖。

在一個小碗中混和橄欖油、醋、蒜末、鹽與胡椒，攪拌均勻。

將沙拉醬倒在沙拉食材上，最後擠上檸檬汁。

如何變成一餐： 在沙拉裡加入罐裝鮪魚、水煮蛋、煮熟的雞肉或鮮蝦，或是符合全食飲食指南的義大利香腸或生火腿，即可變成完整的一餐。或是搭配完美烤牛排（154 頁）、完美漢堡（153 頁）、或完美烤鮮蝦（158 頁）。

⭐ 橄欖如何去核

你可以直接買去好核的黑橄欖（不一定要希臘橄欖），但如果方法正確，自己替橄欖去核也絕非難事。將橄欖放在切菜板上。用刀背壓在橄欖上，然後小心翼翼地將刀向下壓，直到感受到橄欖「爆開」。刀子移開後，應該看到橄欖上出現一個小裂痕，裡面的核應該很容易用手指取出。如果刀子夠長，一次應該可以替 2 至 3 顆橄欖去核。

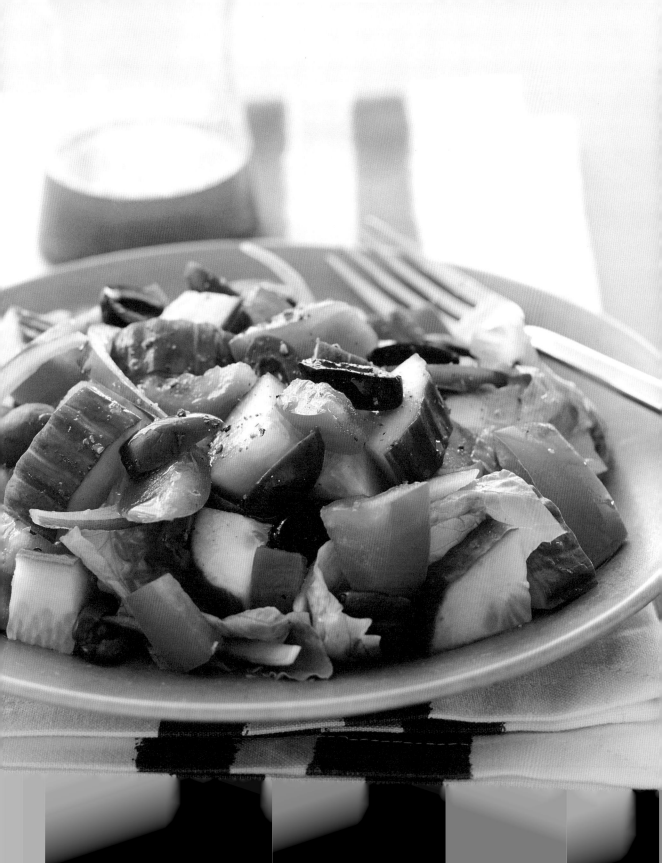

四季豆佐洋蔥、香菇與甜椒

2 人份

準備時間：15 分鐘

烹調時間：15 分鐘

整體時間：30 分鐘

2 杯冰塊

2 大匙又 1/4 小匙鹽

約 450 克四季豆，去邊

3 大匙澄清奶油、印度酥油或椰子油

1/2 杯切成細絲的白洋蔥

1/2 杯些成細條的蘑菇、褐菇或波特貝勒菇

1/2 紅甜椒，去籽、去筋、切呈長條狀

1/4 小匙黑胡椒粉

快速烹調（燙熟，blanching）的過程能保留四季豆的爽脆口感與鮮豔色澤。用冰水冰鎮能防止豆子煮過頭（餐桌上再也不會出現軟爛的四季豆了），同時還能鎖住其風味、口感與顏色。適當地冰鎮過的豆子，冰涼、鮮綠，咬下去時的口感仍然鮮脆。

準備用來「冰鎮」四季豆的冰水，在一個大碗中倒入一半的冷水，再加入冰塊。

在一個大湯鍋中，以大火加熱 3 杯水與 2 大匙鹽。水滾後倒入四季豆，燙 20 秒。用夾子或有瀝水功能的湯杓取出四季豆，接著立刻放入冰水中冰鎮。當豆子冷卻後（約 1 分鐘），放入瀝水籃中瀝掉水分。

在大的平底鍋中，以中大火加熱油，稍微搖晃鍋子，讓油均勻分布在鍋底。油熱後，加入洋蔥，炒至洋蔥呈現半透明狀，約 2 至 3 分鐘。加入菇類，繼續炒 2 分鐘。接著加入甜椒，炒到甜椒與菇類都變軟，約 2 分鐘。

將火轉大。加入冰鎮過的四季豆，與其他蔬菜一起繼續翻炒。一邊搖晃鍋子，一邊煮到四季豆變嫩，約 2 分鐘。（最簡單的確認方法就是試吃一根！）將蔬菜全部盛盤，再用剩下 1/4 小匙的鹽與胡椒調味。

如何變成一餐：這道色彩鮮艷的配菜可以搭配菠菜烘蛋（206 頁）、甜椒鑲肉（222 頁）、香煎扁鱈佐柑橘薑汁淋醬（240 頁），或雞肉丸子（226 頁）。

⭐ 法國菜豆（HARICOTS VERTS）

在超市的蔬果區，你可能也看過四季豆被叫做 haricots verts（也就是四季豆的法文）。法國的四季豆比一般四季豆來得更細長、更鮮嫩，風味也更複雜。這種豆子也更容易煮熟，所以如果你這道菜是用法國菜豆，燙熟的時間可以相同，但是最後一個步驟的烹調時間應縮短為 1 分鐘。

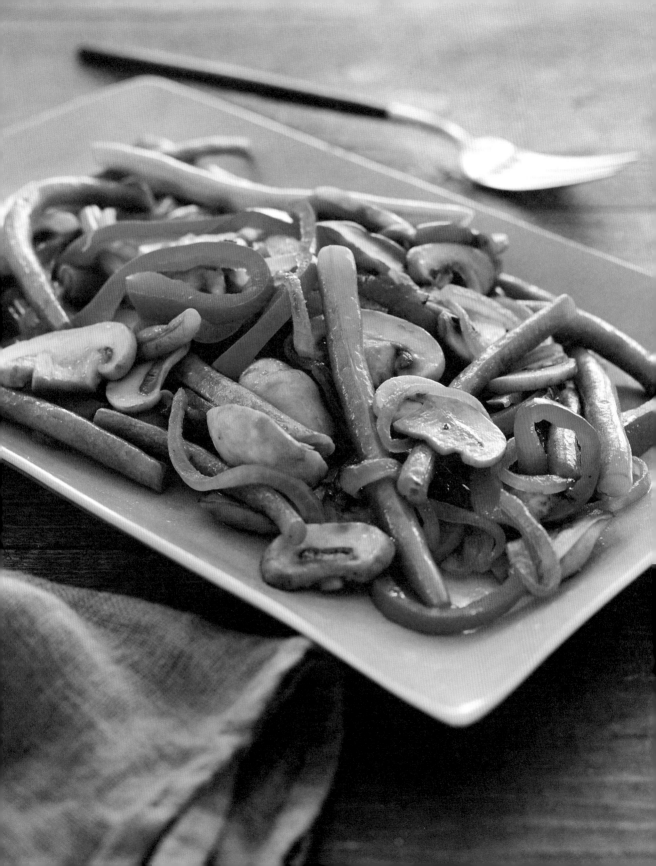

綠色高麗菜沙拉佐檸檬油

2 人份

準備時間：20 分鐘

---

1 瓣大蒜，切末

1 顆檸檬的汁

1/4 杯初榨橄欖油

1 顆中型高麗菜，切細絲

1 杯紅蘿蔔絲

2 大匙切碎腰果

1 小匙芝麻

1/2 小匙鹽

1/2 小匙黑胡椒

1 大匙切成細絲的新鮮蘿勒

要節省時間的話，可以使用 4 杯已經切好的高麗菜絲，或是 2 杯高麗菜絲搭配 2 杯花椰菜沙拉。再加上一杯切成細條的青蘋果，能為沙拉增添一點酸度。以美乃滋為基底的沙拉醬，會讓沙拉風味更濃郁——只需將橄欖油用 1/4 杯的基礎美乃滋（179 頁）代替即可。最後還可以變出一個好玩的版本——只需要混和 1/4 杯蘋果醋、1/4 杯番茄醬（323 頁）與 1 大匙的辣椒醬來代替檸檬油沙拉醬，就可以變出一份辣味沙拉。

在攪拌碗中將蒜末與檸檬汁拌勻。攪拌的同時，緩緩加入橄欖油，繼續攪拌到食材完全混和。

在一個大碗中混和高麗菜、紅蘿蔔、腰果與芝麻。用木杓拌勻，再拌入檸檬油。依照個人口味以鹽與胡椒調味，最後撒上蘿勒。

如何變成一餐：這道爽脆、新鮮的配菜適合搭配任何佳餚。非常適合搭配熱騰騰的完美烤牛排（154 頁），口味清淡也很適合襯托這道水煮鮭魚佐小黃瓜蒔蘿沾醬（246 頁），也和我們的阿根廷莎莎醬烤牛肉串（218 頁）是非常搭的涼拌菜。你也可以在沙拉上加上煮熟的涼拌鮮蝦、鮭魚、雞肉或水煮蛋，即可變成完整的一餐。

⭐ 高麗菜切絲

如果技巧正確的話，切高麗菜絲既簡單又快速。首先，將整顆高麗菜切半再切半。拿這 1/4 的高麗菜，先用利刃去除根部（白色的硬梗）。將 1/4 的高麗菜葉攤平，再橫著由上往下切成細絲即可。最後就能切出細細的高麗菜絲，變成完美的沙拉。（切紅蘿蔔絲也很容易——只要用刨起司刀上最粗的洞，將紅蘿蔔刨到底！）

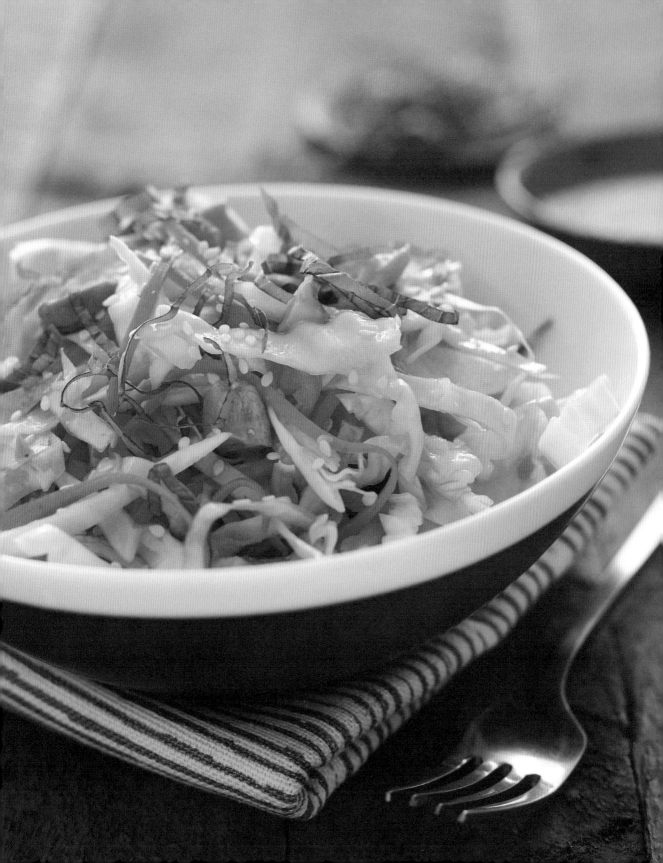

烤蘆筍佐檸檬皮

2 人份

準備時間：3 分鐘

烹飪時間：5 分鐘

整體時間：8 分鐘

---

450 克蘆筍，削除硬皮

1 大匙融化的澄清奶油、印度酥油或椰子油

1/2 小匙鹽

1 顆檸檬的果汁與外皮

烤蘆筍也可以很簡單，在調味之前，可以試著用兩根竹籤或鐵製的烤肉串，將四到五根蘆筍串在一起，或是將蘆筍放進烤肉網夾或鋁箔紙中包起來。這樣可以避免蘆筍不小心掉進烤爐的隙縫裡。如果家裡沒有烤肉架，在一個大平底鍋裡加入 1 大匙的油，用中大火煎烤蘆筍約 10 分鐘，偶爾攪拌讓每一邊都均勻上色即可。

預熱烤爐到中大火（約攝氏 200 度）。烤盤上鋪上一層鋁箔紙。

將蘆筍擺在烤盤上，淋上融化的油並灑上鹽巴。用烤肉夾將蘆筍夾到烤肉架上，橫著擺在烤肉架上，烤到蘆筍變軟，約 4 至 6 分鐘。

將烤好的蘆筍盛盤。上菜前在蘆筍上擠一些檸檬汁並削一些檸檬皮。

如何變成一餐：既然都搬出烤爐了，這道菜也可以搭配完美漢堡（153 頁）、完美烤鮮蝦（158 頁），或烤椰香咖哩雞（230 頁）。這道菜味道也夠重，非常適合搭配一樣是重口味的烤豬肋排佐酸甜烤肉醬（256 頁），也跟炙燒鮭魚班尼迪克蛋（210 頁）很對味。

⭐ **替蘆筍削硬皮**

在烹調之前，需要先削除蘆筍根部比較硬的地方。最簡單的方式，就是抓住顏色較淺的根部，直接折斷即可。蘆筍會在適合的地方斷開，所以不用太擔心！你甚至可以直接抓一把蘆筍，同時將根部折斷以節省時間。

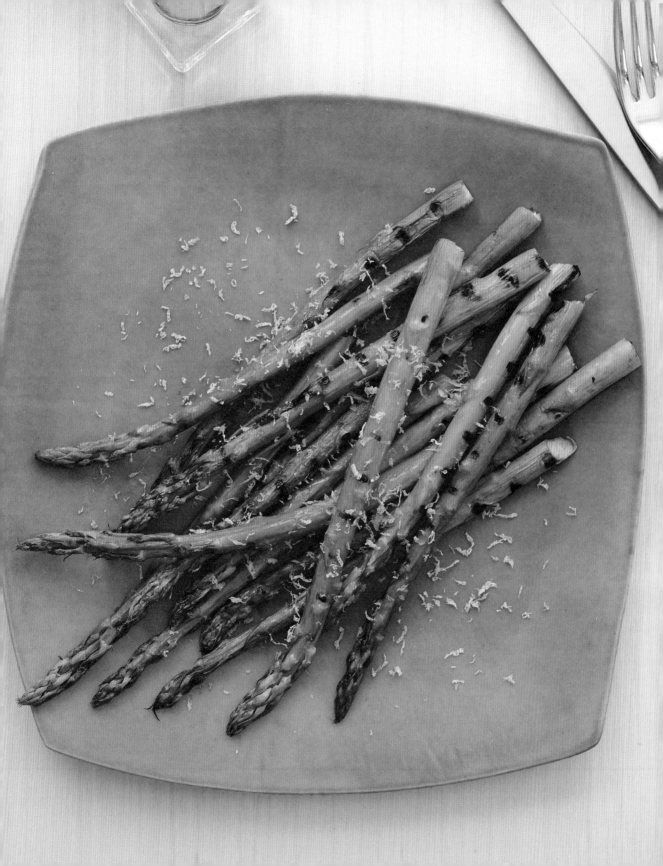

香煎球芽甘藍與南瓜

2 人份

準備時間：15 分鐘

烹飪時間：25 分鐘

整體時間：40 分鐘

---

3 大匙初榨橄欖油

225 克球芽甘藍，去邊、切半

1/2 顆紅洋蔥，切成 1 吋塊狀

1 小匙乾鼠尾草

1/2 小匙肉豆蔻

1/2 小匙黑胡椒

1/4 小匙鹽

3 杯去皮、切塊的南瓜

一顆南瓜通常可以切出 2 杯半到 3 杯的南瓜塊，所以就直接用掉一整顆吧——這份食譜不必量得太精準。你也可以用任何白胡桃南瓜代替印度南瓜（winter squash）：這道菜用紅薯南瓜（delicata）、橡實南瓜（acorn）、日本栗子南瓜（kabocha 或 buttercup）都很適合。現在還不是冬南瓜的季節嗎？那就改用 2 顆去皮、切成大塊的甘藷或蘋果即可。要做菜給客人吃嗎？你還可以在這道菜上灑上符合我們飲食的培根或生火腿，以及紅石榴籽作為裝飾。

在一個大平底鍋中以中火加熱橄欖油，稍微繞圈、搖晃鍋子使油均勻分佈鍋底。油熱以後，加入球芽甘藍與洋蔥，並以鼠尾草、肉豆蔻、胡椒和鹽調味。蓋上蓋子繼續煎煮，偶爾搖晃鍋子，煮到甘藍開始上色，約 5 到 7 分鐘。翻炒一下甘藍後，加入南瓜並且煮到南瓜夠軟、可以用叉子壓碎的程度，大約再 7 到 10 分鐘。

完成後直接盛盤並立刻上菜。

如何變成一餐： 在平底鍋加入南瓜的時候，可以同時加入煮熟的香腸、雞肉香腸或雞肉即可變成完整的一餐。或是搭配牛排沙拉（220 頁）、烤椰香咖哩雞（230 頁），或核桃烤豬排（252 頁）。

⭐ 烤甘藍與南瓜

你也可以用烤箱做出這道菜，這樣瓦斯爐上可以準備其它佳餚。首先，你可以跳過將球芽甘藍切半這個步驟，只需去除不必要的部分後，保留完整的甘藍。烤箱預熱到攝氏 180 度。在一個大碗中，混和球芽甘藍、洋蔥與南瓜。加入橄欖油，並且徹底拌勻，使蔬菜均勻裹上油。在鋪上烘焙紙的烤盤上均勻鋪上蔬菜，然後撒上鼠尾草、肉豆蔻、胡椒和鹽。在烤箱裡烤約 30 至 40 分鐘，直到甘藍與南瓜都變得軟嫩。

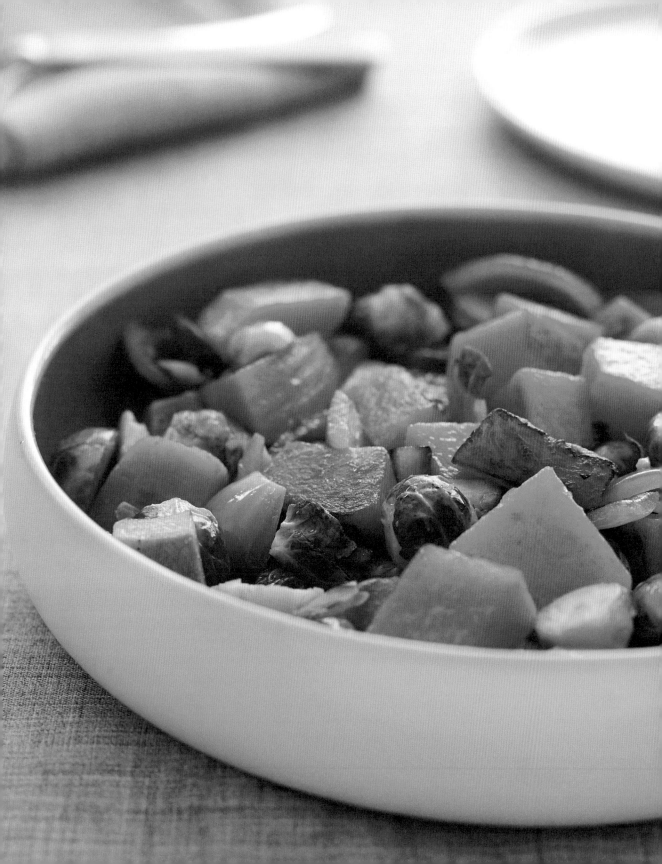

蔬菜雜燴

2 人份

準備時間：20 分鐘
烹調時間：35 分鐘
整體時間：55 分鐘

1/4 杯椰子油或初榨橄欖油

1/4 顆洋蔥，切碎末

1 杯切丁櫛瓜

1 杯切丁黃南瓜

1 杯切丁茄子

1/2 小匙鹽

1/2 小匙黑胡椒

1/2 杯切小丁青椒

1/2 杯切小丁紅甜椒

2 瓣大蒜，切末

1 杯番茄醬汁（324 頁）

1 大匙巴薩米克醋

3 片蘿勒葉，大略切碎（可省略）

冰箱裡有剩菜嗎？若把這道菜的料加倍就一定會有剩！冷的蔬菜雜燴也一樣美味。隔天早上可以跟蛋一起享用，或是拌入一些煮熟的雞肉或鮮蝦就能變成一道簡單的午餐。

在一個中型的湯鍋裡，以中火加熱油，稍微搖晃鍋子使油均勻分布鍋底。油夠熱以後，加入洋蔥，一邊拌炒至洋蔥呈現透明狀態，約 2 至 3 分鐘。加入櫛瓜、黃南瓜與茄子，並以鹽與胡椒調味。煮約 2 分鐘，不時翻炒。加入青椒與紅甜椒，繼續煮約 2 至 3 分鐘，過程中不斷攪拌。加入大蒜末，炒到香氣散發出來，約 1 分鐘。加入番茄醬汁與 1/2 杯水。完全拌勻並以小火煮到微滾。繼續煮到所有的蔬菜都變得軟嫩，過程中偶爾攪拌，約 25 分鐘。

將蔬菜雜燴盛盤，或裝入燉菜盤或個別的盤子裡，淋上義大利黑醋，想要的話也可以撒上一些切碎的蘿勒葉當作裝飾。

如何變成一餐：若要變成完整的一餐，只要在烹調過程的最後 10 分鐘，加入自家製香腸（162 頁）或預先煮好的雞肉丁。也可以搭配完美水波蛋（150 頁）、雞肉丸子（226 頁）或甜椒鑲肉（222 頁）。

⭐ 爐烤蔬菜雜燴

你可以直接在烤爐上做這道蔬菜雜燴。將烤爐預熱到中大火（攝氏 200 度），並準備好所有的蔬菜；將洋蔥、青椒與紅甜椒切成四分之一，並將櫛瓜、南瓜與茄子切成細長條狀。在一個大碗裡，將蔬菜與油拌勻，並以鹽與胡椒調味。在烤爐上先放茄子，烤 3 分鐘。接著擺上青椒、甜椒與洋蔥，繼續烤 2 分鐘。最後，加入櫛瓜與南瓜，烤到蔬菜微焦並且變軟，大約再 5 分鐘。（過程中替每種蔬菜翻面一次）。盛盤後，淋上加熱的番茄醬汁與蘿勒葉即可上菜。

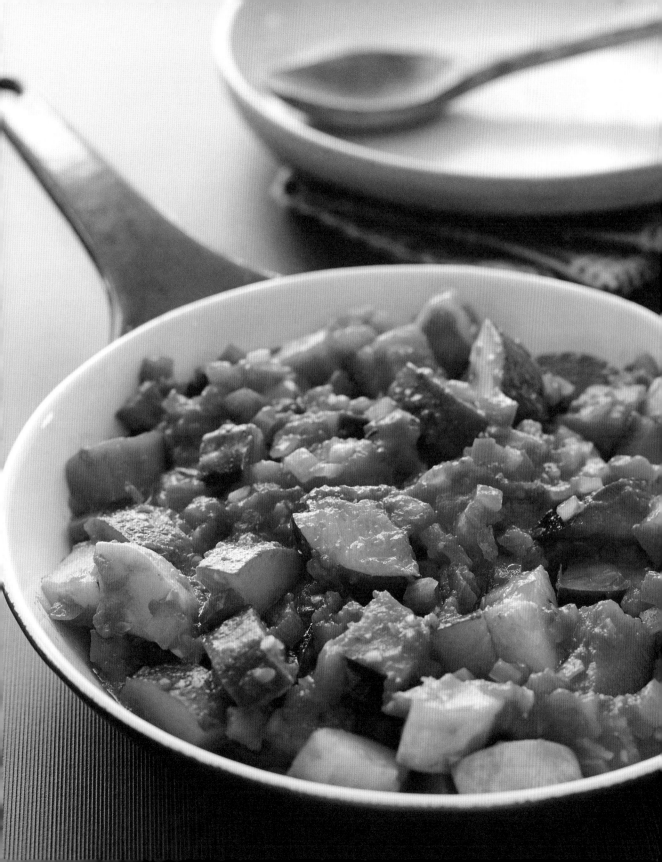

烤甜菜根、香橙與酪梨沙拉

2 人份

準備時間：10 分鐘

烹飪時間：35 至 60 分鐘

整體時間：45 分鐘至 1 小時 10 分鐘

2 顆中型甜菜根

2 大匙初榨橄欖油

1 大匙義大利黑醋

1 顆柳橙，切半，其中一半削出橙皮並
　擠出柳橙汁，另一半剝皮後切成片狀

1/2 小匙鹽

1/4 小匙黑胡椒

1 顆酪梨，直向對半切開、去核、去皮
　並切成丁

如果你打算將食譜分量加倍，除了酪梨
以外，請將每樣食材的分量增加一倍。
加了沙拉醬的甜菜根與柳橙片，在冰箱
能放個一、兩天，但是酪梨容易變黑、
軟爛。最好是在上菜之前，加一顆新
鮮、現切的酪梨。我們也很喜歡加入一
點鮮嫩的綠色蔬菜，像是豆苗或綠捲鬚
生菜（frisee），為沙拉增添一點不一
樣的口感。

烤箱預熱至攝氏 220 度。

甜菜根仔細洗淨後，用叉子在每一面上插出一些洞。放入一個中型的碗裡，加入一大匙的橄欖油，翻攪到油完整覆蓋食材。將抹好油的甜菜根包在鋁箔紙裡，徹底封住。將甜菜根放在烤盤中，放入烤箱烤 35 分鐘。檢查是否烤熟時，小心打開一部分的鋁箔紙，然後用一隻小刀刺進甜菜根，如果很容易刺入，表示甜菜根烤好了；反之，若覺得刺入時有些阻力，就將甜菜根放回烤箱繼續烤 10 分鐘，直到刀子能輕易刺入甜菜根的中心為止。烤好後放涼再做後續處理。

去除甜菜根的皮──最好穿戴圍裙和手套，因為甜菜根的汁會在皮膚及衣物上染色。將去皮的甜菜根切成 1 吋大小的塊狀，放入一個盛盤用的碗中。

在一個小碗裡，將剩下的 1 大匙橄欖油與醋、柳橙汁、鹽與胡椒攪拌均勻。

在甜菜根的碗裡加入柳橙片與酪梨塊。上面淋上小碗裡的沙拉醬、撒上柳橙皮，仔細拌勻後即可上菜。

如何變成一餐：這道新鮮沙拉一年四季都很對味。可以搭配完美烤全雞（157 頁）、烤牛腩（214 頁），或是香煎扁鱈佐柑橘薑汁淋醬（240 頁）。

⭐ 甜菜根

如果你買的甜菜根上頭還保留著莖，在進入烤箱前記得把莖去掉，從根部上方一吋的地方切除，這樣就不必擔心烤的時候，汁液會溢出來。烤甜菜根的時間彈性很大，所以烤到全熟要花一個小時你也不必感到意外，所以準備的時間得拉長，或是在前幾天就先做好，它們在冰箱可以保存 3 至 4 天。但是記得，在放到冰箱前先去皮，尤其甜菜根在溫熱時，比較好去皮。

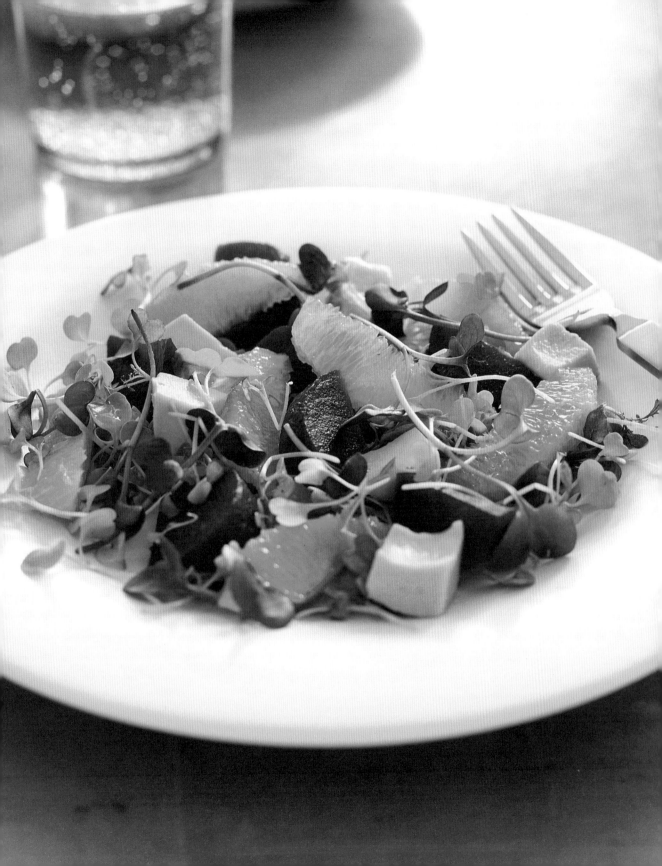

咖哩烤根莖類蔬菜

2 人份

準備時間：15 分鐘

烹調時間：35 分鐘

整體時間：50 分鐘

---

1 杯去皮、切丁馬鈴薯（品種不拘）

1 杯去皮、切丁蕪菁甘藍（rutabaga）

1 杯去皮、切丁蕪菁（turnip）

1 杯去皮、切丁歐洲防風草（parsnip）

1 杯去皮、切丁紅蘿蔔

1/4 杯烹調油

1/2 杯咖哩醬汁（307 頁）

你也可以依照季節或是自己的偏好，自由替換、搭配當地市場裡所提供的不同根莖類時蔬。也不一定要用根莖類的蔬菜！甜菜根、芹菜根、大頭菜（kohlrabi）、茄子、球芽甘藍、綠花椰菜、白花椰菜、婆羅門參（salsify）或樹薯（cassava，亦稱 yuca）也都很適合搭配咖哩醬汁。

烤箱預熱至攝氏 200 度。在兩個烤盤上分別鋪上烘焙紙。

將烹飪用的油脂融化（若需要），在一個大碗中將油與所有蔬菜徹底拌勻。將所有蔬菜均勻鋪在兩個烤盤上。不要讓蔬菜全擠在一起，否則會變成蒸煮而非烘烤。

烤約 30 至 40 分鐘，直到所有蔬菜的表層都烤到稍微金黃色、用叉子能輕易壓碎的程度。完成後直接盛盤或放在個人的碗盤中，再淋上咖哩醬汁。

如何變成一餐：你也可以在上菜之前，在綜合蔬菜裡加入烹調過的香腸、雞肉香腸、雞肉或切片的牛肉即可變成完整的一餐——你只需要將蛋白質以平底鍋或微波爐加熱，再拌入熱騰騰的烤蔬菜裡。這道菜也可以搭配完美煎蛋（149 頁）、完美炙燒雞胸肉（157 頁）或雞肉丸子（226 頁）。

⭐ 如何替蕪菁甘藍去皮

蕪菁甘藍是捲心菜與蕪菁的混種根莖類蔬菜，烹調過後味道則是甜甜鹹鹹的。不過削這種蔬菜的皮有點難——一般家裡用的削皮刀可能派不上用場（尤其如果刀子不夠利）。如果無法使用一般的削皮刀，可改用一把水果刀。先將蕪菁甘藍對半切開。接著將切口處擺在切菜板上，然後用一把鋒利的水果刀小心翼翼地以 2 吋的段落切掉表皮。（你可能會需要多切幾次才能切到內部顏色較淺的果肉。）另一半也須重複這個動作。

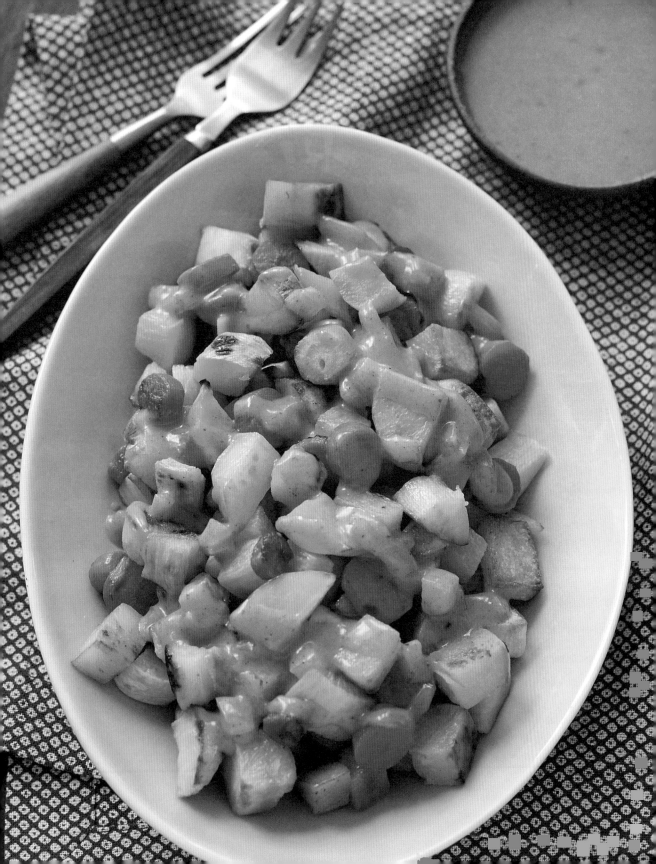

烤金線瓜

2 人份

準備時間：10 分鐘

烹調時間：1 小時

整體時間：1 小時 10 分鐘

---

1 整顆金線瓜

2 大匙初榨橄欖油

2 小匙新鮮百里香葉（或 1/4 小匙乾百
里香）

1/2 小匙鹽

1/4 小匙黑胡椒

如果先將金線瓜外皮用叉子戳出幾個
洞，就可以整顆拿去烤，不過烤出來的
「麵條」會比較濕潤、軟爛，因為是在
瓜裡悶熟的。我們比較建議先將金線瓜
對半切開，並且不要烤得太熟，這樣果
肉才會有義大利麵的嚼勁。檢查熟度
時，可以用一把銳利的刀插入切面向下
的半顆金線瓜——如果很容易切入，表
示大致上已經煮熟了。你也可以用隔熱
手套將一半金線瓜翻過來，然後用叉子
刮裡面的果肉。如果能夠輕鬆刮出麵條
質地的果肉，就表示烤好了。如果這些
「麵條」的質地太硬，或是不易刮下，
把金線瓜再放回烤箱繼續烤 5 至 10 分
鐘，之後再檢查一次。（最後該怎麼
檢查熟了沒？嚐嚐看吧！你的「義大利
麵」應該夠軟，不會太韌，也不會太軟
爛。）

烤箱預熱至攝氏 220 度。在一個烤盤上鋪上鋁箔紙或烘焙
紙。

將金線瓜直向對半切開，用一個大湯匙去籽。在金線瓜內
部均勻淋上橄欖油。切面朝下放在烤盤上。

烤 1 個小時，或直到烤得軟嫩。小心地將金線瓜翻面，使
果肉面朝上，並且放涼再做後續處理。

用一根叉子輕輕刮出果肉；果肉會呈現如麵條般的細絲。
均勻地撒上百里香、鹽與胡椒，並且立刻上菜。

如何變成一餐：要把這道蔬菜配菜料理變成一餐真的非常
容易。你可以淋上加了肉的番茄醬汁（324 頁）；加入煮
熟的香腸、烤番茄、炒洋蔥與青醬（315 頁）；或是把吃
剩的金線瓜與蒸熟的菠菜拌勻，再加上一、兩顆煎蛋就是
一道快速、簡單的早餐。

⭐ 切開金線瓜

將金線瓜對半切開，大概是這道食譜中最困難的部分了。
梅麗莎‧喬萬（Melissa Joulwan），「好食」（Well
Fed）系列書籍的作者，建議用一把水果刀，先在表皮
上刮出一條直線凹槽，再用一把大菜刀沿著線切開。
你可以在以下連結看到完整的技巧教學：www.w30.co/
cutsquash。

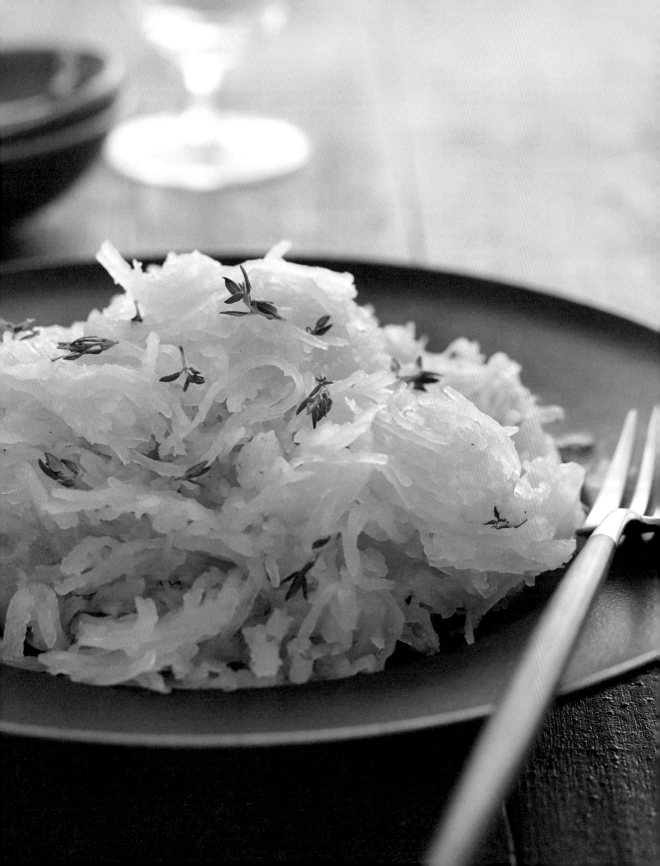

烤地瓜

2 人份

準備時間：10 分鐘
烹調時間：30 至 60 分鐘
整體時間：40 分鐘至 1 小時 10 分鐘

---

2 顆中型地瓜
2 大匙初榨橄欖油
2 大匙澄清奶油、印度酥油或椰子油
鹽與黑胡椒

你也可以在烤之前，將地瓜切成長條狀，非常適合沾醬吃！將地瓜條放進一個碗中，並以橄欖油拌勻。再將地瓜條放在鋪了烘焙紙的烤盤上，並依照指示烘烤約 40 分鐘，烤到邊邊角角呈現褐色，但未到烤焦的程度。這種地瓜條很適合搭配田園沙拉醬（316 頁）、蒜泥蛋黃醬（309 頁）或陽光沙拉醬（320 頁）。

烤箱預熱至攝氏 190 度。

將地瓜徹底洗淨、擦乾。用叉子或水果刀，仔細在地瓜的每一面戳出小洞。然後在表皮均勻抹上橄欖油。

每一顆地瓜都用鋁箔紙包緊，將封口朝上。放在烤盤上烤 30 分鐘。烤了 30 分鐘後，每 5 分鐘就用叉子或小刀插入地瓜的中心；覺得地瓜夠軟嫩就表示烤好了。（依照地瓜的大小，這個步驟可能會耗時 1 個小時。）

拿掉鋁箔紙後，將地瓜直向切開。留著地瓜皮，在每個地瓜的切口加上 1 大匙的奶油，用叉子輕輕將地瓜肉撥鬆，讓奶油融進地瓜肉裡。依照個人口味，以鹽與胡椒調味。

如何變成一餐：這道簡單但美味無比的配菜，事實上非常百搭。我們覺得很適合搭配滷牛腩（214 頁）、烤椰香咖哩雞（230 頁）、鱈魚佐香菇紅椒漬（242 頁）或豬排佐香料蘋果醬（258 頁）。或者是，你也可以在烤好的地瓜裡，塞進一些墨西哥手撕豬肉（254 頁），或是淋上我們的酪梨美乃滋（310 頁）。

⭐ 加味奶油

用加味奶油（181 頁）搭配這道簡易配菜再美味不過了。你可以考慮以下的搭配：2 小匙的迷迭香葉、1/4 杯切碎及烘烤過的胡桃、肉桂粉與肉豆蔻粉各 1/2 小匙、1/4 杯切碎及烘烤過的核桃，以及 1/4 杯的切碎葡萄乾；或者是將 2 瓣大碎切末，搭配迷迭香、百里香與鼠尾草各 2 小匙。

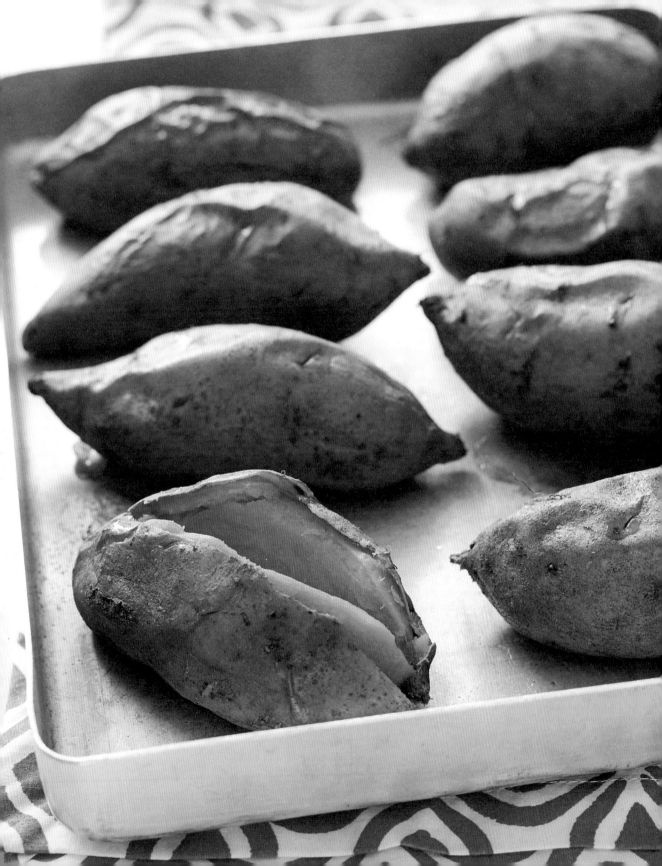

香炒羽衣甘藍與杏仁

2 人份

準備時間：10 分鐘

烹調時間：5 分鐘

整體時間：15 分鐘

1 顆羽衣甘藍，去除硬梗、將葉片切成 1 吋寬的長絲狀

3 大匙的烹調用油

1 瓣大蒜，切末

1/4 杯生杏仁片

1/2 小匙鹽

1/2 小匙黑胡椒

1/2 顆檸檬的外皮與果汁

羽衣甘藍這種蔬菜在煮之前，真的得好好清洗一番，否則吃起來可能會帶有泥沙的口感。最好是洗完每片葉子後，用沙拉脫水器將水分甩掉，直到葉子都乾燥了。在做羽衣甘藍脆片（請見小撇步）時，這個步驟尤其重要。另一個方法則是徹底洗淨葉子後，用廚房紙巾或乾淨的布將每片葉子上的水分擦乾。

在一個大湯鍋裡，將 1 杯水煮滾。在鍋裡架上一個瀝水籃或蒸籠。蒸籠裡放入羽衣甘藍，加上蓋子並蒸到羽衣甘藍稍微變軟，約 3 至 5 分鐘。將瀝水籃或蒸籠從鍋子上移開，放在一塊乾淨的布上接水。

在一個大炒鍋裡加入烹調用油，以中大火加熱，一邊搖晃鍋身使油均勻覆蓋底部。油熱後，加入大蒜末與杏仁片，炒到蒜香味釋出，約 1 分鐘。將火調大，放入羽衣甘藍後繼續煮約 1 分鐘，一邊拌炒，讓羽衣甘藍和蒜末與杏仁充分拌勻。完成後盛盤，並以鹽、胡椒與檸檬汁調味。撒上檸檬皮屑後即可上菜。

如何變成一餐：這道風味濃郁的綠色蔬菜，和菠菜烘蛋（206 頁）、甜椒鑲肉（222 頁）或烤肋排（256 頁）都是完美的搭配。

⭐ 羽衣甘藍脆片

今天想吃雙倍的羽衣甘藍嗎？這道菜在爐子上煮的時候，一邊用烤箱做這道羽衣甘藍脆片吧。將烤箱預熱至攝氏 150 度。在一個大烤盤上鋪上烘焙紙。將一顆羽衣甘藍去除硬梗，再將葉片撕成大塊狀。將撕好的葉片放進一個大碗中，加入 1/2 大匙的初榨橄欖油，然後充分拌勻使葉面都沾上油。在烘焙紙上均勻鋪上一層羽衣甘藍，再撒上鹽巴。（如果一個烤盤裝不下所有的羽衣甘藍，就改用兩個烤盤。不要讓葉片全擠在一起，否則會變成蒸煮，成品就不會脆。）烤約 20 至 25 分鐘，直到葉子的邊緣變成褐色但不焦。烤好後，留在烤盤上放涼約 5 分鐘，就可以享用了！

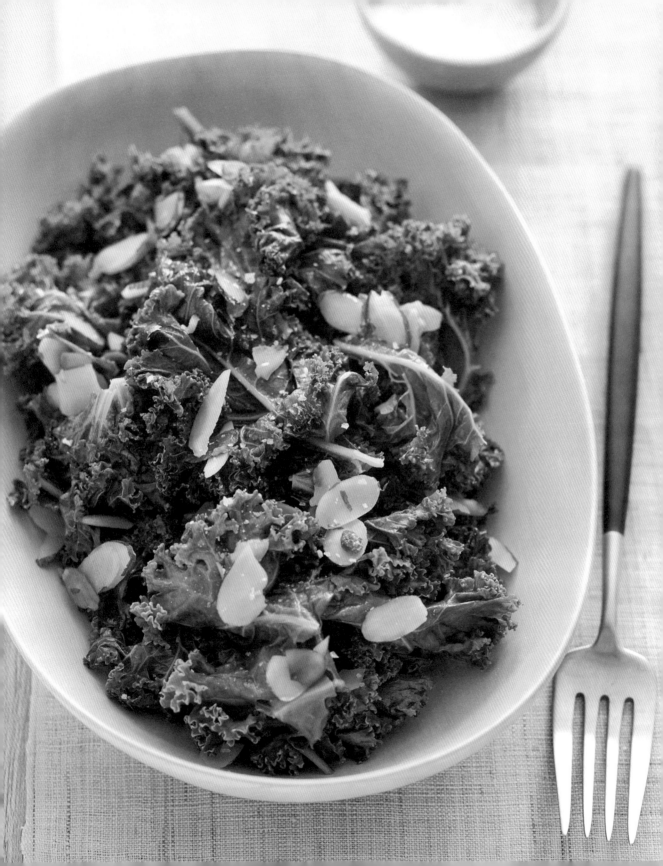

地瓜濃湯

2 人份

準備時間：10 分鐘

烹調時間：25 分鐘

整體時間：35 分鐘

---

2 大匙烹調用油

2 顆大型地瓜，去皮、切丁

1/2 小匙的薑粉（或 2 大匙的現磨生薑）

1 小撮肉桂粉，再準備多一點做裝飾用

1 杯全脂椰奶

1/2 小匙鹽

1/4 小匙黑胡椒

若想煮一道口味較重的湯品，用 1/2 小匙大蒜粉、1/2 小匙洋蔥粉與 1 大匙新鮮百里香葉取代肉桂粉，並且在最後將湯道回鍋中加熱時，加入一些新鮮的蘑菇切片。若要做出比較傳統的秋天風味，可以用無糖的蘋果綜合香料取代肉桂粉，並且在最後烹調階段加入一些洋蔥與蘋果絲，最後撒上切碎的胡桃。如果想要煮得稀一點，只需在燉煮 1 至 2 分鐘後，加入符合全食規則的雞高湯一起燉煮，一大匙、一大匙慢慢加，直到湯品呈現你想要的濃度。

在一個鑄鐵鍋或大型湯鍋裡，以中火加熱烹調用油，一邊搖晃鍋子，使油均勻分布鍋底。油加熱後，加入地瓜，一邊攪拌使油均勻覆蓋。加入薑與肉桂粉，攪拌約 15 秒。加入 3 杯水與椰奶後煮滾。繼續燉煮到地瓜變軟，約 15 分鐘。完成後熄火。

分一、兩次將地瓜混和物，用食物調理器或果汁機攪打到質地便得滑順，或是直接在鍋子裡用浸入式調理棒進行攪拌。將攪打好的湯倒回鍋中。以中火加熱到想要的濃稠度——煮得越久，湯就會越濃稠。依照個人口味以鹽與胡椒調味，再撒上多餘的肉桂粉做為裝飾後即可上菜。

如何變成一餐：只要加入任何煮熟的肉類就可以變成一餐——可以試試加入烤雞、香腸、牛絞肉或干貝。或者，你也可以選擇搭配我們的甜椒鑲肉（222 頁）、泰式小黃瓜杯（234 頁），或墨西哥鮪魚卷（238 頁）。

⭐ 新鮮薑塊

將新鮮薑塊削皮、切末或許不容易——要小心手指啊！首先，可以用一根湯匙的邊角，或是蔬菜削皮刀刮除薑的外皮。（角落有些地方削不乾淨也沒關係。）接著，手動切薑末的方法就是把薑先切成錢幣狀，再將這些錢幣切成火柴狀，然後再把這些火柴多切幾次就能變成很細的薑末。或者，你也可用一把刨絲刀（長得像一個迷你版起司刨絲器）來磨薑塊。磨的時候，記得在下方用碗或盤子接住滴下來的薑汁。

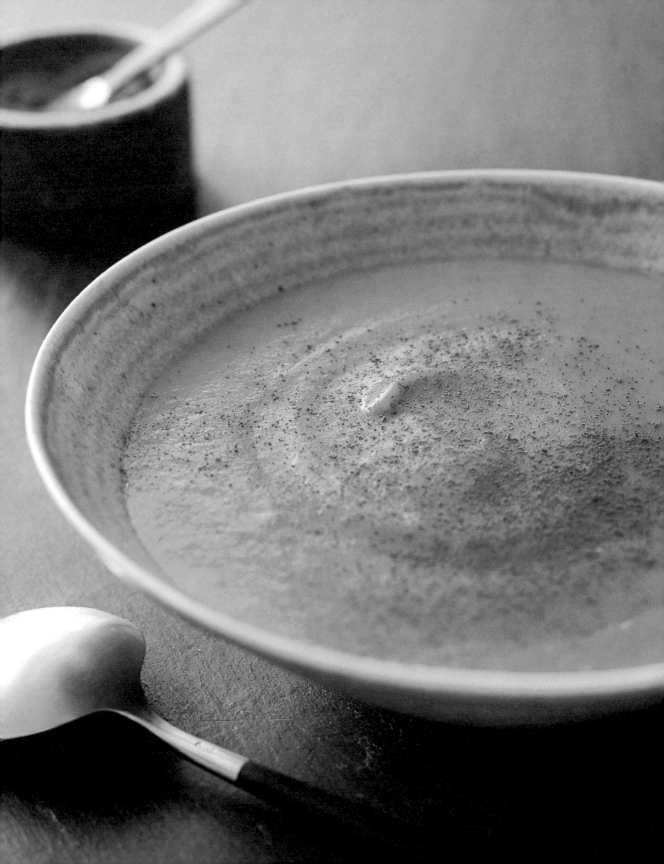

沙拉醬、沾醬與醬料

如果說這本書裡有哪一篇需要倒背如流的話，絕對是這一篇。基本上，在整個 30 天全食飲食之旅中，你只要用我們的廚房基礎知識，搭配這裡提到的沙拉醬、沾醬與醬料，絕不會有吃膩的一天。

沙拉醬、沾醬與醬汁是你的 30 天全食生活中最實質的調味品。它們能將單調的肉與蔬菜，變身成為完整又充滿風味的餐點；將墨西哥風的晚餐，變成亞洲風的午餐料理；讓你用同一隻烤雞，輕鬆變出三天份、風味截然不同的餐點。以 264 頁的花椰菜、蘑菇與美國南瓜（summer squash）食譜為例，若少了其中的紅椒醬，整道菜頓時變得黯然失色……只不過是用大蒜、鹽和胡椒煮出來的蔬菜。如果你做出來的配菜都長這模樣，要不了多久，你的 30 天全食計畫就會無疾而終。但加了一點青醬，立刻就不一樣！這道菜就變成一個充滿風味與口感的美味料理——搭配任何蛋白質，輕輕鬆鬆就能成為一頓晚飯的焦點。

拿著這些食譜相互搭配，玩久了你就知道組合是無限的！你看看 309 頁，基本美乃滋的各種變化就知道，一個只需花五分鐘的食譜，馬上有了無數種變化，立即幫你的菜餚增加深度、層次與濃郁滑順的滋味。

等等，你不喜歡美乃滋是嗎？可是你還沒嘗過「我們家的」美乃滋呢！

老實說吧——店裡面買得到的美乃滋，往往都是黏黏稠稠、吃起來怪怪的東西。但是我們的美乃滋，只用了五種食材製成，口感卻是輕盈又鬆軟。味道乾淨、溫和，沒有多餘的怪味。若是再加上一點辣醬、酪梨、新鮮香草與日式芥末，可能一做好一碗就發現自己怎麼忍不住一直拿湯匙刮碗底、恨不得全部舔乾淨！

我們堅信，美乃滋是新一代的蛋糕糊，讓人欲罷不能。

在規劃餐點時，加入沙拉醬與醬汁也能減輕料理時的負擔，因為大部分的醬料都能事先做好、一次做出很大的份量，或是拿去冷凍起來，以後再拿出來用。各位廚房新手，我們來規劃出接下來三天晚上，以沙拉醬與醬汁作為料理基礎的 30 天全食晚餐吧。

在這個醬料篇裡，找出你覺得看起來美味的幾篇食譜，事先做好三、四種。例如，我們先來準備一些基本美乃滋（179 頁）、阿根廷沙沙醬（306 頁）、陽光醬汁（320

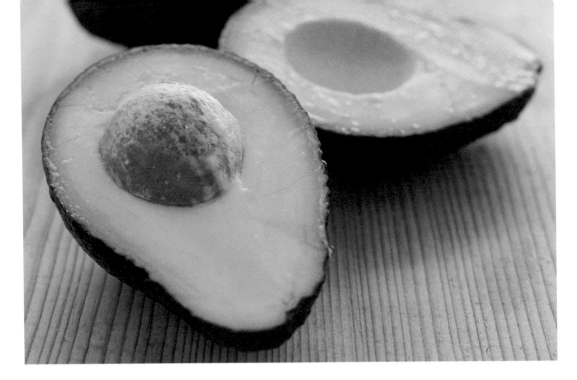

頁）和咖哩醬汁（307 頁）吧。接下來，計畫一週的晚餐內容，購買特別適合搭配這些醬汁的簡單食材。

到了晚餐時間，用我們的 30 天全食基礎烹調方法，調理基本的蛋白質與蔬菜食材。假設你計畫要烤個牛排配地瓜泥與蒸菠菜；一份炙燒雞胸肉搭配烤紅蘿蔔與新鮮的田園沙拉；烤鮭魚和炒花椰菜、甜椒、洋蔥與蘑菇。

接下來，就到了魔法時刻……在肉類與蔬菜上淋上其中一種醬汁或沙拉醬；例如，牛排淋上阿根廷沙沙醬就非常美味，雞肉搭配陽光醬汁也很棒，田園沙拉可以淋上以美乃滋作為基底的義大利黑醋奶油醬（328

頁），而鮭魚和蔬菜搭配咖哩醬汁也非常完美。

看到剛才發生了什麼事嗎？20 分鐘以內就做好晚餐，家人還以為你是什麼料理神廚呢。更何況，你每餐做的醬汁還剩很多，也能為接下來幾餐增添不少色彩──淋上阿根廷沙沙醬的雞蛋、生芹菜沾陽光醬汁當午餐、牛絞肉混咖哩醬汁當晚餐，最後還剩夠多的美乃滋可以做一大份蛋白質沙拉（161 頁），很忙的時候隨時隨地可以享用。哇，簡直就像我們跑到你家幫你把這些菜都煮好了。是不是很幸運呢？更多的餐食計畫建議，請翻到 194 頁。

＊ 如果你不能吃蛋，別擔心──我們也在 180 頁提供了無蛋版本的基礎美乃滋食譜，這樣你就能一起嘗試這篇提到的各種沙拉醬與醬汁變化囉。

水牛辣醬

可製作 2 杯

準備時間：5 分鐘

烹調時間：2 分鐘

整體時間：7 分鐘

1/2 杯椰子油

1/2 杯印度酥油或澄清奶油

1 杯辣椒醬

2 大匙蘋果醋

1 瓣大蒜，切末

想要再辣一點嗎？想來點更火辣的話，就在裡面加 1/4 小匙的卡宴辣椒粉。你也可以在牛絞肉裡加入水牛辣醬，做成辣味漢堡排。上面再放個煎蛋、一點酪梨和多一點水牛辣醬。

在一個小平底鍋中，以中小火慢慢加熱椰子油與印度酥油，直到油完全變成液態。

在一個中型攪拌碗中，將辣醬、醋和大蒜用打蛋器徹底拌勻。攪拌的同時，緩緩加入融化的椰子油與印度酥油。最後醬料應該呈現滑順、無結塊的狀態。

這個醬可以裝進密封容器，冷藏保存約 7 天。（注意，椰子油與印度酥油在冰過之後會凝固，因此應先將醬料從冰箱取出，放至室溫、輕輕攪拌一下再使用。）

⭐ 水牛辣雞翅

想要完美的辣雞翅，趕緊搬出烤爐吧！將烤爐預熱至中大火（約攝氏 200 度）。在烤爐上放上 450 公克的雞翅，然後蓋上烤爐蓋子。每幾分鐘將雞翅翻面，烤到開始微焦、雞皮開始起水泡，約 15 至 20 分鐘。雞翅烤好後，立刻放進一個裝有水牛辣醬的大碗裡，與醬汁拌勻後在碗裡靜置幾分鐘，上菜時可以搭配芹菜、紅蘿蔔與我們的田園沙拉醬（316 頁）。（你也可以將烤箱預熱至攝氏 190 度，用同樣的作法烤雞翅，大約一個小時就能烤出金黃、香脆的雞翅了。）

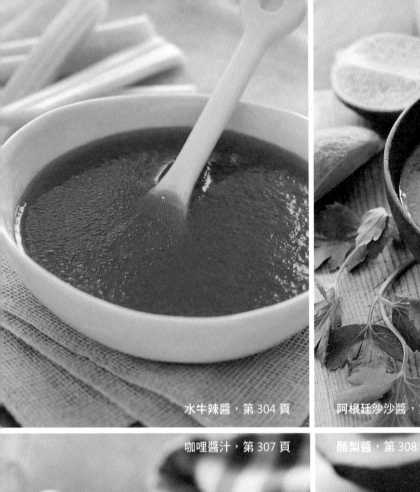

水牛辣醬，第 304 頁

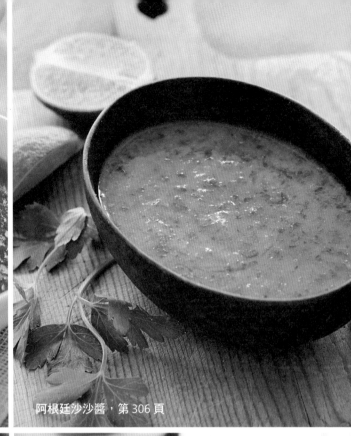

阿根廷沙沙醬，第 306 頁

咖哩醬汁，第 307 頁

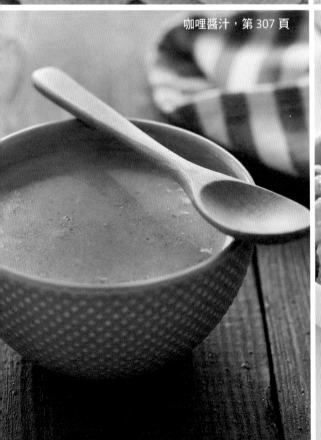

酪梨醬，第 308 頁

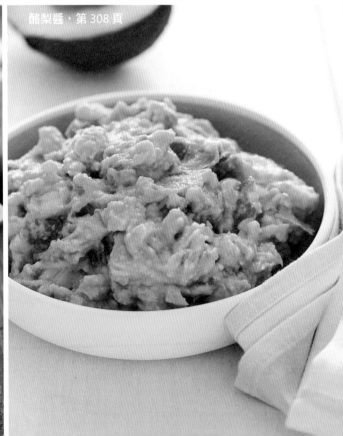

阿根廷沙沙醬

可製作 2½ 杯

準備時間：10 分鐘

1/4 杯紅酒醋

1/4 杯萊姆汁

2 瓣大蒜，切末

1 又 1/2 杯初榨橄欖油

1/4 杯新鮮香菜葉

1/4 杯新鮮歐芹葉

1/2 小匙鹽

1/2 小匙黑胡椒

百搭的阿根廷沙沙醬很適合當牛排、羊排、雞肉與雞蛋的佐料，淋在烤過的蔬菜上更是美味。也可以用作肉類（嫩肩牛排、側腹牛排）在燒烤之前的醃漬醬料。

將醋、萊姆汁、大蒜與紅蔥頭放進食物調理機，以低速攪拌。攪拌時淋入橄欖油，如此一來，醬料會開始乳化。接著加入香菜、歐芹、鹽與胡椒，並繼續以低速攪拌直到醬料質地均勻、香草葉都被切得很小。

阿根廷沙沙醬能冷藏 2 至 3 天。如果要事先做好，上菜之前要讓醬料回復到室溫。如果醬料開始分離，輕輕攪拌使食材再度混和。

⭐ 阿根廷沙沙醬的儲存方式

如果你做了大份量的阿根廷沙沙醬，你可以將醬料分批倒入製冰盒中冷凍起來。如此一來，下一餐或下一次食譜中需要用到此醬料時，很容易取出適合的份量。用湯匙將醬料舀入製作冰塊的製冰盒中（切忌裝得太滿），然後用保鮮膜緊緊蓋住。當醬料冷凍完成之後，取下保鮮膜，倒出醬料塊，然後放進可重複封口的密封袋。這種冷凍醬料可以冷凍保存長達 6 個月，每一塊醬料的重量大約是 1 盎司（約 28 克）。

咖哩醬汁

可製作 2 杯

準備時間：15 分鐘

烹調時間：15 分鐘

整體時間：30 分鐘

---

1 大匙烹調用油

1/2 顆洋蔥，切丁

1 又 1/2 小匙新鮮薑末

1 瓣大蒜，切末

1 又 1/2 小匙黃咖哩粉

1/2 小匙紅咖哩粉

2 杯全脂椰奶

1/2 顆萊姆的果汁與外皮

1/2 小匙鹽

1/4 小匙黑胡椒

喜歡比較辣一點的咖哩嗎？用 1/2 小匙的卡宴辣椒粉代替紅咖哩粉，或者直接加入與咖哩粉等量的卡宴辣椒粉。這個醬淋在鮭魚、白肉魚、雞肉與烤蔬菜上都非常美味。

在一個中型平底鍋中，以中火加熱烹調用油。油熱了以後，加入洋蔥並拌炒到洋蔥呈現半透明狀，約 2 至 3 分鐘。加入薑末並繼續快速拌炒 1 分鐘。接著加入蒜末，繼續拌炒 1 分鐘。

加入兩種咖哩粉，並且快速攪拌 30 秒，將香料的香氣炒出來。香氣出來以後，加入椰奶。將火調到小火，讓食材持續煨煮（不要讓湯汁大滾）約 8 至 10 分鐘，直到醬汁變得濃稠。（醬汁冷卻時會繼續變得更濃稠）。以萊姆皮、萊姆汁、鹽與胡椒調味。

可以趁著醬汁仍溫熱時就上桌，也可以將其冷藏，使醬汁的風味更為融合；冷藏可保存至多 5 天。（注意，冷藏後椰奶會凝固，因此請將醬汁從冰箱取出，回復到室溫再使用。）

⭐ 柑橘外皮

你會發現，這本書裡的許多食譜都會用到柑橘類的外皮。千萬不要省略這個步驟！檸檬、萊姆、葡萄柚或柳橙的外皮（水果皮有顏色的部分），能替你的菜增添許多風味、當作美麗的裝飾，甚至包含比果汁還要更多的微量營養素。買一個好的削皮屑器，絕對不會讓你後悔，這個工具不貴，卻能替你在廚房裡省下許多寶貴的時間。不過，利用刨絲器或刨絲刀上的小洞，摩擦柑橘類的外皮也能達到同樣的效果；你也可以用水果削皮刀將果皮削下來，然後用刀子切碎。當你在削皮屑時，只要削到水果外層、顏色鮮豔的外皮，不要削到裡面苦苦的白色薄膜。

酪梨醬

可製作 3 杯

準備時間：15 分鐘

---

3 顆熟酪梨，直向對半切開，去核、去皮

1 顆萊姆的果汁

1 小匙鹽

1/2 顆洋蔥，切碎

1 顆番茄，切碎

1/2 根墨西哥辣椒，去籽、切碎

3 大匙新鮮香菜碎末

1 瓣大蒜，切末

酪梨醬是用途非常廣的佐料。可以當作紅蘿蔔、芹菜、甜椒與豆薯的沾醬；也可以在漢堡肉、雞胸肉或雞蛋上加上一大匙；或是拿去與沙沙醬混和，變成簡易的墨西哥風沙拉醬。酪梨醬還可以客製化呢！你可以多加一點萊姆汁和一點萊姆皮，或是加 1/4 小匙的孜然與 1/4 小匙的卡宴辣椒粉讓它變辣，也可以一反傳統，加入切碎的鳳梨與芒果、草莓、紅石榴籽或羽衣甘藍。

在一個中型碗中，將酪梨、萊姆汁與鹽混和。如果喜歡比較多顆粒的口感，就用叉子或馬鈴薯搗泥器將食材壓成泥；如果喜歡比較滑順的口感，就改用浸入攪拌棒或食物調理機攪拌均勻。接著再拌入洋蔥、番茄、墨西哥辣椒、香菜與蒜末。

完成後即可上菜，或是在盛盤之前用密封容器儲存與冷藏。酪梨醬可以冷藏最多 3 天。

⭐ 酪梨醬的儲存方法

即使把酪梨醬儲存在密封容器裡，冷藏一天後還是可能會發現上層的醬料變成褐色。這不是發霉，也不會影響到味道，但就是不甚美觀。你有兩個解決方法：把最上層變色的地方刮掉再上菜，或把醬料再度攪拌均勻，直到看不到褐色的部分。你也可以試試來自 Kitcn.com 的小撇步，直接預防酪梨醬變色：先用湯匙背面將酪梨醬壓實，將容器裡多餘的空氣壓出來。接著倒上一層溫水，確保表面都被水覆蓋。這層水會阻隔空氣接觸酪梨醬——沒有接觸到空氣，酪梨醬就不會變色。

美乃滋的各種變化

這些以美乃滋作為基底的醬汁、沙拉醬與醃漬醬料都使用的我們到基礎美乃滋（179 頁）或無蛋版本美乃滋（180 頁）做為基底。混搭各種不同的食材，就能徹底改變一道菜的風味與視覺效果。每一種變化只需 5 分鐘的準備時間，可製作約 1 杯的份量。

美乃滋的保存期限是雞蛋保存期限後 7 天以內，因此不要忘了雞蛋盒上的有效日期，加上一週，並將日期寫在美乃滋的保存容器上。

蒜泥蛋黃醬

1 杯基礎美乃滋（179 頁）
2 瓣大蒜，切末
1/2 顆檸檬汁

要讓蛋黃醬的風味更濃郁，可以先將大蒜拿去烘烤再拌入美乃滋裡（請見 322 頁的小撇步）。這個醬非常適合當作生的蔬菜或烤蔬菜的沾醬。你也可以把醬料拌入蛋白質沙拉或花椰菜泥（270頁）裡，或者稍微稀釋，作為希臘沙拉（278頁）的沙拉醬。

將所有食材在一個小碗中混和、徹底拌勻。

日式芥末美乃滋

1 又 1/2 大匙日式芥末粉
1 杯基礎美乃滋（179 頁）

日式芥末美乃滋很適合放在鮭魚、鮪魚或其它魚類的佐料，也很適合與鮪魚和馬鈴薯沙拉混和，拿來沾烤薯條也很好吃，更適合淋在我們的烤蘆筍佐檸檬皮上（284 頁）。

先將日式芥末粉與 1½ 大匙的水在一個小碗中混和成濃稠的膏狀（如果太硬的話，可以再加一點水）。在一個小碗中混和芥末膏與美乃滋，直到徹底拌勻。喜歡辣一點就多加一點芥末膏，但是要記得，芥末需要 5 至 10 分鐘才會「釋放」味道——所以最好等一下，並且先試吃再決定要不要加更多。

香菜萊姆美乃滋

3/4 杯基礎美乃滋（179 頁，但檸檬汁改用萊姆汁）

1/4 杯新鮮香菜葉，切碎

1 瓣大蒜，切末

這個美乃滋的變化醬料也用在牛排沙拉（220頁）食譜中，也適合搭配鮮蝦與干貝、當作生蔬菜或烤蔬菜的沾醬，或在完美漢堡（153 頁）放上一大匙。你也可以把它當作泰式涼拌沙拉（274 頁）的濃郁沙拉醬。

將所有食材在碗中拌勻。

酪梨美乃滋

1 顆酪梨，直向對半切開，去核、去皮

1/2 杯基礎美乃滋（179 頁）

1/2 顆萊姆汁

如果你要做出滑順的口感，請用食物調理機或浸入式攪拌棒。如果你要有顆粒的口感，請用叉子壓碎與攪拌。這個醬很適合加進鮪魚、鮭魚、雞肉或雞蛋沙拉，適合當作生蔬菜與烤蔬菜的沾醬，也可以當作墨西哥風完美絞肉（152 頁）的滑順佐料。

在一個小碗中，用叉子、馬鈴薯搗泥器或浸入式攪拌棒將酪梨攪拌成泥狀；或用食物調理機低速攪打。加入美乃滋與萊姆汁，繼續攪拌到食材均勻混和。

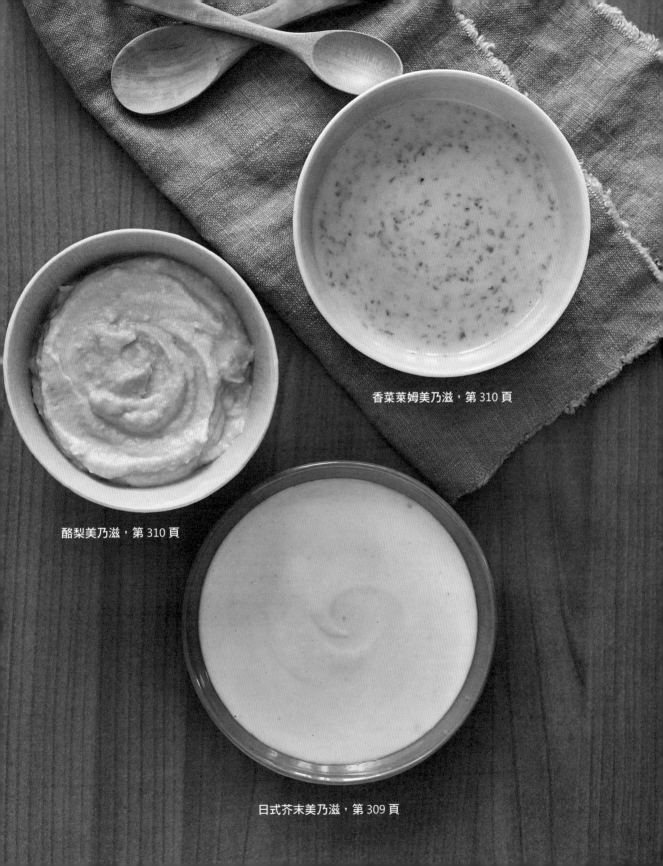

香菜萊姆美乃滋，第 310 頁

酪梨美乃滋，第 310 頁

日式芥末美乃滋，第 309 頁

香草美乃滋

1 杯基礎美乃滋（179 頁）

2 大匙綜合香草，切末

1 瓣大蒜，切末

1/2 顆檸檬汁

1/8 小匙卡宴辣椒粉

試著用各種新鮮的綜合香草葉（像是迷迭香、蘿勒、百里香、歐芹與細香蔥）與美乃滋當作完美雞胸肉（157 頁）的佐料，或是拌入鮪魚、鮭魚或雞蛋沙拉裡。這個醬料也很適合放入烤地瓜（296 頁）。你也可以在醬料裡加一點水，搖一搖，變成滑順的沙拉醬。

將所有食材放進碗中攪拌均勻。

烤紅甜椒美乃滋

3/4 杯基礎美乃滋（179 頁）

1/4 杯烤紅甜椒醬（316 頁）

這樣就能用剩餘的醬料或醬汁變出新花樣。這個美乃滋的變化醬料很適合放在完美漢堡（153 頁）、完美烤牛排（154 頁）、完美炒蛋（150 頁）上，也很適合當作生蔬菜或烤蔬菜的沾醬。

將美乃滋與烤紅甜椒醬在一個小碗中攪拌均勻。

塔塔醬

1 杯基礎美乃滋（179 頁）

2 大匙新鮮蒔蘿葉，切末

1 大匙蒔蘿醃黃瓜，切末

2 小匙細香蔥，切末

1/2 顆檸檬汁

1/4 小匙黑胡椒

塔塔醬一般都是搭配魚類料理（像是我們 160 頁的完美烤鮭魚），但它也很適合拌入蛋白質沙拉（161 頁）或當作烤地瓜條（296 頁）的沾醬。

將所有食材在小碗中拌勻。

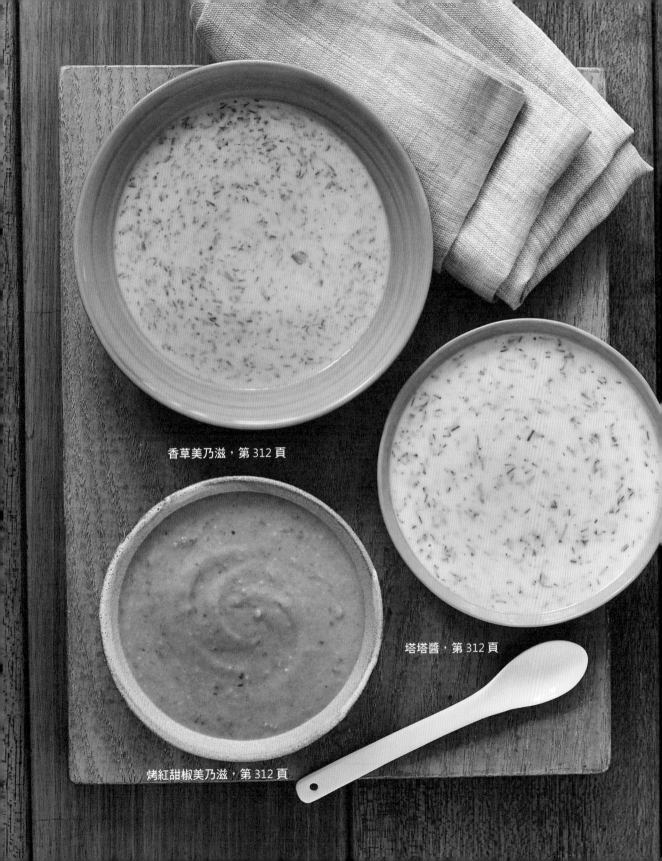

香草美乃滋，第 312 頁

塔塔醬，第 312 頁

烤紅甜椒美乃滋，第 312 頁

荷蘭醬

可製作 2 杯

準備時間：15 分鐘

---

1 又 1/2 杯澄清無鹽奶油或印度酥油

4 顆蛋黃

2 大匙檸檬汁

1 小匙鹽

1/8 小匙卡宴辣椒粉（可省略）

大部分的人會覺得荷蘭醬就是要搭配水波蛋（150 頁），但它也很適合搭配烤魚、燻鮭魚和各種蔬菜，像是蘆筍、四季豆、球芽甘藍和馬鈴薯。

在一個中型湯鍋裡，以小火融化奶油或印度酥油，直到油變溫熱但還沒有冒泡。

在食物調理機或果汁機中，將蛋黃、檸檬汁、鹽與卡宴辣椒粉（可省略），按壓 10 到 15 下攪拌按鈕。再用低速攪拌，同時緩緩加入加熱過的奶油或印度酥油，直到醬汁乳化並且便得黏稠。如果醬汁變得太稠，可以拌入一大匙的溫水。

完成後立刻盛盤上菜，或是用一個小湯鍋盛裝著，以最小火保溫最多一小時。每一次都要使用新鮮、現做的荷蘭醬，因為這個醬料不適合冷藏存放。

⭐ **小重點**

你所使用的奶油或酥油最好是溫熱的，但不應該太燙——如果油太熱，醬汁會結塊。如果是用有鹽奶油製作澄清奶油，這個食譜中就不必另外加鹽。不過，試吃之後若還覺得需要，還是可以再加一點鹽。

青醬

可製作 2 杯

準備時間：10 分鐘

1/2 杯核桃

3 瓣大蒜，切末

3 杯新鮮蘿勒葉，壓實

1 杯菠菜葉

1/2 顆檸檬汁

1 又 1/2 杯初榨橄欖油

1/2 小匙鹽

1/2 小匙黑胡椒

用這款青醬取代番茄醬汁；試試看，將它拌入我們義大利風的完美絞肉（152 頁），或是淋在甜椒鑲肉上（222 頁）。我們最喜歡的「食材餐」之一是用烤金線瓜（294 頁），搭配番茄乾與符合 30 天全食飲食指南的香腸或雞肉香腸，淋上青醬並灑上一點松子。這款醬料也很適合淋在雞蛋上，或是拌入你最喜歡的蛋白質沙拉（161 頁）。

以中大火乾燒加熱一個平底鍋。當鍋子夠熱時（在乾的鍋子上灑一點水──如果水立刻滋滋作響，就表示鍋子夠熱了），鍋內鋪上一層核桃，經常翻炒或搖晃鍋身，直到核桃變成淺褐色，約 2 分鐘。

將核桃與大蒜放入食物調理機，攪打幾下讓食材充分混和。接著加入蘿勒與菠菜，攪打到食材被大略切碎。加入檸檬汁。以低速開始攪打，過程中緩緩加入橄欖油直到所有食材完全拌勻。加入鹽與胡椒，再攪打幾下使食材混和。

可冷藏最多 2 至 3 天，或是用製冰盒冷凍（相關技巧，請見 306 頁）。

⭐ 青醬裡的堅果

傳統的青醬使用的是松子，但是松子有時候很貴。我們在這裡使用的是核桃，但也能用任何手邊有的堅果代替──美洲山核桃或杏仁也都很適合。

田園沙拉醬

可製作 1 又 1/2 杯

準備時間：15 分鐘

---

1 杯基礎美乃滋（179 頁）

1/4 杯椰子鮮奶油（178 頁）

2 大匙紅酒醋

1 大匙新鮮歐芹，切末

1/2 小匙大蒜粉

1/2 小匙洋蔥粉

1/2 小匙黑胡椒

1/4 小匙紅椒粉

這款濃稠又滑順、小孩也非常喜愛的田園沙拉醬，非常適合抹在雞肉、魚或豬肉上；也可以當作生蔬菜的沾醬；更是新鮮綠葉沙拉的完美沙拉醬。

在一個小碗中將美乃滋、椰子鮮奶油與醋用打蛋器拌勻。加入歐芹、大蒜粉、洋蔥粉、胡椒與紅椒粉，繼續攪拌至完全混和。

這款沙拉醬能冷藏 2 至 3 天。

⭐ 超級點心

準備水牛辣椒醬（304 頁），烤一些水牛辣雞翅、切一些紅蘿蔔與芹菜條，並且搭配這款田園沙拉醬當作沾醬，立刻就有最棒的體育賽事、新年倒數活動或喬遷之喜點心盤。

烤紅甜椒醬

可製作 2 杯

準備時間：10 分鐘

---

1 罐（16 盎司，約 450 克）烤紅甜椒，倒掉多餘水份

1/4 杯初榨橄欖油

1/4 顆洋蔥，大略切塊

2 瓣大蒜，切末

2 大匙新鮮歐芹，切碎

1 大匙酸豆，倒掉多餘水份

1/2 顆檸檬汁

1/2 小匙鹽

1/2 小匙黑胡椒

之前在 264 頁，我們說這個醬可以搭配花椰菜、蘑菇與黃南瓜，但是「實際試吃」這個食譜之後，我們幾乎把這個醬淋在每樣東西上——早上配煎蛋、中午配個漢堡，還有晚餐搭配白花椰菜。記得做雙倍的量——之後絕對會感謝我們這麼建議。

將食材全部倒入食物調理機，按壓 5 到 10 次讓食材稍微混和後，以高速攪打直到醬汁變得滑順。

可冷藏至多 5 天。

⭐ 你也可以

輕鬆改變這款醬料的風味，只要將烤甜椒改成風乾番茄或烤茄子，或者試試看改成黑橄欖，就能幫蔬菜或肉類菜餚做出類似橄欖醬的抹醬。

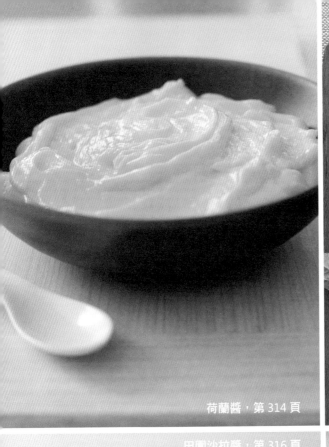

荷蘭醬，第 314 頁

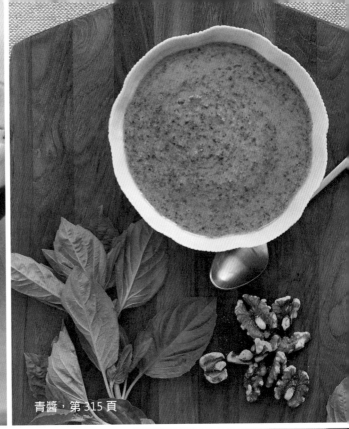

青醬，第 315 頁

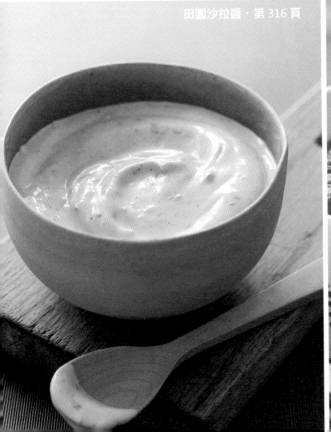

田園沙拉醬，第 316 頁

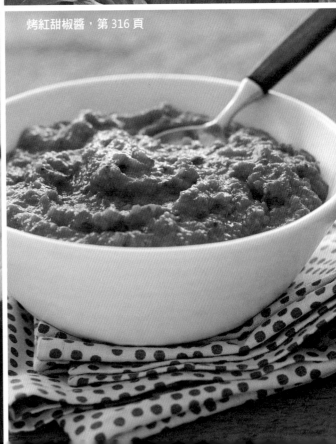

烤紅甜椒醬，第 316 頁

西班牙羅美斯扣醬

可製作 2 杯

準備時間：15 分鐘

烹調時間：10 分鐘

整體時間：25 分鐘

---

2 大匙烹調用油

1/2 杯杏仁，切碎

1 顆小洋蔥，切丁

3 瓣大蒜，切末

1 小匙辣椒粉

1 小匙紅椒粉

2 顆番茄，去籽、切碎

2 大匙初榨橄欖油

1 又 1/2 小匙紅酒醋

1 小匙鹽

1/2 小匙黑胡椒

傳統的西班牙羅美斯扣醬是一款來自西班牙、大蒜味濃郁、以堅果與紅甜椒為基底的醬汁。但我們決定改一下風味，用番茄代替紅甜椒。這款醬汁很適合搭配我們的大蒜鮮蝦與櫛瓜麵條（244頁），或是搭配任何烤肉或烤魚；淋在烤箱烤出來的白花椰菜、綠花椰菜或球芽甘藍上；也可以當作漢堡上的抹醬。

在一個中大型平底鍋中，以中大火加熱烹調用油。當油熱了以後，加入杏仁，烘烤約 3 分鐘，不時翻攪。加入洋蔥，一邊翻炒約 2 分鐘。加入大蒜，繼續煮到香氣出來，約 1 分鐘。接著，加入辣椒粉與紅椒粉，煮到香氣散發出來，約 30 秒。最後，加入番茄，拌炒所有食材，一邊翻攪底部的醬汁上來，繼續煮到番茄炒熱，約 2 分鐘。

將所有食材倒入食物調理機。加進剩下的食材，以低速攪打至醬汁變得滑順，完成後直接盛盤或以玻璃容器保存。

醬汁放涼後冷藏；這款醬汁可以冷藏至多 5 天。

⭐ 番茄去籽

如果你先把番茄切丁了，要幫番茄去籽會是個大工程。試試這個方法吧：將番茄放在切菜板上，蒂頭朝上。由左到右，在中間切開番茄，切出大小相同的兩半。接著，用一根小湯匙將番茄籽與白色的芯挖出來。最後只會剩下扎實的番茄果肉，更方便切片、切丁。

沙沙醬

可製作 3 杯

準備時間：15 分鐘

---

6 顆番茄，去核、去籽、切丁

1/2 杯新鮮香菜，切碎

1/2 顆洋蔥，切碎

3 瓣大蒜，切末

1 根墨西哥辣椒，切碎

1/2 小匙鹽

1/4 小匙黑胡椒

1/2 顆檸檬的果汁與外皮

沙沙醬很適合代替番茄醬，讓任何食材都能變出新花樣。很適合淋在完美炒蛋（150 頁）上、當作完美炙燒雞胸肉（157 頁）或完美漢堡（153 頁）的佐料，或是當作新鮮生芹菜、紅蘿蔔與豆薯條的沾醬。這個醬也可以拌入我們的酪梨醬（308 頁）。

在一個小碗裡將所有食材輕輕拌勻。立刻盛盤，或是冷藏 1 至 3 小時，讓食材風味更融合。

沙沙醬可以冷藏至多 1 週。

⭐ 快速備料

蔬菜切丁器能幫你把準備工作減半，並且確保切出來的蔬菜大小一致？任何廚房用品店都有賣這種機器，你也可以用食物調理機，小心翼翼的將每樣食材分別切碎，但是不要一次把所有食材放在一起攪打，否則沙沙醬會變成一團泥狀。

陽光醬汁

改編自梅莉莎‧喬萬在「好食」（Well Fed）的食譜

可製作 1 杯

準備時間：10 分鐘

1/2 杯無糖葵花子奶油

1/2 杯椰奶

1 顆萊姆汁

1 大匙椰子醬油（可以不使用）

1 瓣大蒜，切末

1/2 小匙壓碎辣椒粉

1/2 小匙米醋或蘋果醋

這個沾醬（各地 30 天全食愛好者喜愛
的醬料之一）非常適合拿來沾新鮮的
生蔬菜（紅蘿蔔、甜椒、芹菜或花椰
菜），或是淋在烤蔬菜（如紅蘿蔔、蕪
菁、地瓜）上，或是當作完美炙燒雞
胸肉的佐料，或是泰式涼拌沙拉（274
頁）和綠色高麗菜沙拉（282 頁）的沙
拉醬。如果你找不到合適的葵花子奶
油，也可以用杏仁奶油代替。

將所有食材在小碗中拌勻。放入密封容器可冷藏至多 3
天。

⭐ 椰子醬油（Coconut Aminos）

一種能代替醬油的醬汁，由椰子樹的汁液發酵而成。驚人
的是，它嘗起來很像醬油，可以發揮在各種亞洲風格的料
理上。許多小型的健康食品店會賣椰子醬油，但你也可以
上網在亞馬遜網站或其它商家上購買。做陽光醬汁不一定
要用到椰子醬油，但是我們覺得這種醬料非常百搭，完全
值得花 8 美元購買它。（我們造訪最喜愛的壽司店時，甚
至都會自備這瓶醬油！）

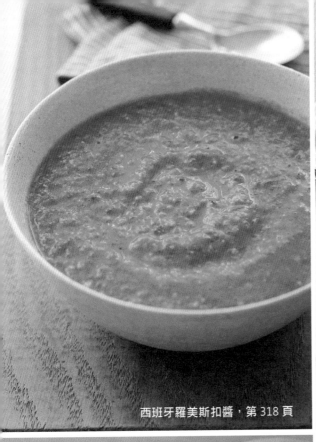
西班牙羅美斯扣醬，第 318 頁

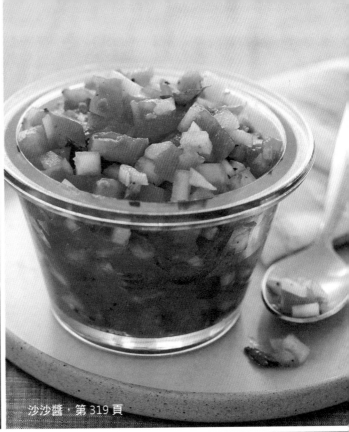
沙沙醬，第 319 頁

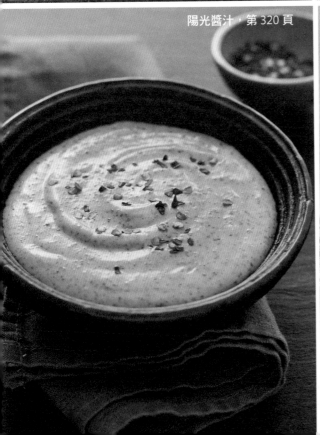
陽光醬汁，第 320 頁

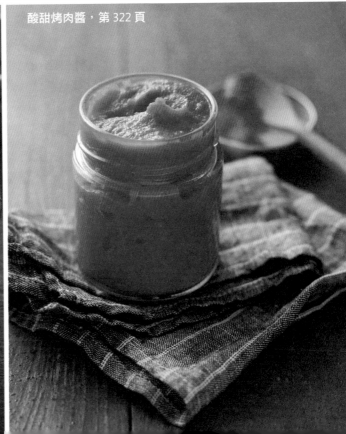
酸甜烤肉醬，第 322 頁

酸甜烤肉醬

可製作 2 杯

準備時間：15 分鐘

烹調時間：1 小時 10 分鐘

整體時間：1 小時 25 分鐘

---

2 大匙印度酥油或澄清奶油

1 顆小洋蔥，切丁

3 瓣烤大蒜（請看小撇步）

1 大塊地瓜，去皮、切成 1 吋丁狀

1/2 杯蘋果汁

1 罐（3 盎司，約 85 克）番茄糊

1 大匙蘋果醋

1 小匙紅椒粉

1 小匙鹽

1/2 小匙墨西哥小辣椒粉

如果一次烤整顆大蒜，剩下的大蒜瓣可以用在別的料理。剩下的烤大蒜瓣去皮後，放入密封容器中，再倒入初榨橄欖油，徹底蓋過大蒜瓣即可冷藏一週。大蒜瓣要入菜之前不必重新加熱——直接連同其它時才一起在鍋中加熱即可。

在中型平底鍋以中火加熱印度酥油。油熱後放入洋蔥，偶爾拌炒直到洋蔥變成褐色並且開始焦糖化，約 15 至 20 分鐘。

炒洋蔥的同時，將烤過的大蒜瓣、地瓜與蘋果汁一起放入中型湯鍋裡。加入足量的水，稍微蓋過地瓜——但不要加太多。水煮滾後，將火轉小、繼續煨煮到地瓜變軟，約 15 分鐘。將食材瀝出，但保留鍋中湯汁。

在食物調理機或果汁機中加入地瓜食材與炒過的洋蔥。加入番茄糊、醋、紅椒粉、鹽與墨西哥小辣椒粉。加入 1/4 杯保留的湯汁，以低速至中速攪打。如果醬料太稠，攪拌時再加一點湯汁，每次加入 1/4 杯，直到達到想要的濃稠度。（醬汁倒出來應該要像番茄醬般的質地。）

可冷藏最多 2 至 3 天。

⭐ 烤大蒜

這個食譜也可以用生的大蒜，但是烤過的大蒜味道更甜、更溫和。烤箱先預熱到攝氏 200 度。將一顆大蒜鬆鬆的外皮剝掉以後，以鋁箔紙包起來，封口在上。放在烤盤上，放入烤箱烤 45 分鐘，直到大蒜的頂部變成淺褐色、捏下去時覺得變軟了。小心撥開鋁箔紙取出大蒜，然後放涼。用水果刀的尖端劃開後，小心翼翼撥開每一瓣大蒜——用擠的可能更容易取出大蒜。

30 天全食番茄醬

可製作 1 杯

準備時間：5 分鐘

烹調時間：10 分鐘

整體時間：15 分鐘

---

1 杯番茄糊

1/2 杯蘋果汁

1/2 杯蘋果醋

1 大匙大蒜粉

1/2 小匙鹽

1/8 小匙丁香粉（可省略）

不要以為這個番茄醬食譜會嘗起來像熟悉的「亨式 57（Heinz 57）番茄醬」——超市裡賣的番茄醬又濃又甜，因為加了很多糖——每一大匙裡有將近 4 克的糖。事實上，亨式番茄醬用了高果寡糖玉米糖漿與玉米糖漿讓番茄醬變甜。我們也可以在番茄醬裡加入棗泥醬增加甜味，但這不符合我們的精神。這款番茄醬嘗起來有個清淡的醋味，有點不一樣但搭配雞蛋、漢堡和烤馬鈴薯條時依然美味。

以中火加熱一個中型湯鍋。加入番茄糊、蘋果汁與醋。均勻攪拌，加熱到小滾，但不要讓醬汁滾開。

加入大蒜粉、鹽與丁香粉，繼續一邊煮、一邊攪拌，防止鍋底燒焦——火可以轉小或是改成用煨煮的。繼續煨煮到番茄醬變得夠濃稠，可以覆蓋湯匙背面的程度，約 5 至 8 分鐘。熄火後靜置放涼。放涼後即可使用，或是以密封容器裝起來冷藏，最多可以冷藏至 2 週。

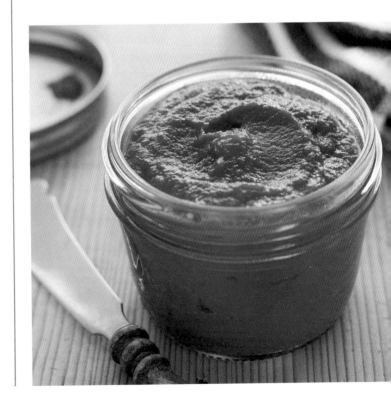

番茄醬汁

可製作 3 杯

準備時間：15 分鐘

烹調時間：1 小時

整體時間：1 小時 15 分鐘

---

1 大匙烹調用油

1 顆洋蔥，切碎

2 根芹菜，切碎

1 根紅蘿蔔，去皮、切碎

2 瓣大蒜，切末

1 罐（28 盎司，約 800 克），碎番茄

1 小匙新鮮百里香

1 小匙新鮮奧勒岡

1 片月桂葉

1 小匙鹽

1 小匙黑胡椒

如果要立刻使用新鮮的番茄醬汁，可以用 6 顆番茄代替罐裝番茄。也可以馬上把這個醬變成肉醬：只要在最後燉煮的 10 分鐘，加入約 450 克剩下的完美絞肉（152 頁）和 1 杯牛高湯。淋在烤金線瓜（294 頁）、清蒸櫛瓜麵（244 頁），或是燙菠菜上，就可以變成完整的一餐。

在大型湯鍋裡以中火加熱烹調油。油熱後，加入洋蔥、芹菜與紅蘿蔔，不斷翻炒至洋蔥變得半透明，約 2 至 3 分鐘。加入大蒜，翻炒至香氣釋放，約 1 分鐘。加入番茄、百里香、奧勒岡、月桂葉、鹽與胡椒。

將火轉小後，蓋上鍋蓋，以小火燉煮，每 20 分鐘攪拌一次，直到醬汁變得濃稠又滑順，大約需要 1 小時。最後將月桂葉丟掉。

可冷藏最多 5 至 7 天。

⭐ 醬汁保存方法

如果你打算將醬汁冷凍起來，罐裝番茄的風味更好。這個醬汁能夠冷凍保存 3 至 4 個月，但是醬汁結冰之後，由於液體裡產生冰晶，從冷凍拿出來使用的話，醬汁可能會被稀釋。你也可以在加熱時，另外再加一罐番茄使醬汁變得更濃稠。

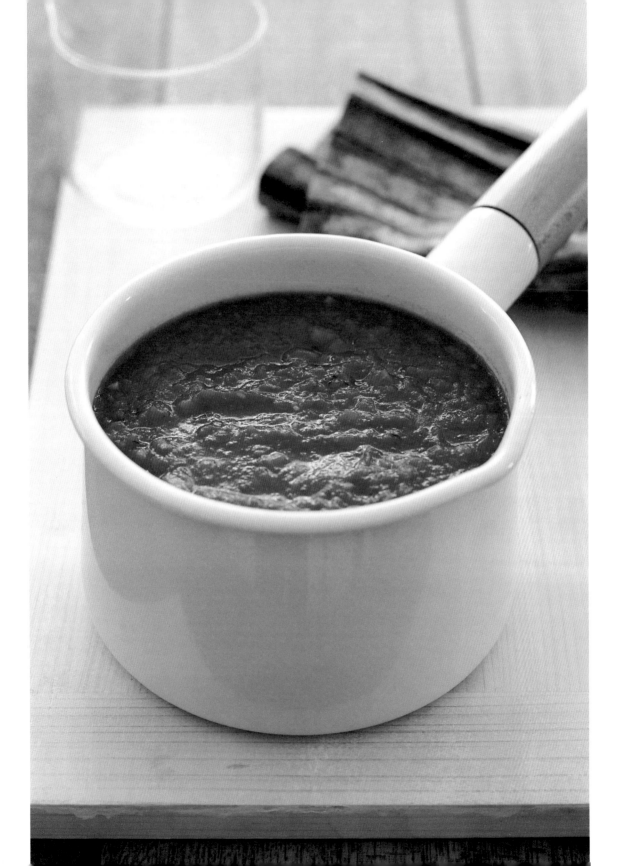

油醋醬的變化醬汁

　　這些變化版的油醋醬，大致上是根據我們的基礎油醋醬（184 頁）做了不同的發揮。混搭、拌入不同的食材，就能製作出獨特風味的沙拉醬與醃漬醬料。要做出奶油油醋醬，就把食譜裡的橄欖油以基礎美乃滋（179 頁）代替。以下所有的變化醬料準備時間是 5 至 10 分鐘，可製作 1 杯的份量。

　　由於這些變化醬料都使用新鮮食材，冷藏最多只能 3 至 4 天。使用之前，需要在半小時之前先從冰箱取出，因為冷藏過的橄欖油會變硬及霧化。倒出來之前，記得先搖均勻。

香草柑橘油醋醬

1 又 1/2 大匙柳橙汁
1 又 1/2 大匙檸檬汁
1 又 1/2 大匙萊姆汁
2 瓣大蒜，切末
2 小匙芥末粉
3/4 杯初榨橄欖油
1 小匙新鮮百里香葉
1 小匙新鮮香菜，切碎
1 小匙新鮮歐芹，切碎
1/2 小匙鹽
1/2 小匙黑胡椒

這個沙拉醬很適合淋在炒雞肉（340 頁）上，也可以當作魚、蝦、干貝的醃漬醬料或佐料，也很適合搭配新鮮綠葉沙拉。

在一個小碗裡將柳橙汁、檸檬汁、萊姆汁、大蒜與芥末粉用打蛋器拌勻。攪拌的同時，緩緩淋入橄欖油，使其慢慢乳化。加入百里香、香菜、歐芹、鹽與胡椒，攪拌至完全混和。

義式油醋醬

1/4 杯紅酒醋
2 大匙新鮮奧勒岡，切碎（或 2 小匙乾奧勒岡）
1 瓣大蒜，切末
1 小匙芥末粉
3/4 杯初榨橄欖油
1/2 小匙鹽
1/4 小匙黑胡椒

這個醬汁很適合拿來醃漬雞肉或蝦，也可以代替綠色高麗菜沙拉（282 頁）裡用到的檸檬油沙拉醬。

在一個小碗中將醋、奧瑞岡、大蒜與芥末粉混和。用打蛋器攪拌的同時，緩緩淋入橄欖油，使其慢慢乳化。以鹽與胡椒調味，並且攪拌至完全混和。

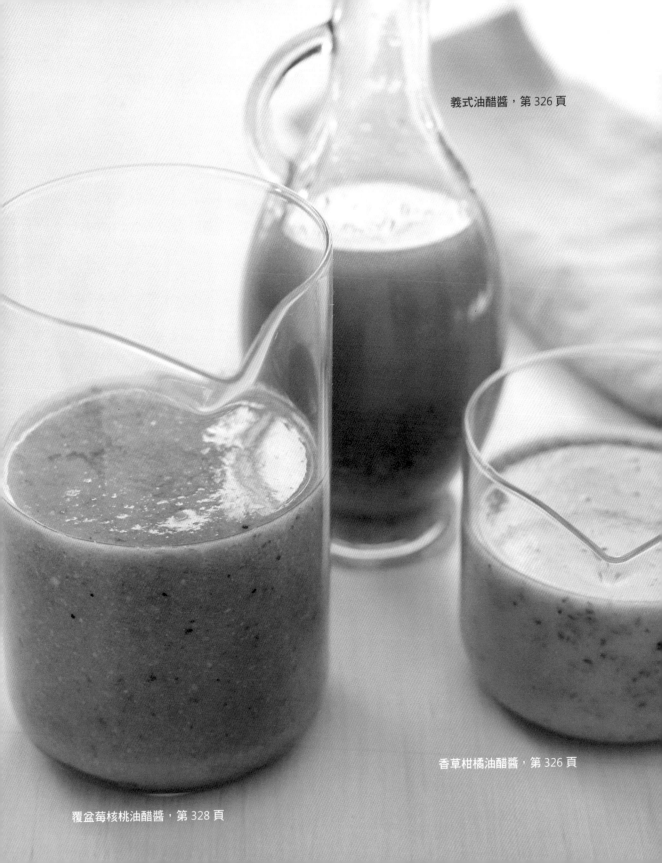

義式油醋醬，第 326 頁

香草柑橘油醋醬，第 326 頁

覆盆莓核桃油醋醬，第 328 頁

覆盆莓核桃油醋醬

1/2 杯新鮮覆盆莓，切碎或壓碎

1/4 杯蘋果醋

2 大匙切碎核桃

1 小匙切末的新鮮香菜（或 1/4 小匙乾香菜片）

3/4 杯初榨橄欖油

鹽與胡椒

這款沙拉醬在我們的豐收祭烤雞沙拉（232 頁）裡，也很適合淋在夏天的嫩葉波菜沙拉、現切莓果（藍莓、黑莓、草莓與覆盆莓）、切丁小黃瓜，或是拌入任何一種蛋白質沙拉（161 頁）。你也可以用別的莓果代替食譜裡面的覆盆莓，或是在冬天裡使用壓碎的紅石榴籽。

在一個小碗裡，將覆盆莓、醋、核桃與香菜混和。用打蛋器攪拌的同時，緩緩加入橄欖油使其乳化。依照個人口味以鹽與胡椒調味，並繼續攪拌至完全拌勻。

義式黑醋油醋醬

1/4 杯義式黑醋

2 瓣大蒜，切末

2 小匙芥末粉

3/4 杯初榨橄欖油

1 小匙切末的新鮮香菜（或 1/4 小匙乾香菜片）

鹽與胡椒

這款沙拉醬在我們的核桃烤豬排（252 頁）裡，也很適合淋在烤蔬菜（164 頁）、白肉魚與沙拉上。我們也很喜歡它的奶油版本（只要用 179 頁的基礎美乃滋代替橄欖油即可），這款奶油油醋醬可以當作生菜盤的沾醬，也可以淋在煎烤球芽甘藍與南瓜（286 頁）上，或式拌入蛋白質沙拉（161 頁）裡。

在一個小碗裡，將醋、大蒜與芥末粉混和。用打蛋器攪拌的同時，緩緩加入橄欖油使其乳化。加入香菜，以鹽與胡椒調味，並繼續攪拌至完全拌勻。

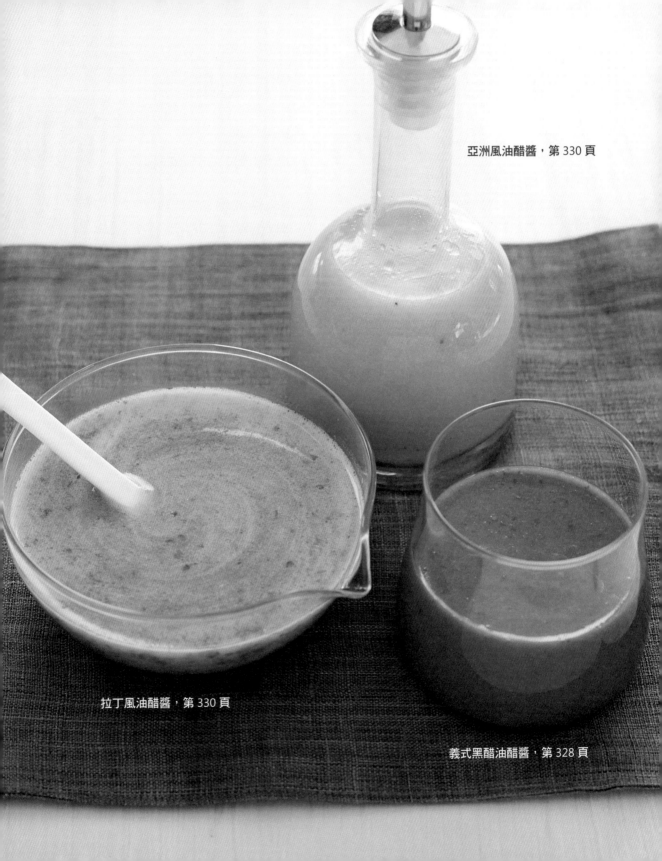

亞洲風油醋醬，第 330 頁

拉丁風油醋醬，第 330 頁

義式黑醋油醋醬，第 328 頁

亞洲風油醋醬

1/4 杯米醋

1 大匙芝麻油

1 瓣大蒜，切末

1/2 小匙新鮮現磨的薑

3/4 杯初榨橄欖油

紅辣椒粉

鹽與胡椒

這款沙拉醬也很適合搭配我們的涼拌泰式沙拉（274 頁）。奶油版的沙拉醬（只要用 179 頁的基礎美乃滋代替橄欖油即可）也可以拌入花椰菜燉飯（272 頁）或是當作完美烤鮭魚（162 頁）的佐料。

在一個小碗裡，將米醋、芝麻油、大蒜與薑拌勻。用打蛋器攪拌的同時，緩緩加入橄欖油使其乳化。加入一撮紅辣椒粉，以鹽與胡椒調味，並繼續攪拌至完全拌勻。

拉丁風油醋醬

2 瓣大蒜，切末

1 根墨西哥辣椒，去籽、切末

5 顆萊姆汁

3/4 杯初榨橄欖油

2 大匙新鮮切末的香菜

2 大匙新鮮切末的歐芹

1/2 小匙鹽

1/4 小匙黑胡椒

在一個小碗裡，將大蒜、墨西哥辣椒與萊姆汁拌勻。用打蛋器攪拌的同時，緩緩加入橄欖油使其乳化。加入香菜、歐芹、鹽與胡椒，並繼續攪拌至完全拌勻。

這是非常適合完美烤牛排（154 頁）、完美炙燒雞胸肉（157 頁）、或完美烤鮮蝦（158 頁）的醃漬醬料。

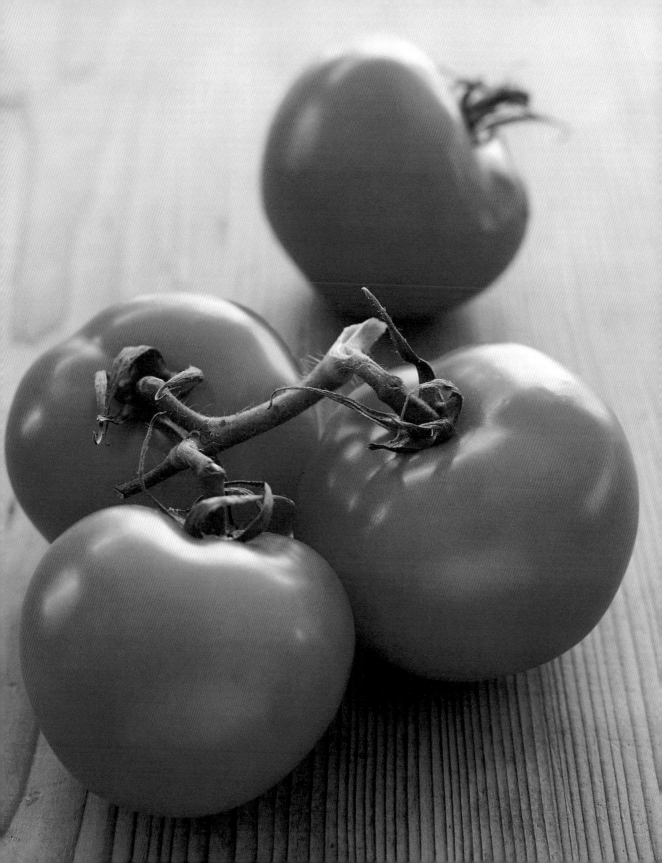

一鍋到底料理

看到這篇標題，在你樂過頭之前，我們得誠實以告：你在做一些料理的時候，還是會用到超過一個鍋子。

好啦，其實是大部分的料理。

我們知道你可能幻想只需要 2 分鐘就可以收拾善後——只有你、一塊菜瓜布和一個鍋子的美好畫面（而不是平時備料、烹調、上菜之後的杯盤狼藉）。但是這篇的標題並不是指你的烹飪器具，而是在指在一道菜裡，就能煮出一個完整（包含蛋白質、蔬菜與自然油脂）的一餐，不需要另外做個配菜或搭配醬料。

所以我們幫你減輕了一些負擔。只是洗碗機還是不怎麼輕鬆就是了。

如果你覺得在這全食計劃的過程裡，自己像是被關進「健康飲食牢」裡（每天都得黏在切菜板、瓦斯爐和洗碗槽旁），我們來看看是否有些方法，可以幫你的備料、烹調與清潔過程變得更有效率一些。

第一個小撇步就是大量地事先準備好食材。用星期天的幾個小時，或是平日夜晚裡的三十分鐘，事前先處理一些食材。準備某個你知道最近一定會用到的醃漬醬料或綜合香料、先做三、四種沙拉醬或醬汁，並且先

將蔬菜切好（蓋上蓋子可以冷藏好幾天）。急著準備晚餐時，手邊要做的事情越少，廚房就會越乾淨。

在流理臺上放一個「裝垃圾的碗」，可以在備料時將洋蔥頭、蘋果核或香草梗丟進去。這樣也能減少跑去丟垃圾、在廚房地板上到處亂撒東西的次數。

盡可能重複使用廚房工具。如果你只是在切菜，就沒有必要用到超過一個切菜板——只要把一種菜的菜渣清掉，就能處理下一樣食材。刀子和量杯也是一樣——處理每樣食材之間可能要沖洗一下，但不用每處裡一樣食材就用新的工具。（但是處理生肉就要更小心了——處理肉類應該要用專用的切菜板，任何接觸到的工具也應該徹底清洗過，再拿去處理別的食材。）

可以的話，就合併各種食材。如果你要把洋蔥、甜椒和菇類同時放入平底鍋，備料時就應該放在同一個碗裡——而不是弄髒一堆碗。處理辛香料食也是一樣的原則；如果到時候要一起放進鍋子裡，備料的時候就用

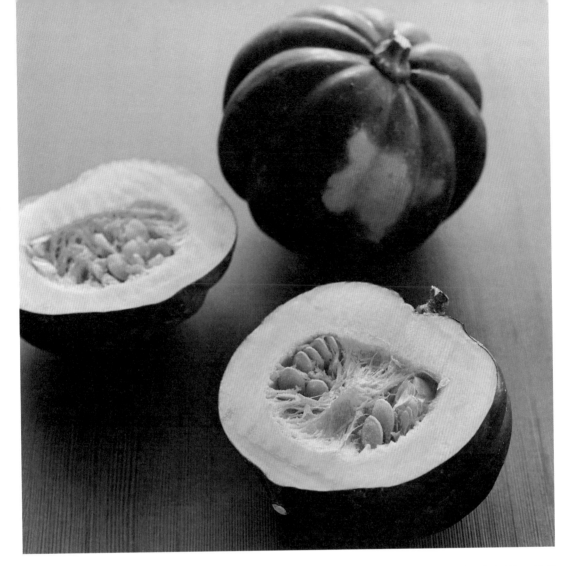

同一小碗裝就好。

　　如果在烤蔬菜之前，需要裹上一層油，你可以把蔬菜放到一個碗裡，加入油然後拌勻……或者，你也可以像我們一樣，把蔬菜擺在鋪了烘焙紙的烤盤上，均勻淋上油之後，用手將食材拌勻。少一個油膩膩的碗要洗＝贏了！

　　最後，我們知道每一本食譜書都會叫你要一邊煮、一邊收拾，但我們也要再三叮嚀這件事。（至少把東西沖一沖吧）。如果有東西需要煮幾分鐘，你就有空洗兩個碗、擦一下流理台，或是把香料罐放回櫃子裡。如果煮完一餐後，廚房還相對乾淨的話，用完餐後收拾起來也能很輕鬆。

　　能請你的另一半、伴侶或室友幫你清理的話就能更輕鬆了。

義式獵人燉雞

2 人份

準備時間：15 分鐘

烹調時間：40 分鐘

整體時間：55 分鐘

---

4 大匙烹調用油

450 克雞腿（不要去骨和去皮）

225 克雞腿（去骨）

1/2 小匙鹽

1/2 小匙黑胡椒

1/2 顆洋蔥，切末

1/2 紅甜椒，切碎

1 杯蘑菇，切片

2 瓣大蒜，切末

1 大匙酸豆，倒掉多餘的水份

1 罐（14.5 盎司，約 410 克）罐裝碎番茄

1 杯雞高湯或水

1 大匙新鮮羅勒葉，大略切碎

你可以選擇用去骨、去皮的雞肉做這道菜，但味道可就不一樣了。雞皮裡的油脂充足，而油脂就等於風味。再加上，有雞皮的雞肉比較能夠裹住醬汁，讓這道料理增添一股溫暖、鄉村的風貌。雖然這不是正式的規定，但我們建議購買放牧或有機的雞肉，尤其是要用到雞皮的料理。

在一個大型深平底鍋裡，以中大火加熱 2 大匙的烹調用油，搖晃鍋身，使油均勻覆蓋鍋底。雞肉用鹽與胡椒調味後，放進鍋子裡。將雞肉煎到金黃色，每面約 3 分鐘。將雞肉取出備用。

同一個鍋子繼續以中大火加熱著，加入剩餘的 2 大匙烹調用油、洋蔥與甜椒，並翻炒約 2 至 3 分鐘，直到洋蔥變得透明。加入菇類，繼續翻炒約 2 分鐘。加入大蒜，炒到蒜香味釋出，約 1 分鐘。接著加入酸豆與碎番茄。

將雞肉放回鍋中，以雞高湯或水蓋過食材。將火轉為中火，煮到湯汁微滾。接著將火調小，繼續煨煮（不要大火煮滾），直到雞肉內部的溫度達到攝氏 70 度，大約 30 分鐘。

盛盤後，灑上羅勒葉即可上菜。

⭐ 做好計畫

買隻 1 到 1.5 公斤的全雞，就可以做出這道菜了。先用 157 頁上的技巧烤全雞。接著將雞腿和雞大腿上的肉取下（記得保留雞皮！），冷藏備用。然後運用 177 頁上的技巧，將雞骨架拿去做雞高湯。準備要做這道菜的時候，跟著食譜的步驟，但只須將烤好的雞肉放入醬汁裡煮個 10 分鐘就能完全加熱了。這樣烹調時間就縮短到只剩 15 分鐘，更能讓整隻雞都被利用到。

如何變成一餐：這道一鍋到底的料理，基本上就能當作完整的一餐了，但要讓它更營養的話，可以搭配花椰菜燉飯（272 頁）、一盤新鮮的嫩菠菜葉，或放在櫛瓜麵條（請見 272 頁上的技巧）或烤金線瓜（294 頁）上一起享用。

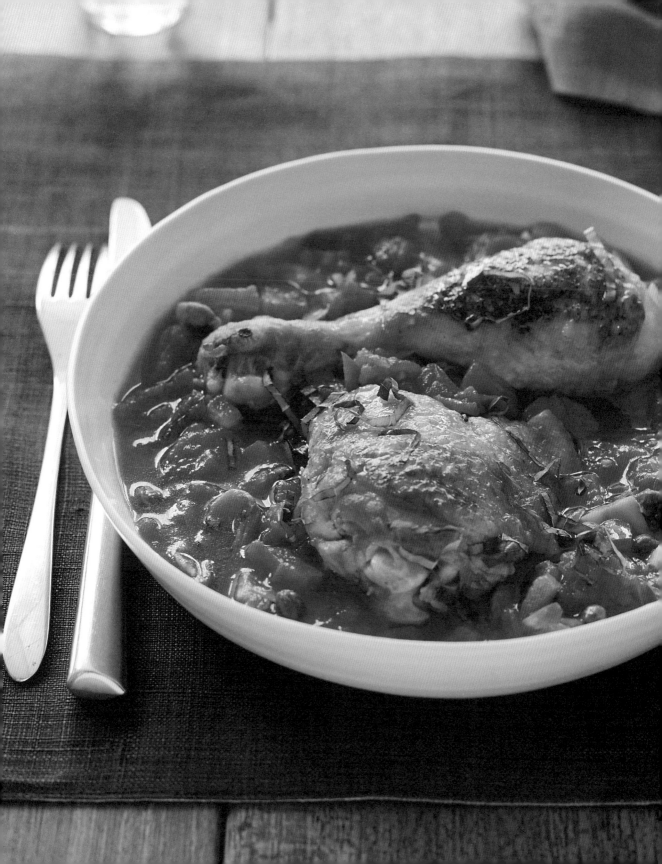

雞肉巧達湯

2 人份（以及一些剩菜）

準備時間：20 分鐘

烹調時間：25 分鐘

整體時間：45 分鐘

1/2 小匙鹽

1/2 小匙孜然

1/4 小匙紅椒粉

1/8 小匙卡宴辣椒粉

450 克去骨雞大腿

950 毫升雞高湯或蔬菜高湯

2 顆中型地瓜，切成 1 吋丁狀

1 顆綠花椰菜，切成 1 吋大小（保留菜梗）

2 瓣大蒜，切末

1 根墨西哥辣椒，切末（可省略）

1 罐（14.5 盎司，約 410 克）椰奶

1 大匙新鮮切碎香菜

1 顆萊姆汁

1/2 小顆紅洋蔥，切碎

想為這道菜添加不同的風味嗎？試著將雞肉用燒烤，而不是用烤箱、以鮮蝦或水煮蛋代替雞肉，或者用白花椰菜而不是綠花椰菜。你也可以把這道菜變成雞肉「麵」或巧達「飯」，只要在最後加熱之前，拌入事先煮好的花椰菜燉飯（272 頁）、烤金線瓜（294 頁）或櫛瓜麵條（244 頁）。

將烤箱預熱到攝氏 180 度。

在一個小碗裡，將鹽、孜然、紅椒粉與卡宴辣椒粉拌勻。用這個綜合香料均勻抹在雞腿上。將雞肉放在烤盤上烤 20 分鐘。接著將雞肉從烤箱取出，在切菜板上靜置 5 分鐘後，切成 1 吋塊狀。

雞肉還在烤的時候，將雞高湯倒入一個中型湯鍋。加熱煮滾後，加入地瓜。以大火煮到地瓜變軟，約 10 分鐘。將地瓜從高湯取出，放置一旁備用。

在高湯裡加入花椰菜梗、大蒜與墨西哥辣椒（如果想要辣一點的話）。將火調到中火，煮滾約 15 分鐘。加入花椰菜嫩葉與椰奶，繼續煮到花椰菜變軟，約 5 分鐘，然後熄火。

將蔬菜與高湯倒入食物調理機或果汁機，攪拌至質地變得滑順。將攪拌好的食材倒回湯鍋，加入煮熟的雞肉、地瓜與香菜。以中火加熱，一邊攪拌一邊煮 2 至 3 分鐘，加熱雞肉與地瓜。完成後立刻上菜。

以新鮮萊姆汁與切碎的紅洋蔥裝飾這款巧達湯。

⭐ 即使辦公室沒有微波爐

你還是可以帶這道菜，吃一頓熱呼呼的午餐。早上出門之前，以中小火加熱湯品，但不要煮滾，然後倒入雙層保溫壺裡。保溫壺能將湯品保溫到中午用餐時間。

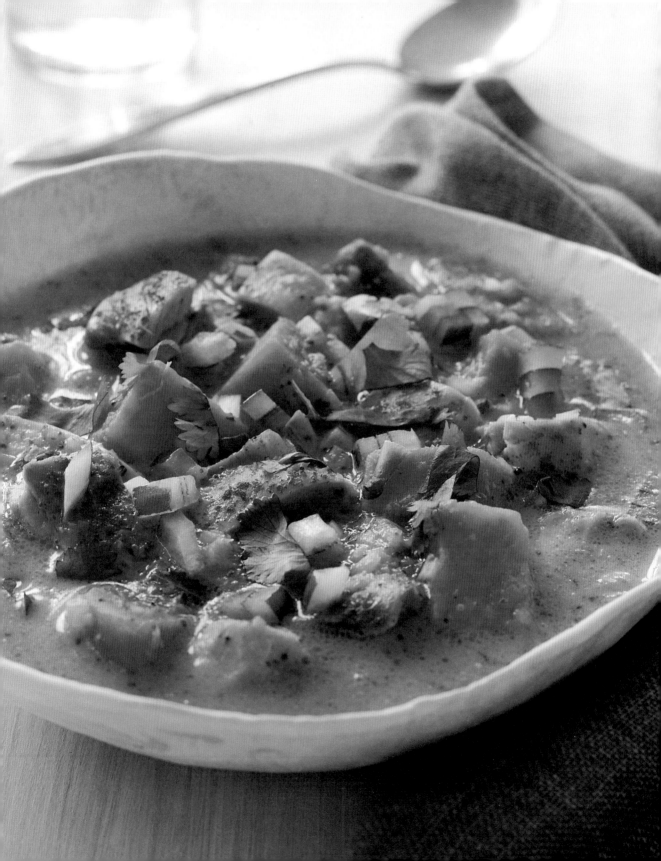

雞肉蔬菜春日麵

2 人份（以及一些剩菜）

準備時間：15 分鐘

烹調時間：27 分鐘

整體時間：42 分鐘

2 大匙烹調用油

1/2 杯切丁洋蔥

2 瓣大蒜，切末

1 小匙新鮮奧勒岡，切末

1 小匙新鮮百里香

3 杯去籽、切丁番茄（約 3 顆大番茄）

450 克去骨、去皮雞腿，切成 1 吋塊狀

1 杯四季豆，切成 1 吋大小

1 又 1/2 杯大略切塊的櫛瓜

1 又 1/2 杯大略切塊的黃南瓜

1/4 小匙紅辣椒粉

1 小匙鹽

1/2 小匙黑胡椒

1 至 2 大匙新鮮切末羅勒葉

這道菜真的非常適合配蔬菜麵一起吃。你可以搭配烤金線瓜（294 頁）或櫛瓜麵條（244 頁），或者用削皮器削一些地瓜或紅蘿蔔麵條並蒸熟。

在一個大型湯鍋或鑄鐵鍋裡，以中大火加熱烹調用油，搖晃鍋身使油均勻覆蓋鍋底。加入洋蔥、大蒜、奧勒岡與百里香，煮到洋蔥呈現透明狀、大蒜香氣釋放，約 2 至 3 分鐘。

在鍋中加入番茄與雞肉，偶爾攪拌，煮到番茄變軟，約 3 至 4 分鐘。加入四季豆、櫛瓜與南瓜，偶爾攪拌，煮到所有蔬菜變軟、雞肉煮熟（中間沒有任何粉紅色），約 5 至 6 分鐘。加入紅辣椒粉、鹽與胡椒，灑上羅勒葉，攪拌約 30 秒讓食材拌勻後立刻上菜。

⭐ 抄捷徑吧

要讓烹調時間縮短五分鐘，就改用一罐切丁番茄（不要倒掉罐頭裡的番茄汁，只要在第二個步驟將整罐倒入鍋中），而不是新鮮番茄。還有，雖然用新鮮香草烹飪確實讓風味不同，如果你時間不夠的話，用 1/2 小匙乾奧勒岡與百里香，以及 1 至 2 小匙乾羅勒葉代替新鮮食材。

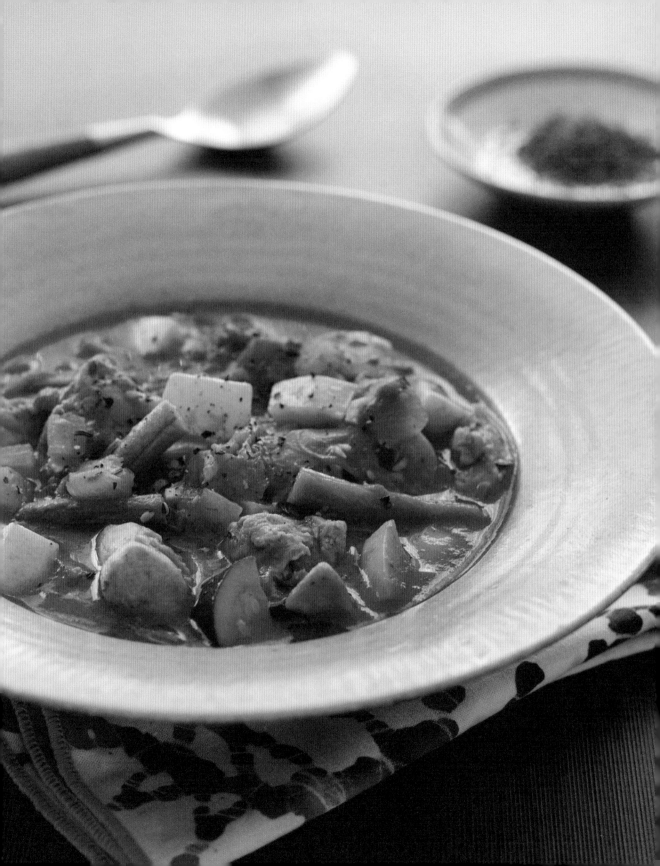

炒雞肉

2 人份

準備時間：10 分鐘
烹調時間：10 分鐘
整體時間：20 分鐘

---

3 大匙烹調用油

450 克雞胸肉或雞腿肉（去骨、去皮）

1 瓣大蒜，切末

1 大匙薑末

1 顆花椰菜

2 杯香菇，切片

2 根紅蘿蔔，切細絲

225 克四季豆，切成 1 吋大小

2 根青蔥，切末

1/2 顆萊姆汁

1 大匙切末新鮮香菜

這道簡單的料理與你最愛的沙拉醬或醬汁（302 頁）是最完美的搭配。將食材分量加倍，選兩種醬汁，就能做出晚餐和明天的午餐。熱炒料理也很適合搭配鮮脆、涼拌沙拉。用你最喜歡的沙拉葉菜類（試試看波士頓萵苣、貝比萵苣、奶油萵苣或蘿蔓生菜）、切絲高麗菜或已經切好的綜合高麗菜沙拉，並且淋上香草柑橘油醋醬（326 頁）。不想用雞肉嗎？那就試著改用切片的側腹牛排或鮮蝦吧。

在一個大型平底鍋中以中火加熱 2 大匙的烹調用油，搖晃鍋身使油均勻覆蓋鍋底。將雞肉放進鍋中，煎到外表變成金黃色、並且能夠不沾鍋底，每面約 3 分鐘。加入大蒜與薑末。翻炒至香氣釋放，約 1 分鐘。將雞肉取出，切成條狀後備用。

將平底鍋擦乾淨。

用中大火加熱剩下的 1 大匙烹調用油。加入花椰菜、香菇、紅蘿蔔與四季豆，快炒到蔬菜開始變軟，約 2 至 3 分鐘。將雞肉條加回鍋中；繼續拌炒 2 至 3 分鐘，直到所有食材都徹底加熱了。

以青蔥、萊姆汁與香菜裝飾後立刻上菜。

⭐ 準備時間與烹調時間如何減半

用事先煮好的雞肉或鮮蝦，並以綜合冷凍蔬菜代替新鮮蔬菜。去上班的時候，把冷凍蔬菜放進冷藏解凍——到了要煮飯的時候，跟著上述的步驟，拌炒到所有食材都徹底加熱了。

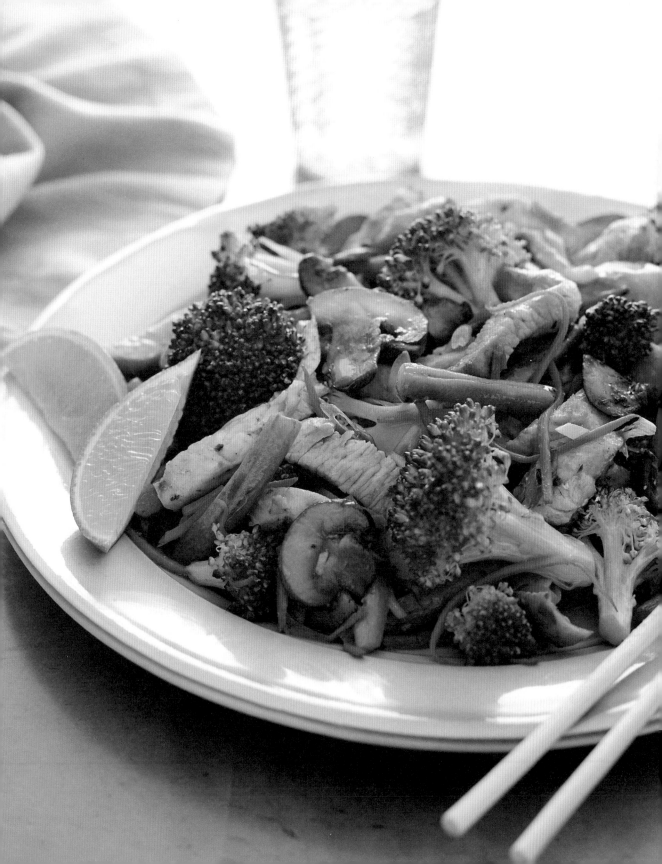

經典辣肉醬

2 人份（以及一些剩菜）

準備時間：20 分鐘

烹調時間：1 小時 15 分鐘

整體時間：1 小時 35 分鐘

---

450 克絞肉（牛肉、羊肉）

1 顆洋蔥，切末

3 瓣大蒜，切末

1 小匙孜然

1 小匙紅辣椒粉

1/2 小匙紅椒粉

1/2 小匙芥末粉

1/2 小匙鹽

1 顆紅甜椒，切碎

1 顆青椒，切碎

1 罐（14.5 盎司，約 410 克）切丁番茄

2 杯牛高湯

當裝飾的配菜不同，真的會改變這道菜的風味。試著改用新鮮香菜、墨西哥辣椒、碎紅椒或淋上一點田園沙拉醬（316 頁）。如果你的活動量比較大、需要吃比較多碳水化合物的話，切一些馬鈴薯或南瓜丁，在煨煮之前，加入鍋中一起煮，或是將這款肉醬淋在一個用白胡桃南瓜烤出來的「碗」裡。

以中大火加熱一個大型湯鍋，或深平底鍋（但不要加任何烹調用油）。加入絞肉，拌炒到肉完全上色，約 7 至 10 分鐘。用有漏洞的湯杓將絞肉撈出備用，鍋中留著炒出來的油脂。

在鍋裡加入洋蔥、大蒜、孜然、辣椒粉、紅椒粉、芥末粉與鹽。將火調至中小火，繼續煮到洋蔥變透明，約 4 至 5 分鐘。

加入甜椒與青椒、番茄和高湯。將火調至大火。辣肉醬開始大滾時，將火調到小火，不加蓋繼續煨煮 1 小時。

⭐ 這個食譜

用電鍋（慢燉鍋）煮就非常容易。照著上述的步驟煮到洋蔥變成半透明狀。接著將食材換到慢燉鍋。加入甜椒與青椒、番茄和高湯，設定低溫度烹調，煮 6 至 8 小時。

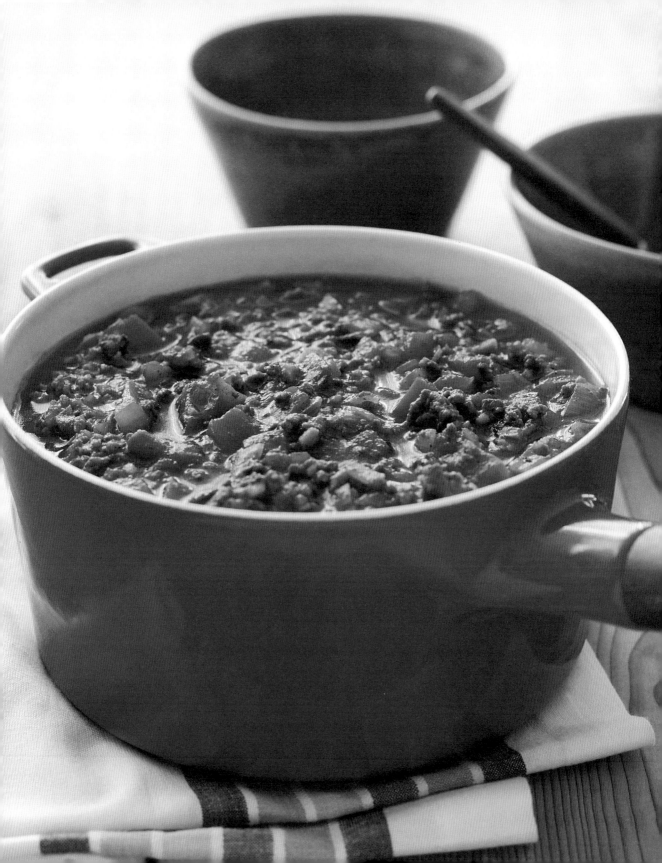

烤豬肩胛肉佐白胡桃南瓜、羽衣甘藍和番茄

2 人份（以及一些剩菜）

準備時間：10 分鐘

烹調時間：3 小時

整體時間：3 小時 10 分鐘

---

2 大匙紅椒粉

1 小匙紅辣椒粉

1 小匙大蒜粉

1 小匙洋蔥粉

1 小匙鹽

1/2 小匙黑胡椒

1/2 萊姆汁

680 克豬肩胛肉（去骨）

1 顆白胡桃南瓜，切成 1 吋塊狀

1 把羽衣甘藍，去除硬梗、葉片切塊

1 杯番茄丁

如果你有豬肉剩菜，或是你做了雙倍的份量，記得冷凍時將豬肉分成 1 杯的份量冷凍起來，之後要解凍會比較容易。你可以拿剩下的豬肉搭配酸甜烤肉醬（322 頁）、放上煎蛋和阿根廷沙沙醬（330 頁），或是搭配一份蔬菜烘蛋（206 頁）。如果現在不是白胡桃南瓜的季節，可以用 2 顆地瓜切成丁代替。

烤箱預熱至攝氏 150 度。

在一個小碗裡，將紅椒粉、辣椒粉、大蒜粉、洋蔥粉、鹽與胡椒混和。加入萊姆汁並且拌勻。將豬肉放進鑄鐵鍋或有深度的烤盤，並用綜合香料均勻抹在豬肉上。加入 1 杯水，然後用鋁箔紙或蓋子蓋緊鍋子或烤盤。在烤箱裡烤熟，每 45 分鐘將豬肩胛肉翻面。

經過 2 小時 15 分鐘後，在鍋子或烤盤裡加入南瓜塊和 1/2 杯水。繼續烤 30 分鐘後，加入羽衣甘藍與番茄。放回烤箱繼續烤 15 分鐘。

完成後從烤箱取出，繼續蓋著到準備上菜。用烤肉夾或漏勺撈出蔬菜並擺盤，接著將豬肉大略剝開成大塊狀，然後放在蔬菜上。最後將鍋子或烤盤裡的醬汁淋在豬肉上。

⭐ **豬肩胛肉**

這個部位也包含梅花肉（pork butt）、肩頸肉（Boston butt）和前腿肉（picnic shoulder roast）。這些都是同一個區塊的部位，只是肩胛肉的大小與比例有些不同。如果找不到特別標著「肩胛肉」的部位，以上這幾個部位都可以選購。

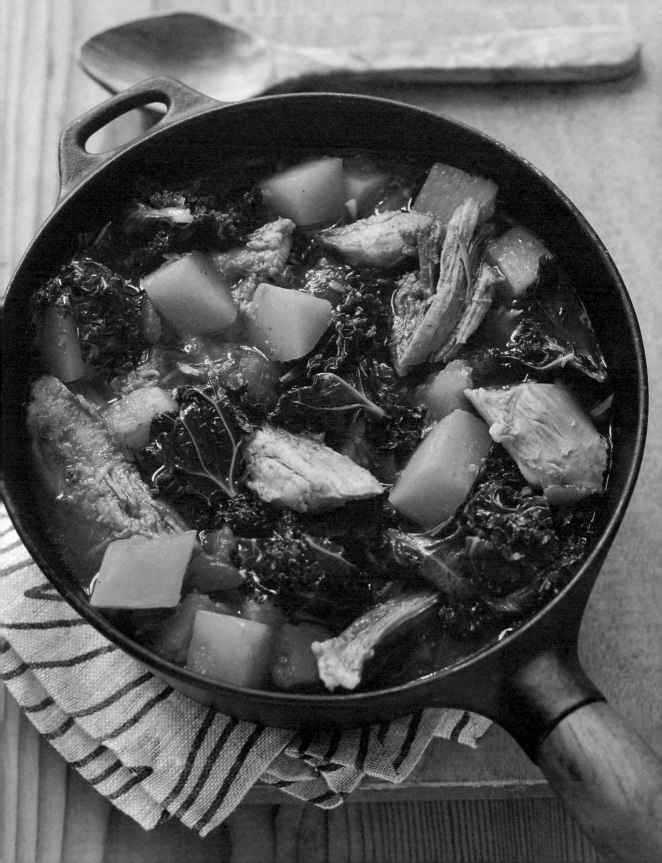

簡易鮭魚餅

來自梅莉莎．喬萬在「從食物開始」（*It Starts With Food*）的食譜

2 人份

準備時間：15 分鐘

烹調時間：30 分鐘

整體時間：45 分鐘

---

3 罐 6 盎司（約 170 克）野生鮭魚罐頭（無骨或去骨）

1 杯罐裝地瓜

1 顆蛋

1/2 杯杏仁粉

2 根青蔥，切細絲，多準備一些作為裝飾

2 大匙新鮮歐芹，切末（或 2 小匙乾歐芹香料）

2 大匙新鮮蒔蘿，切末（或 2 小匙乾蒔蘿香料）

1 小匙鹽

1/2 小匙紅椒粉

1/4 小匙現磨黑胡椒

2 大匙熔化澄清奶油、印度酥油或椰子油

檸檬切片（可省略）

這些鮭魚餅本身就可以當作完整的一餐（尤其是搭配 312 頁的塔塔醬），不過也很適合搭配現炒的四季豆和新鮮綠葉沙拉、烤蘆筍佐檸檬皮（284 頁）或烤地瓜（296 頁）。鮭魚餅也很適合再加熱，所以你可以做雙倍的分量，然後隔天早上拿來當早餐──在兩塊鮭魚餅上放上一些稍微炒過的菠菜和一個煎蛋。

烤箱預熱至攝氏 220 度，並在一個大烤盤上鋪上烘焙紙。

濾掉鮭魚罐頭多餘的水份，在一個大碗裡將鮭魚剝碎、去除魚骨並用叉子將魚肉剝鬆。加入地瓜、蛋、杏仁粉、青蔥、百里香、蒔蘿、鹽、紅椒粉與黑胡椒，並用木湯匙攪拌均勻。

將熔化的油脂抹在烘焙紙上，再用 1/3 杯的量杯挖出一份鮭魚餅放在烘焙紙上。用手將鮭魚餅稍微壓扁，讓每一塊餅的厚度一致。

烤 20 分鐘後，用鍋鏟將每一塊鮭魚餅翻面。繼續烤到表面呈現金褐色，大約再 10 分鐘。

搭配青蔥絲與檸檬片一起上菜，想要的話，可以在鮭魚餅上擠一點檸檬汁一起享用。

⭐ 你可以

在一般的健康食品店裡找到去骨的罐裝鮭魚，這樣就能省去 10 分鐘的備料時間。記得找野生鮭魚，營養才會足夠，尤其能夠攝取到 EPA 和 DHA 等抗炎 omega-3 脂肪酸。這些脂肪酸來自野生鮭魚吃的食物，像是海藻和磷蝦。養殖的鮭魚不會吃到這種食物，所以不會有一樣的健康脂肪。

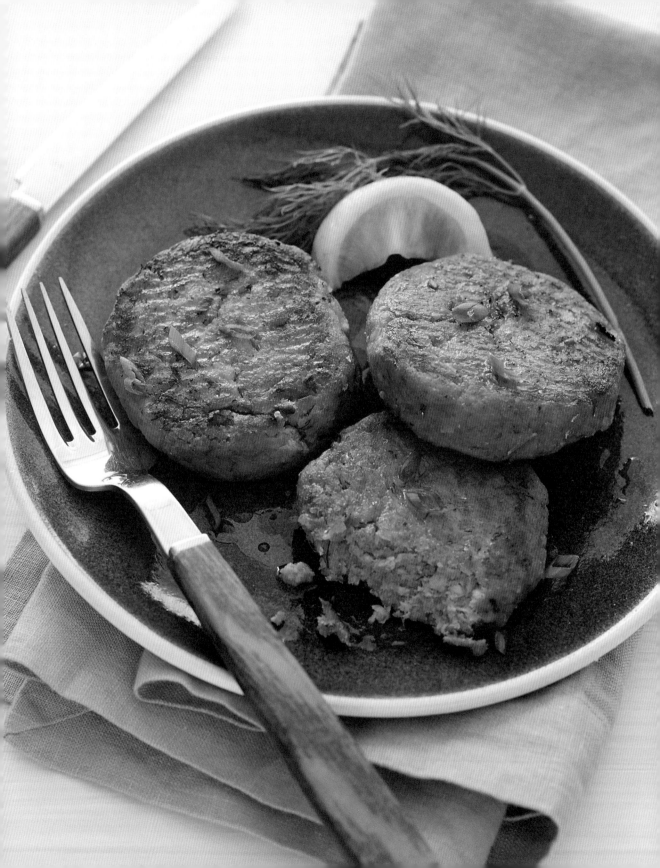

蔬菜燉牛肉

2 人份

準備時間：15 分鐘
烹調時間：6 至 8 小時
整體時間：6 至 8 小時

---

680 克牛肉（牛肩、無骨牛小排、牛胸
　　腩、後腿肉、臀肉）

1 小匙鹽

1/2 小匙黑胡椒

1 顆洋蔥，切絲

3 根紅蘿蔔，不削皮、切成 2 吋塊狀

3 根芹菜，切成 1 吋塊狀

1 顆小型白胡桃南瓜，去皮、切成大塊

2 瓣大蒜

2 枝百里香

2 杯牛高湯或水

有時間的話，把牛肉、洋蔥和紅蘿蔔先
煎過、上色再放進慢燉鍋能讓這個燉菜
風味更濃郁。先將慢燉鍋設定在低溫，
牛肉以鹽和胡椒調味。在一個大鍋子
（或鑄鐵鍋）以中大火加熱 2 大匙澄清
奶油或椰子油。鍋裡放入洋蔥，不要拌
炒，洋蔥一面煎 1 分鐘後，用大鍋鏟翻
面再煎 1 分鐘。（洋蔥應該稍微上色）
將洋蔥取出，加入紅蘿蔔，重複一樣的
步驟讓紅蘿蔔也上色。接著加入 1 大匙
烹調用油，將牛肉加入鍋中。每一面各
煎 1 分鐘，讓牛肉上色後，繼續根據食
譜的步驟處理。

將慢燉鍋設定在低溫，牛肉以鹽和胡椒調味。

燉鍋裡加入牛肉、洋蔥、紅蘿蔔、芹菜、南瓜、大蒜與
百里香枝葉。倒入牛高湯或水（量要足以蓋過一半的食
材），讓燉鍋煮 6 至 8 小時。完成時，牛肉應該非常軟嫩。

取出牛肉，放到一個大盤子上，並蓋上鋁箔紙。上菜之
前，讓牛肉靜置 15 分鐘。

從高湯裡取出百里香並丟棄。逆紋將牛肉切成大塊。在個
別的碗盤中放入蔬菜與牛肉，再用湯杓淋上高湯。

⭐ 和木頭一樣

肉也有紋理（grain）——適合拿來燉煮的牛肉，這種比
較瘦、運動量較大的部位，會有比較粗硬的肌肉纖維肌
束。如果平行地沿著肌肉紋理的走向切肉，切出來的肉質
會堅韌許多。反之，如果逆著紋理（和線條垂直的方向）
切肉的話，自然能夠讓肉質保持更軟嫩的口感。

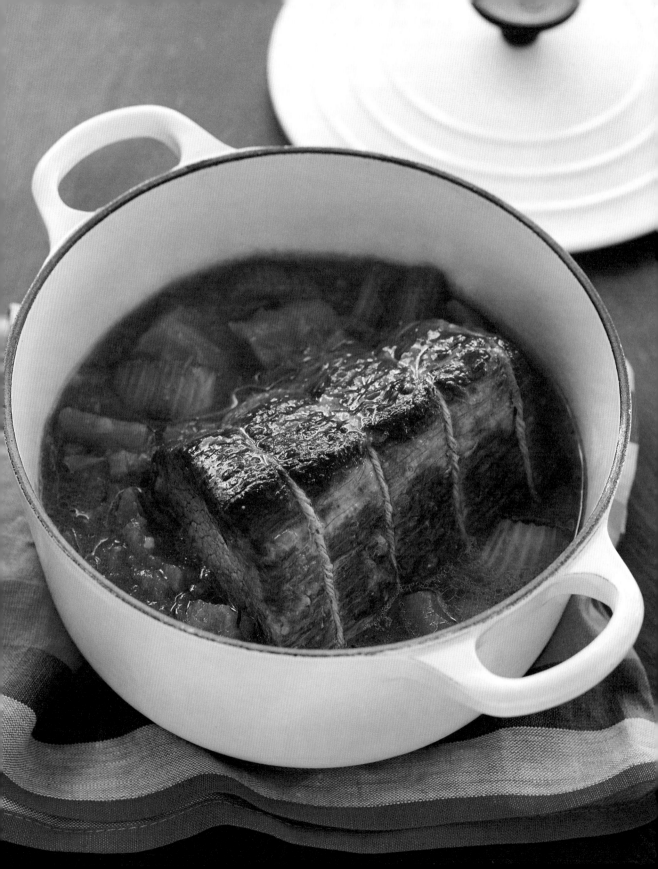

牧羊人派

2 人份（以及一些剩菜）

準備時間：10 分鐘

烹調時間：50 分鐘

整體時間：1 小時

---

2 顆中型地瓜，去皮、切成大塊

4 杯冷水

4 大匙澄清奶油或印度酥油

1/2 杯椰奶

1 顆洋蔥，切碎

450 克絞肉（牛肉、羊肉、牛肉）

2 瓣大蒜，切末

1 小匙鹽

1/2 小匙黑胡椒

1 枝百里香（或 1/4 小匙乾百里香）

2 小匙新鮮奧勒岡葉（或 1/2 小匙乾奧勒岡）

想要味道更清淡一點的話，就用白花椰菜代替鋪在上層的甘藷泥。如果要比較傳統的風味，也可以用馬鈴薯。在上面撒上一點烤得香脆的生火腿或符合全食計劃飲食原則的培根，或者搭配番茄醬（323 頁），讓小孩也愛上這一餐。這道菜很適合冷凍再加熱，所以可以考慮做雙倍的分量，一個現吃、一個拿去冷凍。

烤箱預熱至攝氏 190 度。

在一個大湯鍋裡，將地瓜放進冷水並煮滾。繼續煮到地瓜變軟，約 10 分鐘。過濾掉鍋子裡的水，然後加入 2 大匙的奶油和椰奶（熄火的狀態）。用搗泥器、大的叉子、浸入式攪拌棒或以食物調理機將地瓜攪拌至質地非常滑順。將攪拌好的地瓜泥取出，放在一個碗裡備用。

將同一個鍋子放回爐子上，以中火加熱剩下的 2 大匙奶油。加入洋蔥、芹菜和紅蘿蔔，翻炒約 5 分鐘。接著加入絞肉與蒜末。繼續翻炒至絞肉都變色，約 7 至 10 分鐘。以鹽、胡椒、百里香和奧勒岡調味。關火後，讓肉和蔬菜在鍋裡放量約 5 分鐘。

將肉與蔬菜均勻舀入淺砂鍋或 9x12 吋的玻璃烤盤裡。小心地將地瓜泥鋪在肉與蔬菜上。放進烤箱烤約 30 分鐘，讓表層稍微烤到淺褐色。完成後切成大塊並盛盤。

⭐ 將烤箱裡的架子

從中間往上移一格，讓地瓜泥能夠烤出金黃色澤。想要更華麗一點嗎？用叉子的尖頭在地瓜泥上押出一些紋路再送進烤箱吧。

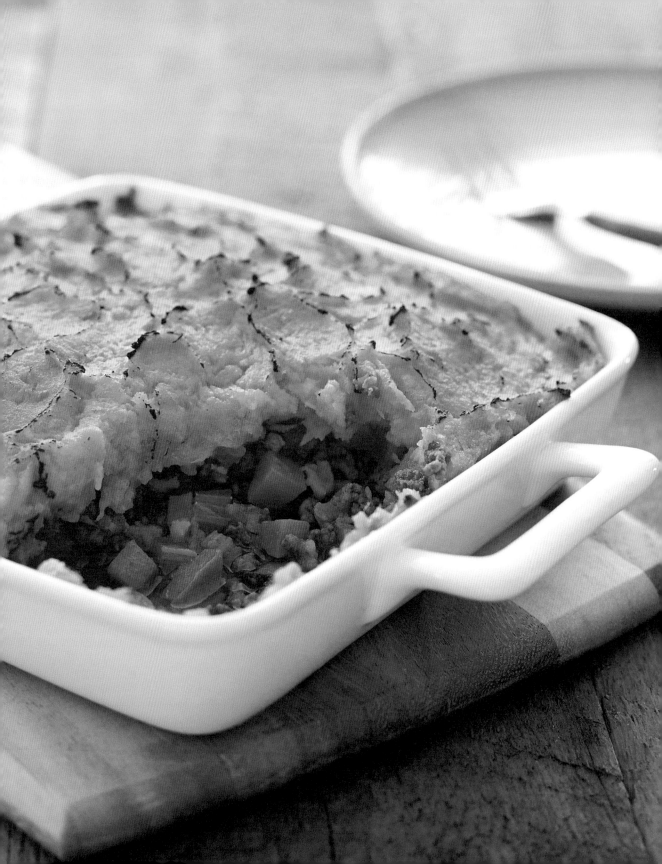

泰式椰子湯

2 人份

準備時間：20 分鐘

烹調時間：40 分鐘

整體時間：1 小時

約 2 公升雞高湯或蔬菜高湯（177 頁）

1 根檸檬草，切成 2 吋大小

1 小根薑，去皮、切成 1 吋塊狀

1 顆紅蔥頭或 1 顆小紅洋蔥，切碎

1 根墨西哥辣椒，去籽、對半切開

4 顆萊姆，削出外皮、切半

450 克雞大腿（去骨），切成 1 吋塊狀

1 罐（14.5 盎司，約 410 克）罐裝椰奶

3 杯香菇，切成 1/4 大小

1 顆紅甜椒，切丁

1 顆蕪菁，切成 1/4 吋錢幣狀

1 根紅蘿蔔，切成 1/4 吋錢幣狀

1 小匙鹽

1 根青蔥，切碎

1 大匙新鮮香菜，切碎

想要更辣一點嗎？將另一根墨西哥辣椒去籽、切碎，然後跟著雞肉一起入鍋煮。想要吃點海鮮嗎？用鮮蝦、干貝或肉質紮實的白魚代替雞肉。想多吃點青菜？即將關火之前，丟一包菠菜嫩葉，或幾糰櫛瓜麵條進鍋子裡，在裝飾、盛盤之前，用鍋子裡的熱高湯稍微煮一下。

在一個大湯鍋裡，將水、檸檬草、薑片、紅蔥頭、墨西哥辣椒和 6 塊半顆的萊姆煮到水滾。將火調到中火後，繼續不加蓋子煨煮 15 分鐘。

取出湯裡的檸檬草、薑片、紅蔥頭、墨西哥辣椒和萊姆塊。加入雞肉、椰奶、香菇、甜椒、蕪菁、紅蘿蔔和鹽。以中大火煮到雞肉全熟、紅蘿蔔與蕪菁都變得軟嫩，約 25 分鐘。

舀入湯碗裡，並以青蔥、香菜、萊姆皮裝飾，並擠上剩下的兩瓣萊姆。

⭐ 不要害怕使用檸檬草

這個帶有檸檬香氣的木質植物，在泰式料理中很常見。使用時，將球莖切除，剝掉外層硬皮，只保留內部黃色的葉子。你可以在一般健康食品店或亞洲超市裡找到這種香料（以及各種新鮮、有趣的辛香料）──但如果找不到的話，只要在湯裡再加多一點薑片和一半的萊姆皮代替即可。

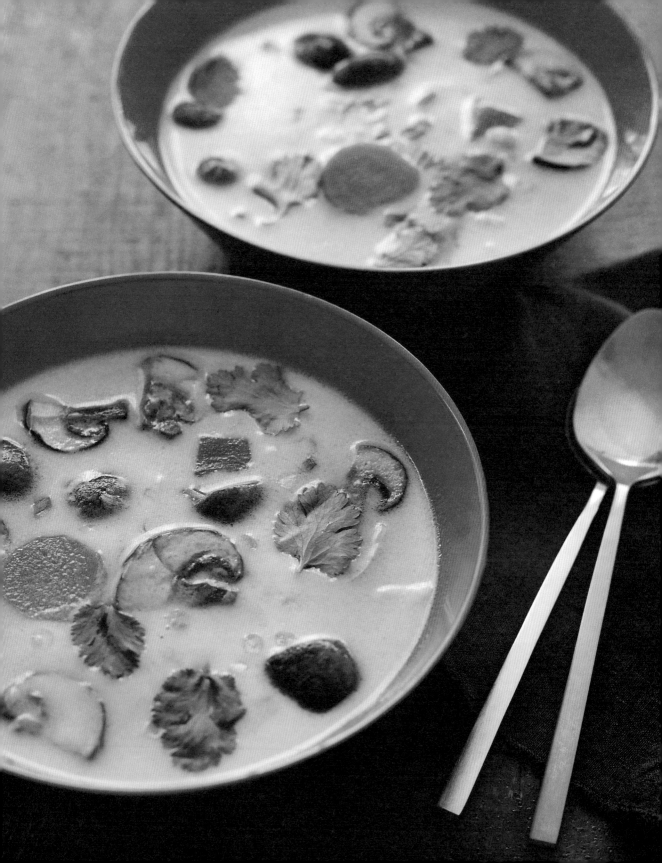

華麗的一餐

在全食計劃的過程中，你大概會想請人來家裡吃飯吧。又或許是輪到你替家人煮一頓飯，或者你在體驗這套飲食法的這幾天，剛好有人生日必須請客，又或者你想要找個機會證明給家人、朋友看，讓他們不要再唸著：「你有能吃的東西嗎？你一定都吃不飽。我這輩子不可能那樣吃東西。」

無論是什麼原因，我們都能罩你。

這裡每一個特殊節日餐點計畫都很完整，從頭到尾──有主餐，也有配菜（有些甚至有前菜呢）。每一個特殊場合，我們都想好了作戰計畫，幫你想好備料與餐點設計，讓你在顧著爐火時，絕不會冷落到客人。

除非你很有料理經驗，我們建議將這些餐點留到體驗全食計劃一到兩週之後、有一些同時設計、準備與烹調多道料理的經驗再嘗試挑戰。不過，別等太久！成功完成這麼複雜的料理後，絕對能讓自信大增，也能說服親朋好友，你並沒有在經歷全食計劃的時候被餓到、覺得被剝奪，或者感到不開心。

事實上，如果你不跟客人說，他們剛剛吃的是 30 天全食計劃的餐點，他們一定不會注意到──這或許能讓你們展開類似這樣的話題：「喜歡剛剛這道菜嗎？好吃嗎？你猜得到嗎？剛剛整頓飯都是 30 天全食計劃。既然你知道這種食物多麼美味，又不會覺得自己少吃了什麼，媽媽，何不嘗試看看呢？」

透過這種突襲戰略分享好的飲食習慣，在我們的字典裡可是完全可行的。

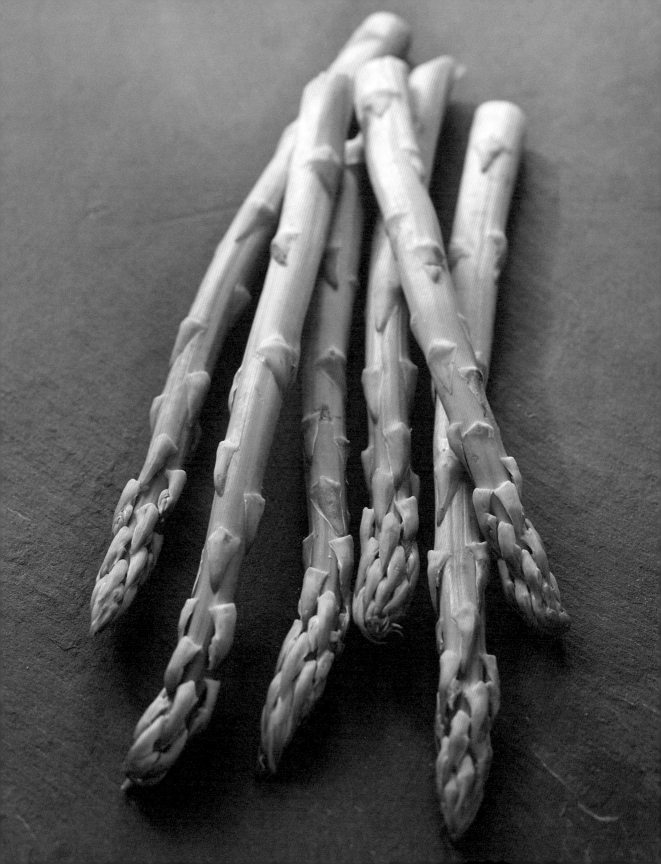

華麗的一餐

在後院烤肉

　　夏天就是要在自家後院烤肉呀！不過，你的料理經驗值早就超越以往，早就遠離把熱狗烤焦、搭配軟掉洋芋片和罐裝汽水的日子了。邀請親朋好友參加這場料理大會，他們絕對會對你這創意菜單印象深刻，根本不會想到自己吃了人生中第一頓 30 天全食計劃餐點。

菜單
達拉斯的西瓜沙拉
青醬鮮蝦與櫻桃番茄
乾香料烤牛排
烤時蔬佐義大利黑醋醬

　　很狡猾吧？

　　不過，這頓餐需要花一點時間做事前準備。首先，除非你是烤肉大師，在大日子來臨之前，你可能得嘗試烤幾次牛排。你的客人可能會要求牛排要烤到不同的熟度，而每個烤肉架的功能都不盡相同，我們建議的烹調時間可能對家裡的烤肉架不適用——所以活動的前一、兩個禮拜，最好先試著烤幾次牛排。（這也不賴啦——試做的牛排都可以自己吃掉！）

　　你可能也要投資一下，買一些好用的烤肉工具，包括金屬絲刷子、長柄烤肉夾，還有我們在 145 頁上提到的烤肉網夾。沒錯，你可以用 164 頁裡提到的技巧，直接在烤肉架上烤蔬菜，但這樣真的容易出意外，準備一個烤肉網夾會輕鬆許多。

　　最後，在大日子來臨之前，確定自己的烤肉爐是乾淨的。髒的烤肉架會讓食物黏在上面，讓你沒辦法烤出漂亮的炙燒痕跡，還會冒煙——甚至著火！活動舉行的前幾天，將烤爐燒熱，然後用金屬絲刷子將烤架刷乾淨。（下次在戶外煮東西之前，也可以先刷好。）然後

活動的前一晚或早上，開始餐點準備：

- 準備青醬
- 準備義大利黑醋醬
- 先做好西瓜沙拉
- 混合好用來醃漬牛排的香料
- （可省略）：調好一壺無酒精雞尾酒（391-392 頁）
- （可省略）：準備自己最喜歡的沾醬（從 309 頁開始），切好生鮮蔬菜

抹上薄薄一層初榨橄欖油，當作下次使用之前的一層保護膜。

除了義大利黑醋醬和香料——這兩樣可以留在廚房流理臺上，所有食材請用密封容器冷藏。

時間管理上，這幾道菜都滿容易處理的。先從冰箱拿出青醬備用，客人抵達前一個小時開始用乾香料醃漬牛排。派對預計開始的前 15 到 20 分鐘，開始煮蝦子，這樣客人開始抵達時，就有前菜可以提供。

用餐時間的 30 分鐘前，將烤爐和烤箱預熱，然後開始炙燒牛排。將炙燒好的牛排交給別人放進烤箱，此時你再將烤肉網夾和裡面的蔬菜放在烤爐上。蔬菜可能比牛排還要晚才烤好（尤其如果你喜歡三分熟的牛排），但讓蔬菜們多烤幾分鐘也不會怎麼樣。

別忘了拿出西瓜沙拉！這或許是整頓餐裡最亮眼的一道菜！（這是達拉斯在西雅圖一家墨西哥餐廳裡嚐到一道類似的菜後，自己研發出來的一道料理。）這道沙拉要冷藏到上菜前的最後一刻，因為冰冰涼涼的狀態下最好吃。

所有食物都用家族聚餐的方式擺盤，讓賓客自己帶著盤子來夾菜吧。（這是在烤肉啊！不用那麼正式、拘謹吧。）你可以為客人指出哪些牛排是幾分熟，讓客人自己取用想要的配菜。

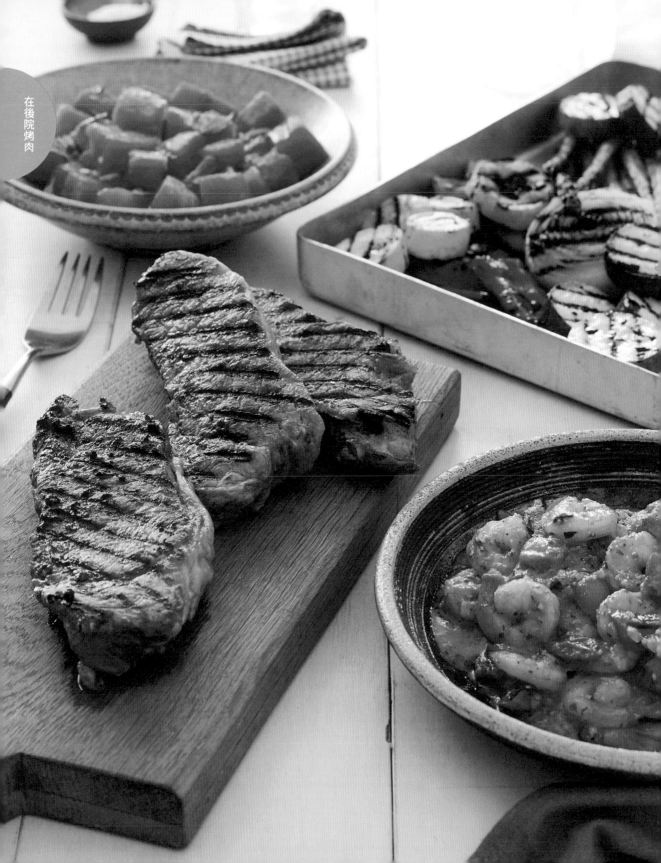

達拉斯的
西瓜沙拉

4 人份

準備時間：10 分鐘
冷藏時間：20 分鐘
整體時間：30 分鐘

---

900 公克西瓜，切成大塊丁狀

2 大匙初榨橄欖油

2 顆萊姆汁

4 枝薄荷葉，切末

1/2 條塞拉諾辣椒（可省略），去籽、切碎

將所有食材放入一個大型、非反應材質（non-reactive）的碗裡，並用木勺拌勻。蓋上蓋子，上菜之前冷藏至少 20 分鐘。你也可以前一天先做好這道沙拉。

青醬鮮蝦與
櫻桃番茄

4 人份

準備時間：25 分鐘
烹調時間：10 分鐘
整體時間：35 分鐘

---

2 大匙烹調用油

1/4 顆洋蔥，切碎

1 瓣大蒜，切末

340 公克（約 21 至 25 隻）生鮮蝦，去皮、清除泥腸

2 杯櫻桃番茄或小番茄，切半

1 杯青醬（315 頁）

在大型平底鍋裡，以中火加熱烹調用油。油熱後，加入洋蔥，拌炒約 2 分鐘。加入大蒜，拌炒至香氣釋出，約 1 分鐘。加入鮮蝦，與洋蔥和大蒜拌勻，繼續煮約 1 分鐘，再加入番茄。接著加入 1/4 杯水，蓋上鍋蓋，繼續煮到蝦子變成鮮豔的粉紅色，並呈現「C」字形狀，番茄也煮到變軟、開始出現皺褶，約 4 至 6 分鐘。

將鍋裡的食材盛盤後，拌入青醬即可。

乾香料烤牛排

4 人份

準備時間：5 分鐘

醃漬時間：15 至 30 分鐘

烹調時間：15 至 25 分鐘

整體時間：20 至 30 分鐘，醃漬時間另計

---

3 大匙鹽

2 大匙紅椒粉

2 小匙乾奧勒岡

2 小匙芥末粉

2 小匙洋蔥粉

2 小匙黑胡椒

1 小匙薑黃粉

1 小匙大蒜粉

1/4 小匙卡宴辣椒

4 塊燒烤用（沙朗、紐約客、肋眼、小里脊）牛排（每塊約 5 至 8 盎司）

製作乾醃漬香料，只需將所有香料在一個小碗中拌勻即可。拌勻後，保留 2 大匙的綜合香料，其餘的香料粉則放進密封容器裡。好消息是：這部分可以幾個禮拜前先做好。你還可以將食譜份量加倍，保留一些當作下次烤肉的醃漬醬料。

每一塊牛排，都在每一面均勻末上 1 又 1/2 小匙的綜合香料粉。放在室溫醃漬 15 至 30 分鐘。

牛排在醃漬的同時，將烤爐預熱到高溫（攝氏 260 度），烤箱則預熱到攝氏 180 度。

將牛排以 45 度角擺在烤爐上。讓牛排炙燒 2 至 3 分鐘——烤好的時候，牛排很容易移動，不會沾黏。接著用烤肉夾將牛排轉向 90 度，繼續炙燒 2 分鐘。如此一來，牛排上就會燒出好看的紋路。牛排翻面後，重複以上兩次炙燒步驟。

牛排炙燒好了以後，移到烤盤或鑄鐵煎鍋裡。將烤盤或煎鍋放進烤箱，依牛排厚度以及期望達成的溫度（請見 154 頁的指南）烤 8 至 12 分鐘。

讓牛排在室溫靜置 5 分鐘再上菜。

烤時蔬佐義大利黑醋醬

4 人份

準備時間：20 分鐘

烹調時間：35 分鐘

整體時間：55 分鐘

---

1 杯義大利黑醋

1 把蘆筍，去粗梗、切成 1 吋大小

1 根櫛瓜，切成大塊丁狀

1 顆黃南瓜，切成大塊丁狀

1 顆甜洋蔥或黃洋蔥，切成 1 吋片狀

2 顆甜椒，去籽、去內膜，切成吋塊狀

1/4 杯初榨橄欖油

1/2 小匙鹽

1/2 小匙黑胡椒

2 大匙切碎新鮮歐芹

製作義大利黑醋醬，在一個小型湯鍋裡，以中大火將義大利黑醋煮滾。接著將火調到中小火，繼續煨煮到義大利黑醋體積減半，約 20 至 30 分鐘。熄火後，靜置放涼然後保存起來。（可以 1 週前先製作；以密封容器儲藏在室溫）。

烤時蔬，先將烤爐預熱至攝氏 260 度。

將蘆筍、櫛瓜、南瓜、洋蔥和甜椒放進一個大碗中，並淋上一半的橄欖油。用手將油與蔬菜拌勻後，將蔬菜放進烤肉網夾裡。

將烤肉網夾放在烤爐上，並蓋上蓋子。烤約 15 至 20 分鐘，偶爾搖晃一下網夾。當甜椒和洋蔥的邊緣被烤到稍微焦黑時，所有蔬菜也都烤好了。

將蔬菜擺在盛盤用的碗中。均勻淋上 1/4 杯的義大利黑醋醬與剩下的橄欖油。以鹽與胡椒調味後，以歐芹葉裝飾。趁溫熱或室溫時上菜。

⭐ 烤肉技巧

如果你有豐富的烤肉經驗（或是有小幫手可以幫忙），你也可以直接在烤爐旁切蔬菜，直接拿去烤，如 164 頁所述。這比較費工，但可以在蔬菜上烤出漂亮的炙燒痕跡（如 358 頁的照片中），也能讓你順便一起烤一些水果（像是鳳梨片或芒果）。

華麗的一餐

約會夜

約會夜的餐點是華麗料理中唯一以 2 人份所設計的菜單——如果有攜伴的話，只需將食材份量變成雙倍即可。這份菜單的設計，能讓你在前一天或當天早上就準備好大部分的食材，讓你有更多時間陪伴你的約會對象。（你可不想要在炙燒干貝時，還要分心留意客人隨時會走進來吧！）

菜單

炙燒干貝佐生薑藍莓醬

高麗菜、羽衣甘藍與
甜椒沙拉佐蘋果油醋醬

椰香白花椰菜燉飯

檸檬草雞肉串

是我們的話，我們會照著這幾個步驟進行：約會夜的早上，先準備好醃漬醬料並將雞肉冷藏醃漬。另外，先準備好油醋醬和沙拉，並將淋好油醋醬的沙拉先分裝好，或儲放在玻璃容器裡冷藏。我們也會先沏一壺加味水——將一些柳橙片和薄荷葉丟進一般的白開水裡，讓它們冷藏或在室溫中浸泡著。

最好將料理盛盤，而不是直接放在爐子上供客人取用。雖然這樣清理時比較麻煩，但也比較有氣質，更能避免排隊去爐子裝菜的尷尬情境。

約會對象預計抵達的前半小時，（需要的話）開始浸泡木製串肉籤、做白花椰菜燉飯的準備工作——將白花椰菜用食物調理機切碎、切好洋蔥，並量好椰奶與椰肉。將這些食材裝在個別的碗中，擺在爐子旁邊，然後清理好食物調理機以製作藍莓醬，接著將雞肉串好，放在烤盤上。

客人預計抵達的前 5 分鐘，將烤箱預熱到攝氏 180 度。目標是當他或她走進來的時候，你剛好可以去迎賓，並奉上飲料，同時讓廚房充滿令人胃口大開的檸檬草雞肉香氣。

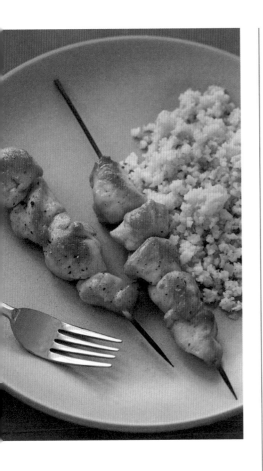

從冰箱裡拿出沙拉時，請客人先就座，並且把雞肉串從烤箱取出。準備好一個美麗的盤子來裝雞肉串，坐下來一邊聊天一邊享用這道前菜。不用急——你有一整晚的時間，你應該同時享受這頓餐點以及這個社交經驗。

準備好了，就可以在約會對象面前大展身手囉。有禮貌的客人會問你需不需要幫忙，所以你可以請他／她將沙拉夾到個別的盤子上，並且替餐桌擺上碗筷。（其實，即使客人沒有問，你也可以請他幫忙：讓他坐在那裡看你表演煮飯可能會讓你壓力太大。）

圍上圍裙——因為藍莓汁一旦沾到衣服就很難洗掉——並且開始煮花椰菜燉飯，同時開始切薑片以及準備藍莓醬。醬汁在煮的時侯，你可以用鹽和胡椒替干貝*調味。

藍莓醬攪拌好，並且在小湯鍋裡保溫、花椰菜燉飯同時在煨煮時，可以開始調理干貝了。準備好另一個裝盤用的盤子，以免需要分批烹調，干貝煎好就擺在盤子上。將藍莓醬倒入一個小壺或碗裡，將椰香白花椰菜燉飯盛盤，然後將所有料理送上桌——干貝、醬汁、燉飯和沙拉——記得拿出需要的公筷母匙。

這時，你的桌子應該已經擺好了，只需倒好加味水、點一些蠟燭，然後欣然接受客人給予的讚美。

---

* 如果你的客人對貝類海鮮過敏，你可以改用完美烤鮭魚（160 頁）代替干貝。雞肉串拿出來以後，將烤箱溫度調高到攝氏 230 度。準備開始處理藍莓醬的時候，將鮭魚放進烤箱裡——這兩樣料理應該在差不多的時間完成。

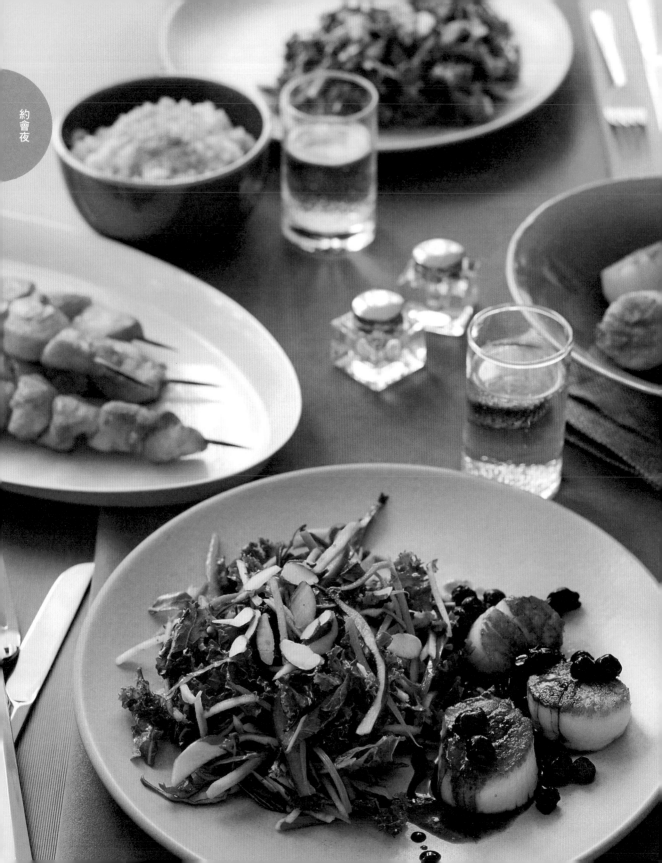

炙燒干貝佐
生薑藍莓醬

2 人份

準備時間：10 分鐘

烹調時間：10 至 15 分鐘

整體時間：25 分鐘

生薑藍莓醬材料

1 杯新鮮或冷凍藍莓

1 又 1/2 小匙新鮮薑末

1/4 小匙鹽

干貝材料

340 公克干貝，擦乾

1/2 小匙鹽

1/2 小匙黑胡椒

3 大匙烹調用油

生薑藍莓醬製作方式：（若有需要）先將藍莓解凍，然後加入一個小湯鍋，並注入 1 杯水，以中大火加熱。讓水煮滾後，加入薑末與鹽。將火調到中火，繼續煮約 5 分鐘，讓藍莓釋放出果汁、薑味也釋放出來。

你可以讓醬汁保留有顆粒的狀態，但如果放進食物調理機或用浸入式調理棒攪拌過，醬汁的樣子會更滑順、美觀。攪拌完之後，只需將醬汁倒回鍋中保溫。

炙燒干貝製作方式：干貝的兩面均勻抹上鹽與胡椒。以中大火在一個大平底鍋裡加熱烹調用油。

油熱後，擺上一層干貝（干貝可能要分批入鍋煎）。煎到干貝開始上色並且脫離鍋底，約 2 至 3 分鐘。用廚房烤肉夾將干貝翻面，並繼續炙燒另一面，約 2 分鐘。

完成後將干貝盛盤或放在個別的盤子上。淋上 1/4 至 1/2 杯的藍莓醬。趁溫熱上菜或放至室溫後再上菜皆可。

高麗菜、羽衣甘藍與甜椒沙拉佐蘋果油醋醬

2 人份

準備時間：20 分鐘

油醋醬材料

3/4 杯初榨橄欖油

1/4 杯蘋果醋

2 大匙新鮮切碎歐芹

1 瓣大蒜，切末

鹽與黑胡椒

沙拉材料

1/2 顆紅高麗菜，切成細絲

1 把羽衣甘藍，去除硬梗、切成絲

1/2 顆甜椒，去籽、去內膜，切成細絲

1/2 杯切絲紅蘿蔔

1/2 杯切成細條狀的蘋果

2 大匙切細條狀的杏仁

1 小匙鹽

1/2 小匙黑胡椒

油醋醬製作方式：在沙拉醬罐子或碗中，將橄欖油、醋、歐芹與蒜末混和。搖晃或攪拌均勻，直到橄欖油徹底混入，以鹽與胡椒調味。

沙拉製作方式：將高麗菜、羽衣甘藍、甜椒、紅蘿蔔、蘋果與杏仁在一個中型攪拌碗中混和。攪拌均勻並拌入 1/2 杯的油醋醬。以鹽與胡椒調味。

上菜前，冷藏至少 30 分鐘。你可以最多前一天就先準備好油醋醬與沙拉。用剩下的油醋醬為剩餘的沙拉加味，或是至多冷藏 5 天。

椰香白花椰菜燉飯

2 人份

準備時間：10 分鐘

烹調時間：15 分鐘

整體時間：25 分鐘

1 顆白花椰菜，切成小朵

2 大匙椰子油、印度酥油或澄清奶油

1/4 顆洋蔥，切碎

1 杯椰奶

1/4 杯椰子碎屑

1/2 小匙鹽

1/4 小匙黑胡椒

1 大匙新鮮切碎香菜

讓切成小朵的白花椰菜變成「飯」，只需放進食物調理機，將其打碎成小顆、如米粒般的大小，絞碎按壓約 20 至 25 次。（可分兩次絞碎，食

物調理機裡一次不要放太多朵花椰菜，也不要攪打太久，免得花椰菜變成泥狀。）

在一個大型平底鍋裡，以中火熔化烹調用油，並搖晃鍋子使油均勻分佈鍋底。油熱後，加入洋蔥，拌炒至洋蔥變得透明，約 2 至 3 分鐘。加入打成米粒狀的白花椰菜與椰奶，並攪拌均勻。蓋上鍋蓋，繼續蒸煮到花椰菜粒變軟，並且吸收了椰奶，約 10 分鐘。（想知道煮好了沒，最好的方式就是試吃一口！）將鍋底的鍋粑用木湯匙鏟起，一起拌入白花椰菜燉飯裡。

熄火後，拌入椰子屑、鹽與胡椒。輕輕拌入切碎的香菜並趁熱上桌。

檸檬草烤雞肉串

2 人份

準備時間：20 分鐘
醃漬時間：20 分鐘至 24 小時
烹調時間：8 至 12 分鐘
整體時間：30 分鐘，醃漬時間另計

---

2 大匙椰子油

1 小匙芝麻油

1 杯去除硬皮、大略切成段的檸檬草

2 大匙切碎青蔥

1 又 1/2 小匙新鮮薑末

1 瓣大蒜，切末

1/2 顆萊姆汁

225 克無骨、去皮雞胸肉，切成 1 吋條狀

1 大匙烹調用油（需要的話，先熔化）

1/2 小匙鹽

1/4 小匙黑胡椒

如果是使用木製的烤肉串，事先將它們泡水 30 分鐘至 1 小時，可避免烤肉串在烤箱裡烤焦。

醃漬醬料製作方法：在一個大型平底鍋裡，以中火加熱椰子油與芝麻油。油熱後，加入檸檬草、青蔥、薑與蒜末，拌炒約 1 分鐘使香料風味釋出。熄火後拌入萊姆汁，讓鍋子靜置放涼約 5 分鐘。

將雞肉條裝進玻璃容器或塑膠袋裡，然後在雞肉上淋上醃漬醬料。將袋子封起來或蓋起來，在室溫下醃漬至少 20 分鐘，或是冷藏醃漬過夜。

將烤箱預熱至攝氏 180 度，在烤盤上鋪上鋁箔紙。

從冰箱取出醃漬好的雞肉，丟棄醃漬醬料。

將醃漬好的雞肉條切成 1 吋塊狀，然後用烤肉串串起來。將烤肉串排列在烤盤上，刷上烹調用油，並以鹽與胡椒調味。烤約 8 至 12 分鐘，直到雞肉煮熟、中間沒有任何粉紅色的部分。可當前菜上桌。

⭐ 如果

在一般的亞洲超市裡找不到檸檬草，不用擔心，只要把薑末的量加倍，並加上 1 顆萊姆的皮。

華麗的一餐

小菜派對

我們當然不希望你在體驗全食計劃的過程與社會隔絕，但光是想到要去參加（或是舉辦）派對就讓人卻步。我們保證，其實比你想得還要簡單，不過以前端出一罐辣味起司醬配玉米片當作「派對點心」的日子絕對不可能再發生。

菜單

甜椒鑲牛小排

風乾番茄

波特貝勒菇

鰻魚

真的別再端出那種菜了。讓我們來幫你的忙。

這道菜最適合帶去聚餐，也可以當作讀書會、產前派對或橄欖球派對的主餐。熱的、冷的都好吃，所以準備食材的時間上也很有彈性。現在，我們先假設今晚七點，你要在家裡辦個小派對，然後你想提供一點熱食。

牛小排用慢燉鍋需要煮 8 個小時，所以應該早上就開始備料，然後早上 10:30 以前把牛小排放進鍋裡。處理完牛小排以後，準備義大利黑醋醬。這個步驟不難——煮滾之後，將火調到小火，用廚房計時器設定 20 分鐘，然後去做別的事。你還可以用這個時間同時準備義大利黑醋油醋醬！義大利黑醋醬完成之後，讓它放涼再裝進密封容器裡，放進食物櫃或流理臺上——不需要冷藏。

到了下午 5:15 左右，預熱烤箱，開始將波特貝勒菇用油醋醬醃漬。甜椒裹上橄欖油後，在 5:30 左右送進烤箱。

大約下午 6:10 左右將甜椒從烤箱取出。同時用同一個烤盤將波特貝勒菇拿去烤。6:30 取出香菇放涼。到了 6:40 就可以把甜椒的皮剝掉，然後將香菇切片。

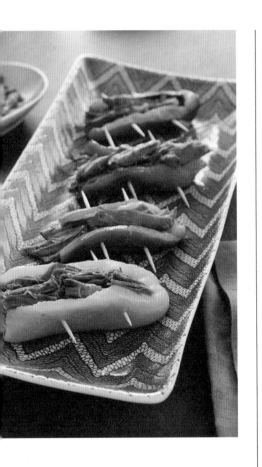

你看！牛小排這時已經煮好、在燉鍋裡保溫著──時間算得剛剛好。把醬汁濃縮、肉撕成小塊，並在一個碗裡與醬汁拌勻。然後開始將牛小排填入甜椒裡，並用牙籤固定。

這時候可能會有一、兩位客人提早到──時間也剛剛好！當你在把牛小排填入甜椒裡時，請他們一起來幫忙將風乾番茄、香菇和鯷魚盛盤。食材都裝盤好後，將義大利黑醋醬淋在甜椒與香菇上，撒上酸豆與鹽後即可上菜。

噢，我們忘了提到，甜椒在烤、香菇在醃漬時，你就有時間可以換衣服、整理頭髮。只要別忘了回來時順便圍上圍裙──你知道義大利黑醋醬沾到棉質衣物有多難清洗嗎？

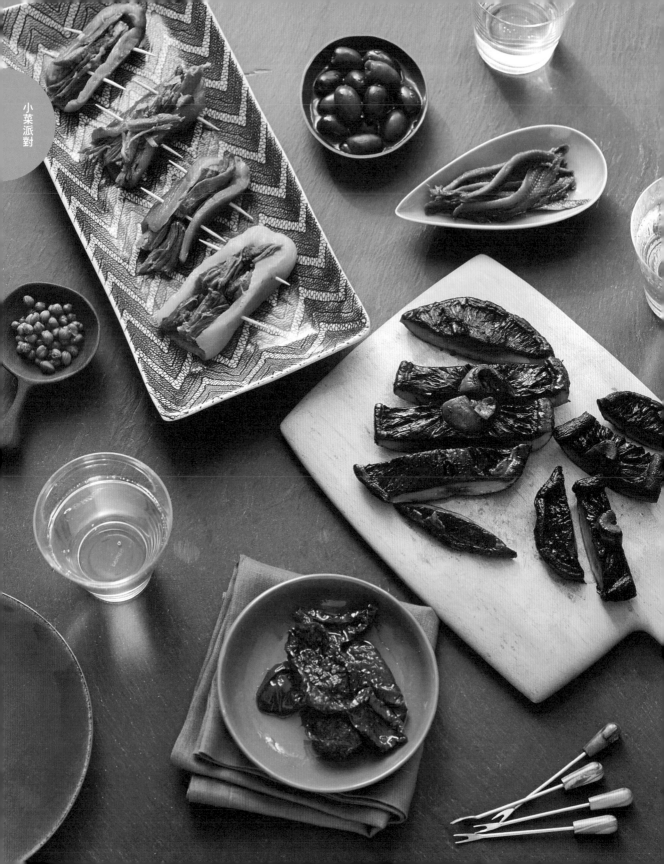

燉牛小排

8 人份

準備時間：10 分鐘
烹調時間：8 小時
整體時間：8 小時 10 分鐘

---

3 小匙鹽

2 小匙黑胡椒

1360 公克牛小排，去除多餘肥肉

4 至 6 大匙烹調用油

1 顆洋蔥，切成 1/4 塊狀

6 瓣大蒜，剝皮

4 枝新鮮百里香

2 杯蘋果汁

烤箱預熱至攝氏 180 度。

在一個小碗裡將 2 小匙的鹽與所有黑胡椒粉混和，均勻抹在牛小排兩面。

在一個可以進烤箱的鍋子或鑄鐵鍋裡，以中高溫熔化 4 大匙的烹調用油。油熱後，放入牛小排煎至兩面上色，每一面各約 1 分鐘。（你有可能要分批煎，每煎一批就多加一大匙油）

將所有牛小排放進慢燉鍋中。加入洋蔥、大蒜、百里香、蘋果汁與 8 杯水，以小火慢燉 8 小時。完成後，牛小排應該非常軟嫩。

將牛小排取出、放進一個碗中再撕成小塊，丟掉骨頭與多餘的肥肉。將燉煮的醬汁、洋蔥與大蒜放進食物調理機或果汁機裡，取出百里香枝葉，

然後以低速攪打至徹底拌勻。將攪打完的醬汁倒入中型湯鍋裡，以中火加熱至微滾。繼續煮到醬汁變得濃稠，約 5 分鐘。用剩下的 1 小匙鹽調味。

撕成小塊的牛小排放進一個盛盤用的碗中，拌入醬汁後備用。（之後要用來全部填入小菜盤上的甜椒。）

甜椒鑲牛小排、風乾番茄、波特貝勒菇與鯷魚

8 人份

準備時間：20 分鐘
烹調時間：50 至 60 分鐘
整體時間：1 小時 20 分鐘，滷牛小排的時間另計

4 個波特貝勒菇，去梗
1/2 杯義大利黑醋油醋醬（328 頁）
1 杯義大利黑醋
8 顆甜椒（紅、黃或橘色）
1/4 杯初榨橄欖油
燉牛小排（371 頁）
2 杯油漬風乾番茄
2 杯希臘橄欖（Kalamata）或黑橄欖，去核
4 盎司油漬鯷魚，濾掉多餘的油
2 大匙酸豆，濾掉多餘的水分
1 小匙粗鹽

烤箱預熱至攝氏 230 度，烤盤上鋪上烘焙紙。

在一個淺盤或可重複封口的塑膠袋中，用準備好的義大利黑醋油醋醬，在室溫醃漬香菇約 30 分鐘。

香菇在醃漬時，準備義大利黑醋醬：將義大利黑醋倒入一個小湯鍋，以中大火煮到滾。接著轉到小火，繼續煨煮到醬汁體積濃縮到一半，約 20

至 30 分鐘。熄火，靜置放涼後儲存起來。煮好的醬汁稠度需要能夠沾在湯匙上，但仍可淋在食物上的狀態。（這個步驟可以最多提前一週先完成；以密封容器在室溫存放。）

在一個大型攪拌碗中，將甜椒裹上橄欖油，然後鋪在烤盤上。在烤箱裡烤 30 至 40 分鐘，過程中將甜椒翻面一次，烤到表皮變皺、開始有焦痕。將甜椒取出放進一個碗裡，用鋁箔紙蓋起來，靜置放涼 30 分鐘。

甜椒在放涼時，烤箱預熱到攝氏 180 度。將波特貝勒菇取出，倒掉醃漬用的油醋醬。用同一個鋪了烘焙紙的烤甜椒烤盤，將香菇放進烤箱約 10 分鐘，翻面後再烤 10 分鐘，直到香菇中心變軟。放涼後切成條狀。

將甜椒烤出焦痕的皮剝除，只留果肉。去除蒂頭與籽，每顆甜椒都切成 1/4 大小。每塊甜椒裡填入一大匙的牛小排，用甜椒包覆好後，並以牙籤固定住。

在一個大盤或個別盤子裡，擺上甜椒、烤熟的香菇條、風乾番茄、橄欖與鯷魚。在甜椒與香菇上淋上一點義大利黑醋醬。撒上酸豆與粗鹽，趁熱或放涼皆可上菜。

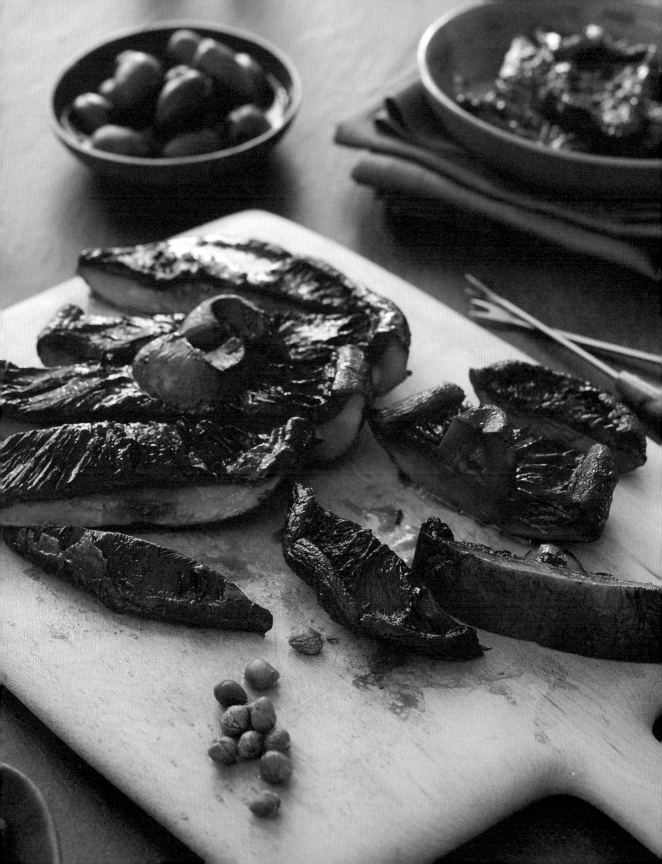

家族羊排大餐

　　最傳統的家族大餐一定要有一大塊肉、一種蔬菜泥和一個當作配菜的沙拉——但我們有加入一點創意，讓這些美味佳餚也能符合全食計劃飲食。家人吃完這豐富的一餐後，不可能有人沒吃飽，即使是那位對你在吃的這種「瘋狂飲食」特別存疑的人，也會承認這種飲食其實充滿熟悉、營養又美味的食物。

菜單

帶骨烤羊腿

綠白花椰菜泥

烤甜菜根沙拉佐
葡萄柚百里香油醋醬

　　這一餐裡，大部分的食材可以（也應該）提前處理完成，讓你當天有時間優雅地處理帶骨羊腿，同時有辦法分心跟賓客聊天。這是我們提議的時程表：

　　羊肉最多在活動的前兩天買，而且要特別註明你要的是帶骨的羊腿。切的時候會比較麻煩，但這種肉的特殊風味，絕對值得多花一點力氣處理，而且切完還能得到用來做完美大骨高湯（177 頁）所需要的食材。

　　家族晚餐的前一晚（或是當天早上），先做好花椰菜泥，冷藏備用。這時候也可以先把甜菜根烤好。因為甜菜根可能要烤一個小時，削皮過程也可能弄得一團亂，所以客人抵達之前最好把它處理完。更何況，這道沙拉是一道冷盤料理，其實甚至可以前一天就做好備用。

　　最後，準備好油醋醬並冷藏備用。

　　羊肉需要醃漬約 8 小時，所以前天晚上或晚餐當天的早上，先準備好醃漬醬料，一大早就把羊肉和醃料一起冷藏。（多一個小時、少一個小時的醃漬時間沒有什麼差別。）最好是能找個人，在醃漬到一半的時候，幫羊肉翻個面、淋上醃漬醬料。

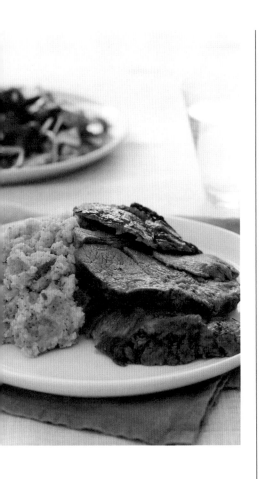

晚餐前 2 個小時，開始烤 3 公斤的羊腿；如果羊腿比較大塊的話，就多加個 30 分鐘。羊腿開始烤的時候，其實就沒有什麼事要做——只要設定計時器，提醒自己烤 30 分鐘後要把烤箱溫度調低，再過 90 分鐘就可以第一次用肉類溫度計檢查熟度。

羊肉烤好的前 10 分鐘，將花椰菜泥放進平底鍋裡以中小火加熱，偶爾攪拌一下。同時，從冰箱取出油醋醬。（這樣能讓起霧的橄欖油稍微沉澱一下）。

羊肉烤好、在靜置的時候，將甜菜根沙拉移到大型沙拉碗或個別的小碗裡。

羊肉徹底靜置好了以後，就可以開始切肉了！首先，與骨頭平行的方向、從外層將肉切成薄片，一直切到碰到骨頭的地方。將這些薄片盛盤，然後將羊腿翻過來、平放在剛才切出來的表面上，接著再與骨頭垂直的方向、從厚的地方開始，一路到底，將骨頭上方的肉劃出薄片狀。完成後，羊骨上應該有附著的「肉片」，只需要沿著骨頭、一起小心翼翼地切下來即可。這種切法就是所謂的「逆紋切」，切出來的肉片會比較嫩、味道也比較好吃。

將殘留在骨頭上的肉切下來當作三明治的配料，或是儲存起來加進烘蛋（206 頁），或是連肉帶骨、跟著 177 頁的牛高湯步驟拿去做羊骨高湯。

將羊肉片搭配溫熱的蔬菜泥和淋上油醋醬的甜菜根沙拉一起享用。

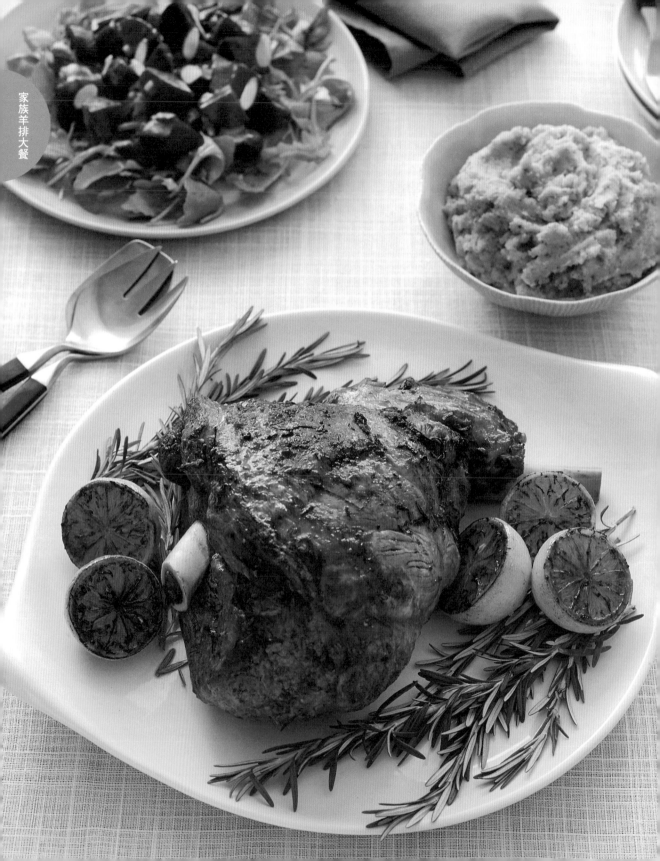

家族羊排大餐

帶骨烤羊腿

4 人份（以及一些剩菜）

準備時間：15 分鐘
醃漬時間：8 小時
烹調時間：2 至 2 又 1/2 小時
整體時間：2 又 1/4 小時至 2 又 3/4 小時，
　　　　　醃漬時間另計

1/2 杯初榨橄欖油
1 顆檸檬的果汁與外皮
1 大匙新鮮迷迭香
1 大匙新鮮百里香
1 小匙鹽
1/2 小匙黑胡椒
1 塊帶骨羊腿（3 公斤）

在一個大型、非反應材質的攪拌碗裡，將橄欖油、檸檬皮、檸檬汁、迷迭香、百里香、鹽與胡椒以打蛋器拌勻。用廚房紙巾將羊腿擦乾，放入醃漬醬料的碗裡，充分裹上醃漬醬料。用鋁箔紙蓋起來，冷藏 8 小時，但冷藏 4 小時後，記得翻個面再度淋上醃漬醬料。（如果家裡沒有玻璃吸管，只要改用一個大湯匙將醬料重新淋在羊肉上幾次即可。）

烤箱預熱至攝氏 200 度。將醃漬好的羊腿放在一個大烤盤裡，不加蓋烤 30 分鐘。將烤箱溫度調至攝氏 165 度，然後繼續烤 90 分鐘至 2 小時，直到羊肉的內部溫度升到攝氏 57 度，三分熟或攝氏 60 度，五分熟。烤的時間會依照羊腿與烤箱的大小而有所不同，所以從 90 分鐘開始用肉類溫度計監測熟度，每 10 分鐘檢查一次。

將羊腿從烤箱取出，如菜單介紹所述，讓羊腿在切片之前靜置 10 分鐘。

綠、白花椰菜泥

4 人份

準備時間：20 分鐘
烹調時間：15 分鐘
整體時間：35 分鐘

---

1 又 1/2 杯雞高湯或蔬菜高湯
1 顆白花椰菜，切成小朵
2 小顆綠花椰菜，切成小朵
3 瓣大蒜，切末
1 杯椰奶
2 大匙澄清奶油或印度酥油
1 小匙鹽
1/4 小匙黑胡椒
1 大匙新鮮切末歐芹

在小湯鍋裡，以中大火將高湯煮到稍微滾。加入綠白花椰菜、蒜末與椰奶。加蓋煮到花椰菜都變嫩，約 12 至 15 分鐘。

將一半的花椰菜與湯汁倒入食物調理機。（由於花椰菜比較大塊，需要分次打成泥狀，所以大概目測一半就好——最後都會混在一起。）以低速攪拌至食材變成滑順的泥狀後，倒入一個碗裡。將剩下的花椰菜與湯汁一樣攪拌成泥。

將所有蔬菜泥倒回食物調理機，加入澄清奶油、

鹽與胡椒，攪拌至完全混和。加入歐芹，繼續低速攪拌至食材變得非常滑順。

可以在晚餐的前一天就先做好蔬菜泥，上菜之前再用平底鍋加熱即可。

烤甜菜根佐葡萄柚百里香油醋醬

4 人份

準備時間：10 分鐘
烹調時間：50 分鐘
整體時間：1 小時

---

4 顆中型甜菜根

3/4 杯又 2 大匙初榨橄欖油

1/4 杯葡萄柚汁

2 瓣大蒜，切末

2 小匙芥末粉

2 小匙新鮮百里香

1 小匙鹽

1/2 小匙黑胡椒

1 包（約 5 盎司）芝麻葉

1/4 杯切條狀或切片杏仁

烤箱預熱至攝氏 210 度。

甜菜根徹底洗淨後，小心地用叉子在每一面戳出一些洞。然後將甜菜根放進一個中型碗裡，加入

2 大匙的橄欖油拌勻。每一顆甜菜根分別用鋁箔紙包起來，封口朝上捏緊。將包好的甜菜根擺在烤盤中央，烤 40 分鐘。小心打開封口處，用一把細刀朝甜菜根中心戳，檢查甜菜根是否熟了，如果刀子很容易插入，表示甜菜根熟了。如果感覺有些阻力，請再將鋁箔紙包好，放回烤箱再烤 5 分鐘。之後一直重複這個步驟直到甜菜根烤熟了。

甜菜根在烤的時候，準備油醋醬。在一個小碗裡將葡萄柚汁、蒜末與芥末粉以打蛋器拌勻。緩緩加入剩下 3/4 杯的橄欖油，一邊攪打一邊使其乳化。加入百里香，並以鹽與胡椒調味。

甜菜根靜置放涼再做後續處理。剝除甜菜根的外皮——最好是戴上手套，因為甜菜根的汁液會讓皮膚染色。然後將甜菜根切成 1 吋塊狀，放進加蓋的玻璃容器中。上菜之前，至少冷藏 30 分鐘。

在盤子裡放上芝麻葉，再擺上甜菜根與杏仁片，最後淋上油醋醬。

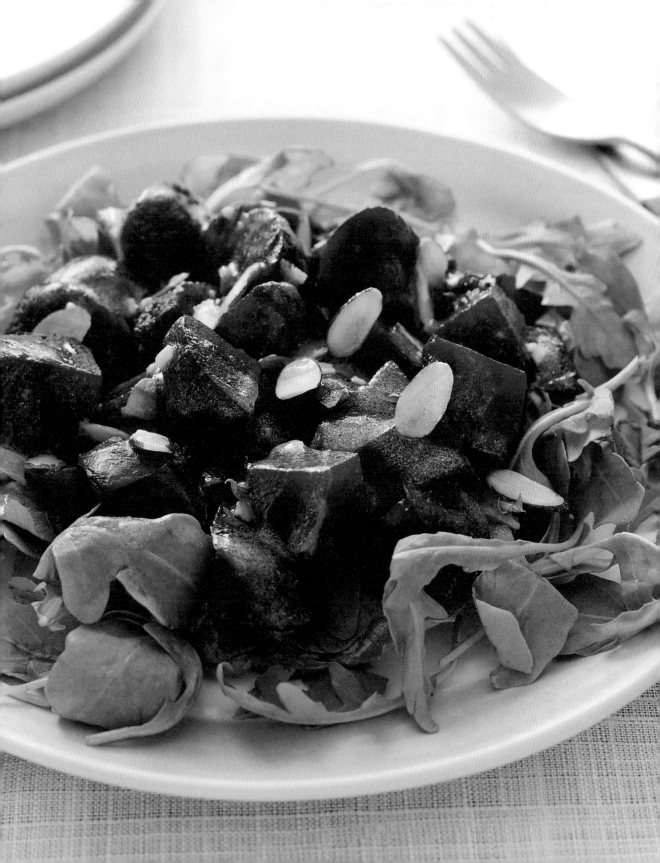

華麗的一餐

假日晚宴

還記得，我們第一次在自己家裡為家人舉辦一場假日晚宴，那時才真正覺得自己像個大人。大部分的人，對於要煮這種大餐總有一些誤會——像是，烤整隻火雞非常困難，還有為了確保每道菜都在同時上桌，一定要把一天的行程規劃得如行軍一樣精準。

菜單

四季豆佐無花果油醋醬

白胡桃南瓜泥

烤香腸、蘋果與
橡果南瓜燉菜

奶油菠菜

烤火雞與肉汁醬

放輕鬆。

讓我們分享三個秘密：首先，烤火雞其實很簡單。確實要花很多時間，但放進烤箱後，要處理的事情就很少了。第二，沒有人會在意每道菜是否在不同時間上桌，或是每道菜是否還是熱騰騰剛出爐的狀態，也沒有人在意開飯時間比預計的晚了一個小時。我們會盡全力幫你達成以下大致規劃好的時程，但整體來說，真的不是那麼重要。

最後，如果你還是覺得壓力很大，你只要記得這種假日大餐，其實重點不在於食物。我們家也發生過幾次假日廚房大災難，但大家並不在意，因為有機會聚在一起才是重點。所以你也不必擔心每道菜是否完美呈現，因為很有可能出一點意外，但這一點也沒關係。

不過，說了這麼多，我們還是把這華麗的一餐，設計成一個讓你成為假日巨星的舞台。我們甚至在節慶時節，把整個食譜寄給一些在實行全食計劃的人，請他們測試這樣的時程規劃可不可行。這些食譜都很簡單，但也很美味，很多部分都能提前做好，我們也會幫你規劃好策略，協助你在備料、烹調還有上菜的整個過程中，連一滴肉汁都不會沾到圍裙上。

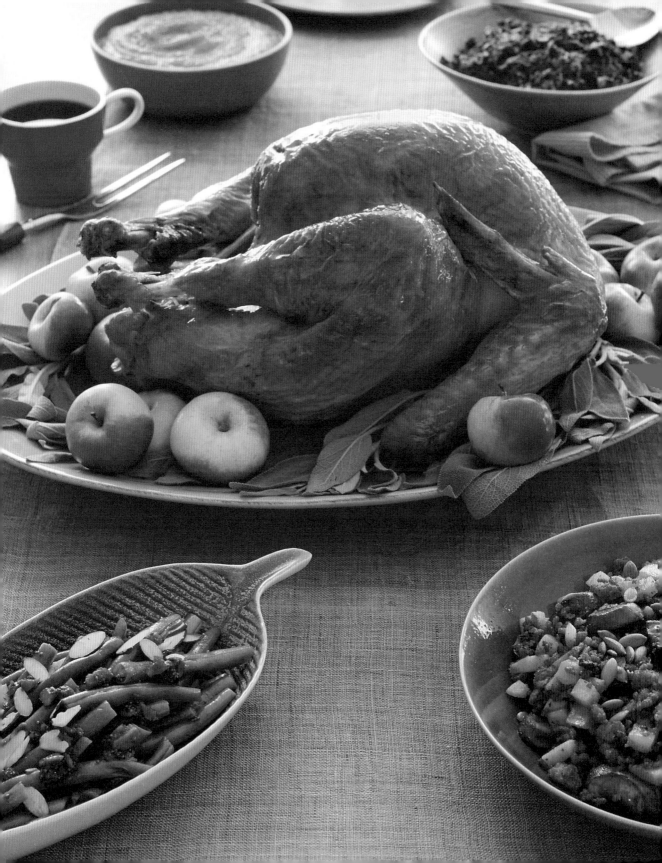

一至兩週前

這頓飯需要用到一些特殊的廚房用具——一年可能只會用到一次,但這種時刻特別需要的工具。為了特別的日子,記得把廚房用品都備齊。

- 一個裝滷水的鍋子或塑膠袋(大小要足以裝下一隻火雞)
- 烤肉盤
- 玻璃吸管(turkey baster)
- 肉類溫度計(這工具你應該早就有了)
- 甜點用的刷子
- 盛盤用的碗盤(烤香腸燉菜要用一個碗,四季豆和菠菜可用碗或盤,一個切火雞肉用的大型沾板與盤子,裝沙拉醬的壺,要更精緻一點的話也可以準備一個船型肉汁醬皿＊。)
- 分食用的器具(一把切肉用的餐刀與叉子,與多隻湯匙)

＊ 最好買一個,因為大人才不會用馬克杯來裝肉汁。

我們的時程樣本設定:一家六口在週日下午兩點的午宴,實際上是 2:15 至 2:30 之間就座與上菜。(請依照自己設定的宴客日子與時間再做調整)。

週三晚上或週四早上

首先,幫冰箱清出空間,因為接下來這三天,你的冰箱有百分之 42 的容量會被一隻巨大的火雞佔據。接著,買一隻冷凍的火雞。假設你買了一隻 3 到 4 公斤的火雞,最晚要在週四早上開始解凍。(如果你要買新鮮的火雞,最多在宴客日前兩天買,以確保肉質新鮮。)放進冰箱退冰之前,請將冷凍的火雞放進一個大盤子或塑膠袋裡,因為解凍的過程會釋出水份與肉汁。

週六早上或下午

製作香腸並將它(生肉)放進冰箱冷藏備用,或是將冷凍庫裡預備好的 450 公克香腸解凍。製作南瓜泥,放涼之後裝進加蓋的容器並且冷藏。製作無花果油醋醬,儲放在玻璃果醬罐、玻璃作料瓶或加蓋的容器中,冷藏備用。將菠菜放進一個沒有加蓋的容器或盤子,並放進冰箱解凍。(菠菜在解凍時會釋出水份,所以最好找東西接。)火雞徹底解凍之後,準備滷汁,將火雞與滷汁一起放進大烤盤或塑膠袋裡,放進冰箱冷藏。(最後這幾個步驟可能需要一個幫手才能完成)。

週日早上

檢查菠菜是否徹底解凍。如果覺得中間還未解凍,把菠菜放在一個盤子裡,放在流理臺上解凍。

整理廚房,準備迎接大量的食材、鍋碗瓢盆與廚房副手(另一個名稱則是「來幫忙的家人」。)拿出盛盤用的碗盤與餐具,請一個人幫忙擺好餐桌,並做最後的檢查,確定需要的食材都備齊了。(宴客前一個小時才

發現，另一半運動完決定把最後一罐椰奶用來做運動飲料可就來不及了。）

最後，想好要如何設定廚房計時器。你要一次做很多道菜，所以有許多鬧鐘或計時器絕對能幫上大忙，告訴你現在該替火雞淋肉汁，還是把烤盤拿出來等等。如果你是用廚房計時器，記得把每一台都做好標籤，如「火雞淋肉汁」或「開始煮菠菜」。或者，你也可以用智慧型手機上的鬧鐘功能，設定每一個步驟所需的時間，這樣就能知道鬧鐘一直響的時候到底該做什麼。

週日，早上 9:30

準備處理火雞（裡外抹上油脂），並預熱烤箱，目標是 10:00 把火雞送進烤箱。我們預留很多時間給你處理火雞，所以你不用急著烹調、靜置或切開它。如果你的肉類溫度計能進烤箱，將它插在火雞腿上肉比較多的地方，跟著整隻火雞在 10 點整放進烤箱裡。

這時候就可以幫橡果南瓜去皮、切丁，準備塞進火雞身體裡，因為這種南瓜比較難削皮。只要在處理完後，將切成丁的南瓜蓋起來，放進冰箱冷藏備用即可。

這些完成之後，你就有幾個小時不用做任何事，可以利用這時間沖個澡、換個衣服，或是做最後的打掃清潔。

週日，下午 1:00

把油醋醬與南瓜泥從冰箱取出。瀝掉菠菜裡多餘的水分，菠菜留在瀝水籃裡，放在一旁備用（沒必要用掉另一個碗盤）。開始烤香腸料裡、奶油菠菜與四季豆（包括準備冰塊水）的前置作業，但還不要開始烹調。

從現在開始，不要去在意食譜上寫的時間，而是注意觀察火雞的實際狀況。現在，火雞已經烤了 3 個小時，所以要檢查一下肉類溫度計，看還要烤多久。如果

接近攝氏 70 度了，接下來每 10 分鐘檢查一次溫度。烤好的時候，從烤箱取出靜置。不要擔心現在拿出來還太早——長時間靜置也沒有關係，上菜的時候還會用肉汁幫火雞肉加熱。（烤箱溫度繼續保持在攝氏 190 度，因為再過半小時就需要拿來烤香腸燉菜。）

　　開始準備搭配火雞的肉汁醬。火雞從烤箱取出後，你還要在醬汁裡加入火雞流下來的肉汁與葛粉。

週日，下午 1:30

　　將烤香腸燉菜放進烤箱。開始把要煮四季豆的水煮滾，快速川燙與冰鎮。將南瓜泥與肉汁醬以中小火加熱，在肉汁醬裡加入烤火雞的肉汁。加熱過程中，分別攪拌。接著煮菠菜。

　　廚房開始熱絡起來了吧？現在每一樣菜都在加工中，這樣很好，因為根據你的計劃，現在應該也沒有多的爐火可以用了。現在要派指定的幫手開始切美麗的火雞。網路上有很多實用的教學影片；你可以參考這部來自 Cooking.com 的影片：http://w30.co/w30carving。

週日，下午 1:45

　　將菠菜盛盤。

　　煮四季豆的鍋子換成一個乾淨的平底鍋，烘烤杏仁並加入四季豆。淋上油醋醬，灑上杏仁後盛盤。

　　將肉汁醬的鍋子熄火，加入葛粉勾芡。攪拌均勻後倒入船型肉汁醬皿。

　　從烤箱取出烤香腸燉菜（現在總算可以把烤箱關掉了），並且盛盤。

週日，下午 2:00

　　圍裙收好，然後把佳餚都端上擺得漂漂亮亮的餐桌。佳節愉快！開動囉。

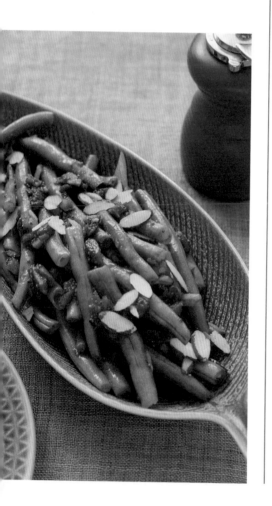

四季豆佐
無花果油醋醬

4 到 6 人份

準備時間：20 分鐘

烹調時間：10 分鐘

整體時間：30 分鐘

無花果油醋醬

1/4 杯白酒醋或香檳醋

1/4 杯義大利黑醋

1/2 小匙芥末粉

1 瓣大蒜，切末

3/4 杯初榨橄欖油

1/4 杯無花果乾，切末（約 5、6 顆無花果）

2 小匙新鮮切末百里香

1/2 小匙鹽

1/2 小匙黑胡椒

四季豆

2 杯冰塊

2 大匙鹽

450 克四季豆，去邊

2 大匙烹調用油

1/4 杯切條杏仁

油醋醬製作方式：在一個中型碗中將白酒醋、義大利黑醋、芥末粉與蒜末攪拌均勻。攪拌的同時緩緩淋入橄欖油。拌入無花果乾與百里香葉，並以鹽與胡椒調味。

四季豆製作方式：準備用來「冰鎮」四季豆的冰塊水，在一個大碗裡裝入一半的冷水，再加入冰塊。

在一個大湯鍋裡，倒入 3 杯水與鹽，以高溫加熱到煮滾。放進四季豆，川燙約 20 秒。用廚房烤肉夾或漏勺將川燙好的四季豆立刻浸入冰水裡冰鎮。四季豆冰鎮好了之後（約 1 分鐘），移到瀝水籃裡瀝掉多餘的水分。

在一個大型平底鍋裡，以中大火加熱烹調用油，並搖晃鍋子使油均勻分佈鍋底。油熱後，加入切條的杏仁，烘烤約 30 秒，過程中不斷搖晃鍋子，不要讓杏仁焦掉。取出杏仁備用。四季豆倒入鍋裡，均勻裹上鍋裡的熱油。繼續煎煮、經常搖晃鍋子，直到四季豆變嫩但仍然爽脆，約 2 分鐘。（最簡單的測試方法就是吃吃看。）

將四季豆盛盤，撒上烘烤過的杏仁，淋上 1/4 杯的油醋醬（想加更多也可以，但加一點其實味道就夠了）。攪拌均勻後立刻上菜。

白胡桃南瓜泥

4 到 6 人份

準備時間：15 分鐘
烹調時間：15 至 20 分鐘
整體時間：30 至 35 分鐘

---

3 大匙澄清奶油或印度酥油

1360 公克白胡桃南瓜，去皮、去籽，切成大塊
　　丁狀（6 杯）

2 瓣大蒜，切末

1/2 杯椰奶

2 杯雞高湯

1 小匙鹽

1/2 小匙黑胡椒

在一個鑄鐵鍋或大湯鍋裡，以中火熔化奶油。加入南瓜，與油拌勻。煮約 5 分鐘，攪拌一、兩次，讓南瓜稍微上色。加入蒜末，攪拌到香氣釋出，約 1 分鐘。加入椰奶與雞高湯。將火調到大火，讓湯汁煮滾。接著再將火調到中火，繼續煮到南瓜變軟，約 10 至 15 分鐘。

將南瓜倒進食物調理機，以低速攪拌至均勻、滑順。有需要的話，再加入一點椰奶或雞高湯，讓質地變得更滑順。以鹽與胡椒調味。

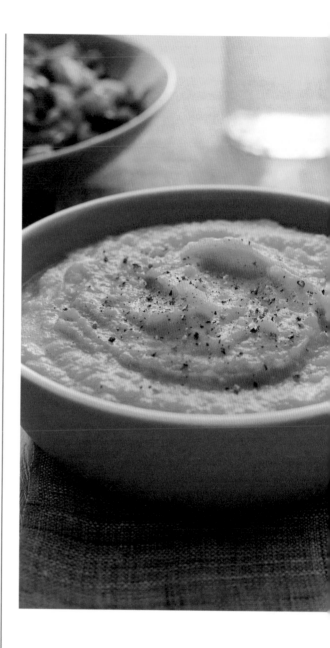

烤香腸、蘋果與橡果南瓜燉菜

4 到 6 人份

準備時間：15 分鐘
烹調時間：20 分鐘
整體時間：35 分鐘

---

450 克完美香腸（162 頁）
1 大匙烹調用油
2 杯蘑菇、黃蘑菇或波特貝勒菇
1 杯去皮切丁的蘋果
2 杯去皮、去籽並切成小丁的橡果南瓜
1 大匙雞肉調味粉
1/4 杯南瓜籽或切碎美洲山核桃
鹽與胡椒

烤箱預熱至攝氏 190 度。

在一個中型、可進烤箱的平底鍋或鑄鐵平底鍋裡，以中火加熱烹調用油。油熱後，加入香腸，煎煮到每一面都上色，每面約 2 分鐘。用木湯匙將香腸切成適口大小，繼續煮到油脂開始釋出，約 2 分鐘。加入香菇、蘋果與南瓜，煮到蔬菜變軟，約 5 分鐘。加入雞肉調味粉，撒上南瓜籽或山核桃，然後將鍋子放進烤箱裡。（如果沒有可以放進烤箱的平底鍋，將食材移到一個玻璃烤盤裡。）烤 10 至 15 分鐘，直到烤燉菜內部溫度達到攝氏 60 度。以鹽與胡椒調味。

奶油菠菜

4 到 6 人份

準備時間：10 分鐘
烹調時間：10 分鐘
整體時間：20 分鐘

---

2 包（各 10 盎司）冷凍菠菜，解凍
2 大匙澄清奶油或印度酥油
1/2 顆洋蔥，切碎
3 瓣大蒜，切末
1 罐（13.5 盎司）全脂椰奶
1/4 小匙鹽
1/4 小匙黑胡椒

將解凍好的菠菜放進瀝水籃，在水槽裡用手擰乾、瀝掉多餘的水分（像是擰毛巾一樣）。你也可以在菠菜上擺一張乾淨的抹布或廚房紙巾，用力往下壓，讓多餘的水分瀝掉、使菠菜比較乾。

在一個大型平底鍋裡，以中火熔化烹調用油，搖晃鍋子使油均勻分佈鍋底。油熱後，加入洋蔥，一邊攪拌一邊煮約 2 分鐘。加入蒜末煮到香氣釋出，約 1 分鐘。加入菠菜，用木湯匙或鍋鏟拌勻。

加入椰奶、鹽與胡椒，將火調到中大火。煮滾後，繼續煮到椰奶變稠，約 5 至 6 分鐘。趁溫熱上菜。

烤火雞與肉汁醬

4 到 6 人份（以及一些剩菜）

準備時間：35 分鐘

醃漬時間：12 至 24 小時

烹調時間：約 3 小時

整體時間：約 3 又 1/4 小時，醃漬時間另計

滷汁與火雞

3 到 4 公斤火雞

5 公升熱自來水 1 杯鹽

2 杯蘋果汁

1 大匙黑胡椒粒

2 片月桂葉，撕成一半

1 顆柳橙，切成 1/4

2 顆檸檬，切成 1/4

3 枝新鮮百里香

3 枝新鮮迷迭香

3 公升冰塊

檸檬高湯與火雞塞料

3 杯雞高湯

2 顆檸檬汁

2 小匙鹽

1 小匙黑胡椒

1 顆蘋果，去皮、去核

2 根紅蘿蔔，去皮，切成 1 吋大小

1 顆白洋蔥，去皮，切成 1/4

4 枝新鮮百里香的葉片

2 枝新鮮迷迭香的葉片

3/4 杯澄清奶油、印度酥油、鴨油或椰子油

肉汁醬

2 大匙烹調用油

火雞脖子與內臟

1 顆洋蔥，切丁

1 根芹菜梗，切丁

1 根紅蘿蔔，切丁

2 杯雞高湯（177 頁）

1/2 小匙鹽

1/4 小匙黑胡椒

2 大匙烤火雞的肉汁（或澄清奶油／印度酥油）

3 大匙葛粉

如果你買了一隻冷凍火雞，放進滷汁醃漬之前，請徹底將火雞解凍。（每 2 公斤的火雞，要讓它在冰箱裡解凍約 1 天。）取出放在火雞身體裡的脖子與內臟（通常會被放在一個小袋子裡），放在冰箱裡備用——製作肉汁醬時會使用到。

滷汁製作方式：將熱水倒進一個非常大的湯鍋裡。加入鹽，攪拌使鹽溶進水裡。持續一邊攪拌，一邊加入蘋果汁、黑胡椒粒與月桂葉。將柳橙與檸檬汁擠進滷汁裡。加入百里香與迷迭香，腳板均勻。一次加入 1 公升冰塊，拌勻。

將解凍的火雞放進一個大湯鍋或塑膠滷水袋，並用滷汁蓋住。讓滷汁與火雞在冰箱冷藏 12 至 24 小時。

檸檬高湯製作方式：在一個大碗裡，將雞高湯與檸檬汁拌勻備用。

烤箱預熱至攝氏 160 度。

火雞從滷汁中取出，以廚房紙巾將表面按乾。以鹽與胡椒將火雞的內部與表層調味。用蘋果、紅蘿蔔、洋蔥、一半的百里香與一半的迷迭香塞進

火雞身體裡。將 1/4 杯烹調用油與剩下的百里香與迷迭香葉，小心翼翼地用手指徹底塞進火雞皮下。剩餘的 1/2 杯烹調用油則刷或塗抹在火雞皮表面。

火雞雞胸朝上，放進烤肉盤裡。稍微以鋁箔紙蓋住，兩邊與烤肉盤密合，如一個帳篷的形狀。烤 2 小時。

將火雞從烤箱取出，拿掉鋁箔紙。用 1 杯檸檬高湯淋在整隻火雞上，然後把烤箱溫度調高至攝氏 190 度，然後再把火雞放回烤箱裡。烤 20 分鐘後，再淋上一杯檸檬高湯。再烤 20 分鐘後，再淋上最後一杯高湯。繼續烤 20 分鐘，直到火雞腿的內部溫度達到攝氏 70 度。（肉類溫度計在這裡就非常重要）。

讓火雞靜置 20 至 40 分鐘，或是內部溫度達到攝氏 74 度。將火雞移到切肉沾板上。把火雞身體裡的塞料挖出來、丟棄以後，再開始切肉。

肉汁醬製作方式：在一個大湯鍋裡，以中大火加熱烹調用油。油熱後，將火雞脖子與內臟煎 5 分鐘，不斷翻面避免使其燒焦。加入洋蔥、芹菜與紅蘿蔔。繼續翻炒約 5 分鐘，直到洋蔥變透明。加入雞高湯並且煮滾。將火調到中火，繼續煨煮食材約 10 分鐘，直到紅蘿蔔變得非常軟爛。

取出火雞脖子與內臟並丟棄。將高湯與蔬菜倒入食物調理機，加入鹽與胡椒，攪拌至醬汁變得滑順。備用到火雞烤好。

小心將烤火雞的肉汁倒入肉汁醬裡（如果覺得肉汁很難倒出來，可以改用 2 大匙澄清奶油或印度酥油代替）。將肉汁醬倒回一個鍋子裡，並以中火加熱到湯汁稍微滾了。

在一個小碗裡，將葛粉與 1/3 杯冷水攪拌均勻。一開始質地會像是糨糊，請繼續攪拌到呈現乳白色的質地。（不要直接將葛粉加入肉汁醬裡，否則只會結塊）。

肉汁醬熄火後，立刻加入葛粉水。肉汁醬的餘溫會讓澱粉開始勾芡；攪拌均勻直到肉汁醬變得濃稠。

飲料

我們最常聽到那些第一次體驗 30 天全食計劃的人問：「社交場合裡，大家都在喝酒的話我該怎麼辦？」

我們堅定的答案就是——你只需要跟別人說：「不，謝謝」，然後轉移到下一個話題即可，因為你不再是中學生了，早就不會屈服於同儕壓力。但我們能夠理解，有些情況下，像是和客戶應酬、婚禮或品酒會的場合下，你需要多一點技巧才能安全下莊。

等一下，你在全食計劃期間沒事去參加品酒會幹嘛？

你要記住的第一點是：手上不管有沒有拿著一杯酒，你依然是個有趣、幽默、令人愉快又富有魅力的人。第二：如果你把不喝酒這件事放大，別人也不會這麼做。相對的，如果你不覺得這是個問題，別人也不會特別在意。甚至，他們根本不會發現。（如果真的很不自在的話，勇敢地去吧檯點一杯氣泡水加一片萊姆——立刻就有一杯完美的假伏特加通寧水。）

你在全食計劃時，依照別人對你的態度，如何回絕喝酒就要採取不同的策略。如果有人拿一杯酒精飲料請你喝的時候，一開始你可以簡單地說：「不，謝謝」，或是：「沒關係，我有水了，謝謝」。如果那人還是堅持的話，你只要堅持自己的立場，並一派輕鬆地轉移話題；通常那人就會聽懂暗示，不繼續強迫你喝。

如果有人一直對於你不喝酒有強烈的意見，不要隨便找個藉口，因為藉口很容易被推翻。「不行，我明天早上六點跟健身教練有約了」可能會讓他們有機會說：「我可以下班再陪你跑步呀，要不要來杯瑪格麗特？」這樣你就進退不得了。

這情況下，如果你覺得對方會對你表示尊重的話，可以說：「我為了健康因素，決定三十天內都不碰酒精，希望今晚不會功虧一簣。」如果你不想要跟別人聊到自己的健康狀況或飲食，直接與對方四目相交、用比較堅定的語氣說：「不用，謝謝。」或是再進一步地說：「我決定暫時不喝酒」，這就是在暗示這是你個人決定，並沒有要開放他人給予意見。到這裡，大部分的人都會知難而退……除非他們已經喝醉了。

這下就只剩最後一招了：如果真有必要的話，選擇公開羞辱對方。他們對於你個人的決定極為不尊重，所以就指明這一點吧。「為什麼要一直對我施壓？我今晚不想喝瑪格麗特，但我又沒有說你不能喝一杯。我們可以不要再討論這個話題了嗎？」接著，讓自己走去別的圈子聊天，或是暫時走到外面，讓對方有點台階下。

總而言之，你不必為了這套飲食法犧牲掉社交生活，隔天早上醒來時，也會對精神抖擻的自己讚譽有加。更何況，你還有這些無酒精的雞尾酒，幫助你慶祝在辦公室裡發生的好事，或是讓你的家族聚會一樣過得和樂融融。乾杯！

檸檬萊姆活力飲

2 人份

準備時間：5 分鐘

1/2 顆檸檬，擠出果汁

1/2 顆萊姆，擠出果汁

1 小匙新鮮薑末

12 盎司氣泡水

活力飲上可用新鮮覆盆莓或草莓裝飾——增添一點漂亮的色彩。

將檸檬與萊姆汁擠進一個玻璃杯，加入薑末。裝滿冰塊與氣泡水。快速攪拌一下即可。

⭐ 活力飲

可以用各種果汁來製作。試試這個組合：1/2 顆檸檬汁、1/2 顆萊姆汁、1 棵柳橙汁與 2 大匙紅石榴汁，加上冰塊與氣泡水。用市售的瓶裝果汁嗎？試試 1/4 杯鳳梨和 1 小匙新鮮薑末，加上冰塊與氣泡水。想要比較不甜的飲料？那就用 1/4 杯無糖蔓越莓汁加 1/2 顆檸檬汁，並加上冰塊與氣泡水吧。

迷迭香莓果雞尾酒

2 人份

準備時間：5 分鐘

1/4 杯覆盆莓（新鮮、冷凍皆可）

1 枝新鮮迷迭香葉

1/2 顆檸檬，擠出果汁

12 盎司氣泡水

搗碎（muddle）的意思是靠著玻璃杯的杯壁或杯底將食材壓碎。搗碎能幫助新鮮食材釋出其風味。你可以花 10 美元買一個專門的搗碎器（muddler），或是改用奶油餐刀的刀柄或木湯匙的圓頭代替。

在一個大玻璃杯哩，將覆盆莓、迷迭香葉搗碎。加入檸檬汁與氣泡水，搖勻或攪拌均勻。將混和物瀝入一個新的玻璃杯裡，丟棄迷迭香葉。想要的話可以加冰塊。

⭐ 取葉子

從枝葉上將迷迭香葉取下時，請用拇指與食指捏住枝葉頂端，再用另一手的拇指與食指，將枝葉上的針葉由上往下一次剝下。

血橙帕洛瑪雞尾酒

2 人份

準備時間：5 分鐘

1 顆血橙，擠出果汁

1/2 顆萊姆，擠出果汁

12 盎司氣泡水

想在特別的聚會上提供這款飲料嗎？你可以用一片葡萄柚或萊姆片當作裝飾。這款無酒精雞尾酒也可以再加上不同的層次，只要加一點新鮮現榨的葡萄柚汁，與血橙和萊姆搭配非常美味。

將血橙汁與萊姆汁倒入玻璃杯，以冰塊和氣泡水加滿。

⭐ 血橙

放冰箱冷藏可以放長達 2 週，相較於擺在室溫流理檯上只能放個幾天而已。血橙的季節是 12 月到 5 月，所以如果想要夏天做這款飲料，也可以用別的品種的柳橙代替。（如果是用市售罐裝柳橙汁，請加 1/2 杯。）

白茶水果酒

2 人份

準備時間：5 分鐘
整體時間：40 分鐘

1 包白茶茶包

1 包薑茶茶包

1 杯熱水

1/4 杯切半白葡萄

1/4 杯金冠蘋果（Golden Delicious）

8 盎司氣泡水

檸檬片

水蜜桃、杏桃和油桃也和這款飲料很搭。切成片狀加進葡萄與蘋果，或是拿來當裝飾也很好看。

將 1 杯水煮滾，放涼約 5 分鐘。茶包放進熱水裡，浸泡 7 至 10 分鐘；泡好後將茶包丟棄。放進冰箱冷藏 25 分鐘。

將水果放進一個大玻璃杯裡，需要的話加入冰塊。將茶倒入杯中，並加入氣泡水。以檸檬片裝飾。

⭐ 融和風味

若要讓這款飲料更富層次，則需要讓水果酒裡的水果風味花一點時間融合。將食材增加三倍，放進一個玻璃壺裡冷藏一夜。搭配冰塊飲用。

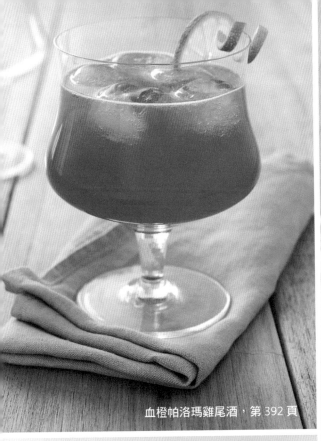

血橙帕洛瑪雞尾酒，第 392 頁

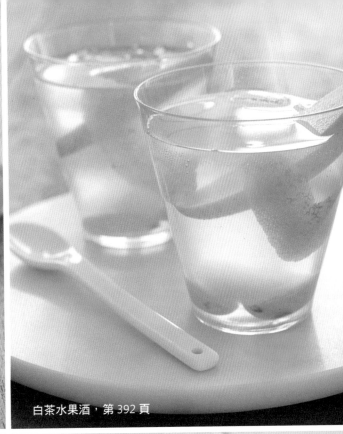

白茶水果酒，第 392 頁

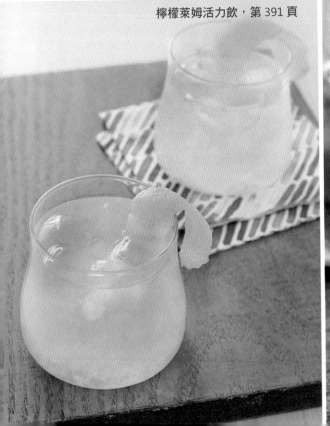

檸檬萊姆活力飲，第 391 頁

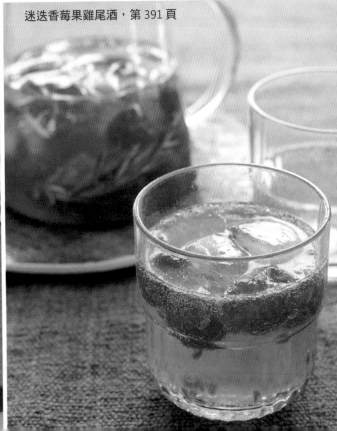

迷迭香莓果雞尾酒，第 391 頁

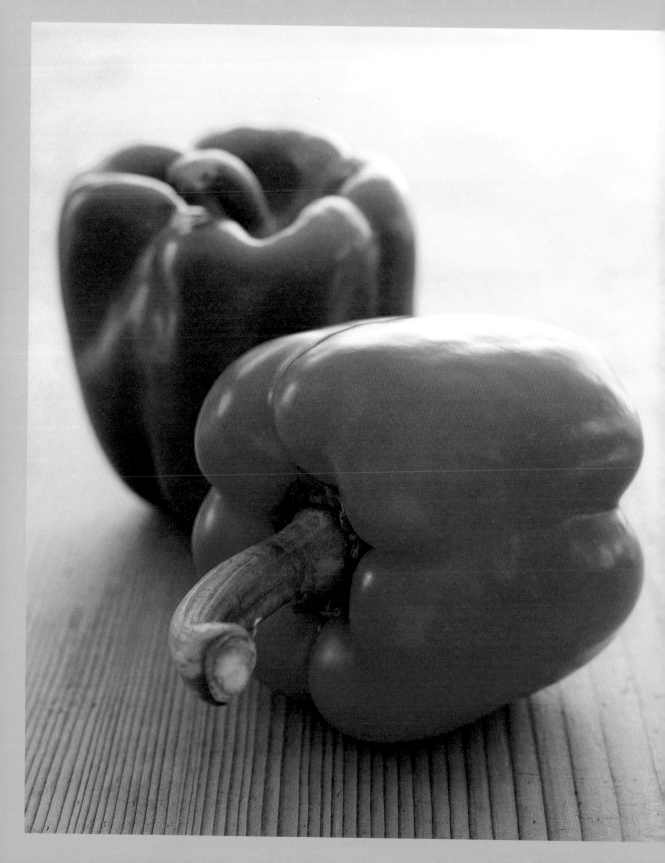

第五章

結語

「剛好十個月前，我的母親在一場車禍裡當場喪命。從那時開始，我的飲食從主要以原始飲食為主，變成爆量的酒精、冰淇淋與餅乾糊，或是什麼都不吃。我胖了 14 公斤、痛恨自己的生活，每天坐著發呆好幾個小時，因為心情太沮喪、太疲憊，以至於什麼事都做不了。後來睡眠也出了問題，不是失眠就是成天昏睡。我聽說關於 30 天全食飲食法的事，所以決定嘗試看看。現在，我身旁的人都看到巨大的差異，包括我自己。不只是衣服尺寸（我開始又能穿上母親去世前的衣服了），還包括我的活動力與態度上也改變了。我不再坐著發呆數小時。我在家會微笑、到處哼著歌。我會想要見朋友、跟人互動了。我不會每天都在哭泣。我每天都睡完美的九小時。十個月以來，我開始覺得自己能再次享受生活，也有足夠的力氣過生活。我的家人、朋友都看到了非常大的改變，讓他們也想要試試這種飲食方式──很多人都加入這套飲食法的行列了！我覺得，我終於又能開始掌控自己的生活了。」

──摩根・艾斯卡隆，加州

過去這 30 天，你承諾遵守一件令人恐懼的事情、跨越諸多障礙來確保自己遵守承諾，也有效地透過改變盤子裡的食物而改變了自己的生活。

現在，你還有最後一個疑問。

接下來，該怎麼做？

歷程結束了，你的重新設定也完成了，你學到食物如何影響你的外觀、身體的感覺，以及生活品質。你的口味改變了，強烈的食慾減少或完全消失了，你甚至是愛上烹飪。你有了新的、健康的生活習慣，打破舊習，也找到新的方法獎勵、安慰、對待自己。

但是，接下來該怎麼做呢？

現在你可以帶著新的意識、健康的習慣過生活。這就是我們說的：「靠自己騎腳踏車」。

到這個地步，我們放手讓你在全食計劃後自行規劃生活，應該不會讓你太驚訝。我們能提供大致的模式，但你需要運用在過程中學到的事情，自行填入細節、設定目標與內容，以及自行決定哪些是「值得去做的」。

那些遵守我們的重新攝取放慢腳步方案時程規劃（49 頁）的人，接下來這些計畫會看起來很眼熟。

第一步：吃大致符合規則的食物

有些規則可以放寬一些，重新納入一些想吃、並且經過你評估後，少了這些就會對於你的外觀、態度與生活帶來負面影響的食材、食物或飲料。可能是用糖去醃漬過的培根、在早上的咖啡裡加入打發鮮奶油、點白飯做的壽司，或是享受魚肉塔可所搭配的玉米脆片。

我們無法完全描繪特定的景象，因為這完全取決於你在全食計劃過程中與重新攝取時所學到的事情。但是，你能想像得出來吧？每天吃進的食物仍應該是讓身體變健康

輔助輪（Training Wheels）

全食計畫的規則非常明確，也毫無商量的餘地。這能替你減輕一些必須自己決定飲食的壓力、無須猜測我們對你的期待，也為你設定了清楚的目標。這個計劃甚至在你遇到一些社交壓力時，能給你一點緩衝空間——內鍵一個「為什麼你不要那塊蛋糕」或「為什麼不喝那杯酒」的藉口（沒關係，全怪在我們身上吧，我們承受得起。）全食的規則就像是學騎腳踏車時，放在輪子旁邊的輔助輪一樣，它能提供你所需要的支撐，但仍讓你用自己踩踏的力量完成整項計畫。但是當你完成這 30 天的挑戰，這些輔助輪就要拆掉了。現在，你必須想出如何做出健康的飲食選擇，少了我們訂下的規則可以依賴，這些內鍵的藉口——就是要靠自己騎腳踏車了。

的食物，即使它們並不完全符合全食計劃的飲食指南。

每一餐都計畫這樣吃，並持之以恆。這應該很容易，對吧？感覺能夠持續、令人滿足、一點也沒有壓力，又能讓你持續活在虎血效果裡。真的，簡直是一塊……算了，當我沒說。

第二步：有非常特別或美味的東西出現時，按下「暫停」

有一天——或許就是今天，或是未來的一個月——會有某樣東西出現，讓你決定認真偏離正軌是非常值得的。誰知道那會是什麼：或許是你最愛的紅酒、媽媽做的巧克力脆片餅乾，還是一顆蛋型奶油巧克力。（我們沒有批評的意思，只有你能決定什麼東西對你而言是特殊或美味的）。

這種事發生時，讓一切按下「暫停」鍵吧——節食、渴望地伸出手、流了滿地的口水。按下暫停。讓你自己有時間深呼吸、思考，並用這套飲食法裡的知識幫助自己做出對的選擇。

問自己一連串的問題，並且對自己誠實：這真的是很特別、有意義、有文化意義或美味的嗎？吃下或喝了這東西，會不會嚴重打亂我的身心狀態？我認為這樣的後果是值得的嗎？

我真的、非常渴望它嗎？

最後一個問題是最重要的。我們常常只因為食物或飲料就擺在眼前，或是我們告訴

偏離營養之道的生存指南

給那些以圖像思考的人，我們把這一系列自問自答的問題，變成一個有趣的流線圖，我們稱之為：偏離營養之道的生存指南。你可以到 www.whole30.com/pdf-downloads 下載。

自己吃了也沒關係，或是因為我們難過／寂寞／焦慮／無聊而把它吃下肚。但是經歷了這套飲食法以後，你能夠騰出足夠空間，讓自己遠離這些食物，誠實地評估你是否真的想要它，還有這個結論是否是值得的。

花點時間這麼做。如果你決定這東西並沒有那麼特別或美味、它會搗亂你的生活、並不值得，或是你並沒有真的很想吃，就放下它吧。既然你並沒有很想吃，何必吃掉一個會讓你不健康的東西？從這點來看，你會發現自己其實沒有少了什麼，而這種微小的勝利，能夠讓你堅定地遵守新的、健康的飲食習慣，更能加強自己的自信心。

如果你決定這東西是特別的、值得吃下肚、自己又非常想吃，請前往第三步。

如果你必須花很多時間考慮這問題，這表示你並不是真的想要。不用客氣。

第三步：吃掉它、品嚐它，然後放下它

你在有意識的情況下，自己選擇吃掉這特別、值得吃、「對，我真的很想要」的東西。所以，就吃（或喝）了它吧——但你千

萬別狼吞虎嚥，咬一、兩口就吞掉，或是無意識地配著電視吃掉它呀。這樣簡直是糟蹋了這麼美味的點心。

假設現在我們說的食物是媽媽早上帶來的巧克力脆片餅乾。我們要你用你在這套飲食法過程中學到的知識，同樣將注意力擺在這些餅乾上。請你這麼做：把一塊餅乾放在一個華麗的盤子上。坐在一個你可以完全將注意力擺在餅乾上的地方──或許是跟家人吃完晚餐後的餐桌前，或許是你自己坐在桌子前，又或許是一邊聽著最喜歡的音樂，一邊泡澡的時候。

聽起來很棒耶。

好了，來吃那塊餅乾吧。

慾望的警報

當你決定吃下這塊餅乾以後，你可能隔天起床時發現，你極度想再吃 17 塊餅乾。你應該要能預想到這樣的後果，今天為自己的每個決定多建立一層「暫停」關卡。想好對策：如果早上醒來特別想吃糖，我就讓今天變成一個 30 天全食計劃的一天，然後過一、兩天再決定是否該吃另一塊餅乾。你或許也真的思考過上面層層問題，最後決定再吃一塊餅乾是可以的。這樣的話，放心享受吧！只要記住，每次放縱自己，你內心的糖份怪獸就會得到更多力量，最好在餅乾吃完以前，先想好一個扎實的對策。

小口地吃。徹底咀嚼。品嚐它的味道、香氣與口感。讓這感覺持續下去。跟朋友或家人分享這個經驗，或者簡單地享受這寧靜的時刻。既然我們偶爾的縱容自己，一部分是為了獲得精神上的滿足，盡可能地從你正在吃的食物中擠出最大量的滿足感。

以這樣的策略進行，你應該有很多時間發覺自己的慾望已經得到滿足，你也心滿意足了。一旦達成了，就該停止吃它。或許吃了半塊餅乾就夠了。或許要吃到四塊才夠。這不重要，只要你在過程中，對於每一個步驟都是有意識地進行即可。

到了就到了。沒有任何罪惡感。這是你有意識、主動的決定。你有花時間注意。你非常享受過程。也是你決定何時停止吃這塊餅乾。

沒有任何罪惡感。

或許要承擔一些後果，但這和罪惡感是兩回事。後果是指知道你的皮膚可能狂冒痘痘、肚子可能會脹氣，或是可能變得精神不濟。這都能處理，但接下來就要放下它。隔天醒來再次回到第一步。洗乾淨、沖乾淨，然後日復一日。

你可能要過好幾個禮拜才會遇到一個真正「值得」這麼做的東西。你可能有意識、故意地連續八天都選擇吃下比較不健康的飲食。（這就叫作：「到酒鄉裡度假去。」）但只要你回歸到我們的三步驟計畫，你就能夠找回這些新的、健康的習慣；你現在纖細的腰圍；還有在全食計劃過程中達到的生活品質。

脫離正軌

好，現實一點吧。無可避免的，你遲早會回到舊有的習慣中。事實上，你若沒有的話，我們會滿驚訝的。你想想——你的大腦經歷了多年（或幾十年）的不健康飲食習慣、對食物產生了情緒上的依戀，以及強烈的慾望與獎勵的循環。你真的期望 30 天的全食計劃能夠永久改變這些習性，只留下新的、健康的行為？

我們並沒有這樣的期待。所以不要假裝你和你的腰圍會不必花費吹灰之力，就能從此過著幸福快樂的生活了，好嗎？

別慌。一切都不會有事，因為我們（當然）也有因應的對策。

如果你發現自己對食物的選擇，漸漸變得「比較不健康」；當你的糖份怪獸不斷抓狂、你的症狀又復發、能量值不斷降低、再也無法徹底掌控自己的飲食選擇時……

歡迎你回到 30 天全食計劃的懷抱。

就這麼簡單。你已經有個可以打擊食慾、減少症狀、提升能量並且把你帶回飲食自由的計畫了。所以，回來吧。回到我們的社群。回到那個一切都很美好、讓你充滿自信，而且一切能由你作主的地方。再次完成一整個循環，謹遵規則——包括重新引入 30 天全食計畫。去學習、了解你在吃的食物影響到你哪些細微的地方。

接著，再次捨棄輔助輪，開始自己騎腳踏車吧。

這是常有的事

度假、放假回來，或是經歷讓人壓力很大的人生大事，如生孩子、換工作或長時間大量的旅行，最常引發這種情況。不過，它也可能會悄悄地突襲——雖然事實上，你很清楚這樣的改變是如何發生的。注意力漸漸不集中，安慰式的飲食習慣又無聲無息地回來了，連續幾夜的飲酒狂歡，讓你接下來幾天選擇吃進一些「不那麼健康」的食物，等你回神過來時，早上醒來覺得糟透了、一夕之間胖了 2 公斤，然後還在想到底為什麼肩膀又痛了起來。

洗乾淨、沖乾淨，日復一日。

重複接觸這個計畫，並且致力於注重、反思這個計畫所提倡的精神，我們能保證隨著時間的累積，「更健康」的生活就能延續更多天、更多個月，「比較不健康」的煩惱也會漸漸消退。

簡單的翻譯：你會覺得這樣的飲食習慣越來越輕鬆，也越能夠遵守自己訂出的健康計劃。

這就是我們希望你能達成的目標——利用 30 天全食計劃所提供的架構、社群力量和資源，獲得真正、可延續、持久的飲食自由。我們做到了，數十萬人也做到了，我們知道你也做得到。

祝福你身體健康。

The Whole 30，
30 天全食療法──史上最強終極健康飲食計畫

全球超過 50 萬人親身見證，徹底根治高血壓、高膽固醇、糖尿病、氣喘、過敏、頭痛、發炎、不孕、肥胖、憂鬱症……等 32 種病症，超越生酮飲食！

The WHOLE 30 : the 30-days guide to total health and food freedom

作　　者／梅莉莎‧哈特維（Melissa Hartwig）、
　　　　　達拉斯‧哈特維（Dallas Hartwig）
譯　　者／賀　婷（P.1-19）、黃依玲（P.19-131、P.149-273）、
　　　　　酈子殷（P.132-148）、王心宇（P.274-399）
責任編輯／林志恆、曹仲堯
封面設計／劉子璇
內頁排版／張靜怡

發 行 人／許彩雪
出 版 者／常常生活文創股份有限公司
E－mail／goodfood@taster.com.tw
地　　址／台北市 106 大安區建國南路 1 段 304 巷 29 號 1 樓

讀者服務專線／(02) 2325-2332
讀者服務傳真／(02) 2325-2252
讀者服務信箱／goodfood@taster.com.tw
讀者服務專頁／https://www.facebook.com/goodfood.taster

法律顧問／浩宇法律事務所
總 經 銷／大和圖書有限公司
電　　話／(02) 8990-2588（代表號）
傳　　真／(02) 2290-1658

製版印刷／凱林彩印股份有限公司
初版一刷／2017 年 9 月
定　　價／新台幣 850 元　特價／新台幣 699 元
Ｉ Ｓ Ｂ Ｎ／978-986-94411-5-5

國家圖書館出版品預行編目（CIP）資料

The Whole 30，30 天全食療法──史上
最強終極健康飲食計畫／梅莉莎‧哈維格
（Melissa Hartwig）、達拉斯‧哈維格
（Dallas Hartwig）作；黃依玲等譯. -- 初
版. -- 臺北市：常常生活文創，2017.09
面；　公分.
譯自：The whole30 : the 30-day guide to
　　　total health and food freedom
ISBN 978-986-94411-5-5（平裝）

1. 健康飲食　2. 食譜

411.3　　　　　　　　　106014449

常常
好食
GOODFOOD

著作權所有‧翻印必究（缺頁或破損請寄回更換）
Printed In Taiwan

The WHOLE 30 : the 30-days guide to total health and food freedom
Copyright © 2015 by Whole 9 Life, LLC
Photography copyright © 2015 by Alexandra Grablewski
All rights reserved
Food styling by Suzanne Lenzer
Prop styling by Nidia Gueva
Design by Vertigo Design NYC
Production by the Stonesong Press

本書謹代表作者群之個人研究及想法，不應用於取代專業醫療人員的建議。執行新的飲食方法及其他健康計劃前，均需經過專業諮詢。任何採行本書內容所造成的直接或間接副作用，出版商與作者將不負任何責任。

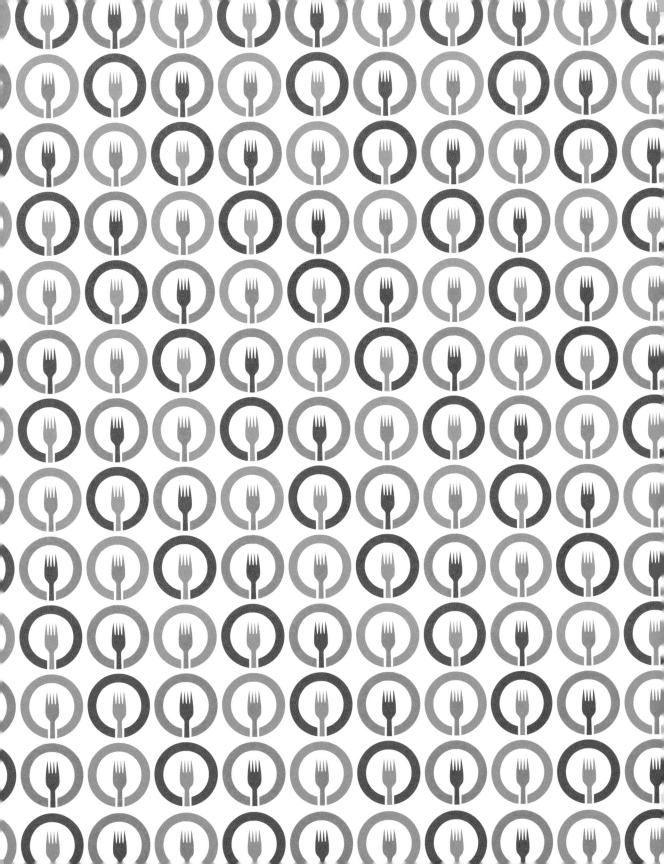

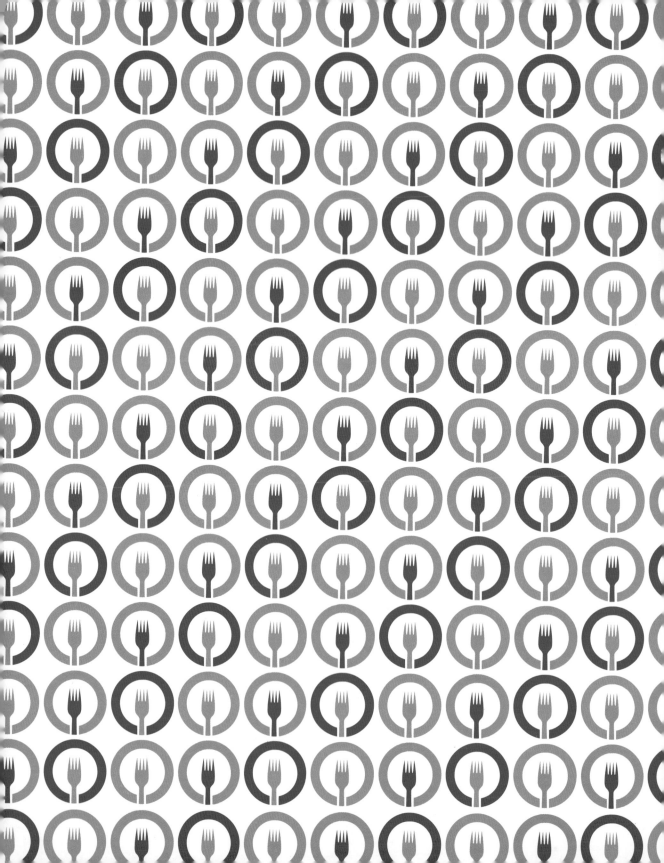